卫生健康职业教育校企合作创新教材

中医肛肠病学

（供中医学专业用）

主　编　李春生　黄凯旋　米健国

副主编　曹秋锐　梁　红　郭金彦　林云斌

编　者（以姓氏笔画为序）

刘珊珊（江门市五邑中医院）
米健国（广东江门中医药职业学院）
李春生（江门市五邑中医院）
李赞文（江门市五邑中医院）
杨丽蓉（广东江门中医药职业学院）
余剑波（江门市五邑中医院）
宋理萍（江门市五邑中医院）
林云斌（广东江门中医药职业学院）
罗清华（江门市五邑中医院）
胡伟城（广东江门中医药职业学院）
胡荟婕（广东江门中医药职业学院）
钟小文（广东江门中医药职业学院）
郭金彦（江门市五邑中医院）
黄志芳（江门市五邑中医院）
黄凯旋（广东江门中医药职业学院）
曹秋锐（江门市五邑中医院）
常双庆（江门市五邑中医院）
梁　红（江门市五邑中医院）
蒋维晟（广东江门中医药职业学院）
童　瑶（江门市五邑中医院）
谭英娣（江门市五邑中医院）

中国健康传媒集团
中国医药科技出版社

内 容 提 要

本教材是“卫生健康职业教育校企合作创新教材”之一，根据职业教育改革新要求和中医肛肠病学课程特点编写而成。突出必需够用、立德树人的原则，全书分总论、各论两部分，共十三章，内容包括绪论、肛肠疾病的常见症状与检查方法、肛肠科麻醉概述、肛肠疾病围手术期的处理、肛肠疾病护理、肛肠疾病的预防保健、五大中医适宜肛肠技术、肛肠良性疾病、炎症性肠病、结直肠肿瘤、肛肠常见急症、肛肠其他疾病、肛门周围皮肤病等。在各章节设有学习目标、情境导入、本章小结等模块，在每章后有相关习题并配备有参考答案。本教材为书网融合教材，即纸质教材有机融合数字资源，读者可通过扫描文中二维码阅读相关内容。

本教材主要供全国高等职业院校中医学专业教学使用。

图书在版编目（CIP）数据

中医肛肠病学/李春生，黄凯旋，米健国主编．—北京：中国医药科技出版社，2023.12
卫生健康职业教育校企合作创新教材
ISBN 978-7-5214-4416-2

Ⅰ．①中…　Ⅱ．①李…　②黄…　③米…　Ⅲ．①肛门疾病—中医外科学—高等职业教育—教材　②直肠疾病—中医外科学—高等职业教育—教材　Ⅳ．①R266

中国国家版本馆CIP数据核字（2023）第253586号

美术编辑　陈君杞

版式设计　南博文化

出版　**中国健康传媒集团**｜中国医药科技出版社
地址　北京市海淀区文慧园北路甲22号
邮编　100082
电话　发行：010-62227427　邮购：010-62236938
网址　www.cmstp.com
规格　$787 \times 1092mm\ ^{1}/_{16}$
印张　$17\ ^{1}/_{2}$
字数　355千字
版次　2024年1月第1版
印次　2024年1月第1次印刷
印刷　北京盛通印刷股份有限公司
经销　全国各地新华书店
书号　ISBN 978-7-5214-4416-2
定价　72.00元

获取新书信息、投稿、为图书纠错，请扫码联系我们。

数字化教材编委会

主　编　李春生　黄凯旋　米健国

副主编　曹秋锐　梁　红　郭金彦　林云斌

编　者　（以姓氏笔画为序）

刘珊珊（江门市五邑中医院）
米健国（广东江门中医药职业学院）
李春生（江门市五邑中医院）
李赟文（江门市五邑中医院）
杨丽蓉（广东江门中医药职业学院）
余剑波（江门市五邑中医院）
宋理萍（江门市五邑中医院）
林云斌（广东江门中医药职业学院）
罗清华（江门市五邑中医院）
胡伟城（广东江门中医药职业学院）
胡荟婕（广东江门中医药职业学院）
钟小文（广东江门中医药职业学院）
郭金彦（江门市五邑中医院）
黄志芳（江门市五邑中医院）
黄凯旋（广东江门中医药职业学院）
曹秋锐（江门市五邑中医院）
常双庆（江门市五邑中医院）
梁　红（江门市五邑中医院）
蒋维晟（广东江门中医药职业学院）
童　瑶（江门市五邑中医院）
谭英娣（江门市五邑中医院）

前言

中医肛肠病学是以中医理论为指导，将中医基本理论知识和肛肠科基本操作技能融为一体，使学生通过学习后能够了解中医肛肠病基本理论和治疗方法，帮助学生掌握中医肛肠病的基本内容、特点和原则，熟悉中医肛肠病临床常用操作技能，发扬中医药理论指导下的中医肛肠病的优势和特色。

本教材分为总论、各论两篇。总论7章，介绍了学科内涵、学科历史及检查方法、麻醉与手术等相关内容，从医学基础方面对中医肛肠学科进行总结与论述。各论6章，针对临床上的各种具体疾病，分别介绍其概述、病因病理、临床表现、辅助检查、诊断与鉴别诊断、治疗、预防与调护等。本教材贴近临床，深入浅出，突出了中医特色与最新进展；以临床治疗和实际应用为侧重点，结合图片，翔实、生动形象地论述了每种疾病的发生、发展与治疗过程。全书编写分工如下：第一章由黄志芳、米健国、李春生编写；第二章由梁红、杨丽蓉、刘珊珊、钟小文、黄凯旋编写；第三章由李赟文、钟小文编写；第四章由常双庆、钟小文编写；第五章由谭英娣、蒋维晟编写；第六章由余剑波、蒋维晟编写；第七章由郭金彦、罗清华、蒋维晟编写；第八章由常双庆、黄志芳、刘珊珊、林云斌编写；第九章由童瑶、胡伟城编写；第十章由曹秋锐、胡伟城、罗清华编写；第十一章由梁红、郭金彦、胡荟婕编写；第十二章由李赟文、余剑波、郭金彦、胡荟婕编写；第十三章由刘珊珊、童瑶、林云斌编写；附录由宋理萍、罗清华、胡荟婕编写。

本教材根据现代职业教育改革方向及岗位需求进行编写，力求突出教材必需够用的特色，注重岗位技能培养和岗位知识学习，符合新时代育人要求。教材整体框架中设有学习目标、情境导入、目标检测、本章小结等模块，在每章后有相关习题及参考答案。本教材为书网融合教材，即纸质教材有机融合数字资源，教学配套资源，以满足教师日常教学、在线教学和学生自学等多种需求。

本教材的编写参考了国内相关优秀教材和研究成果，参加本教材编写的全体编者在编写中认真负责地完成了编写任务。在此，一并表示衷心感谢。本教材虽经集体讨论、共同审定，但由于学术水平和工作经验所限，不足之处在所难免。敬望各位专家及广大师生提出宝贵意见和建议，不胜感谢。

编　者

2023年10月

目录

上篇 总论

下篇 各论

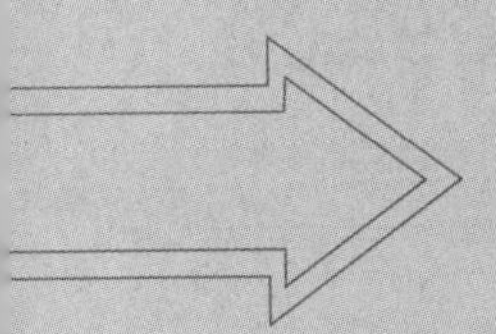

上篇　总论

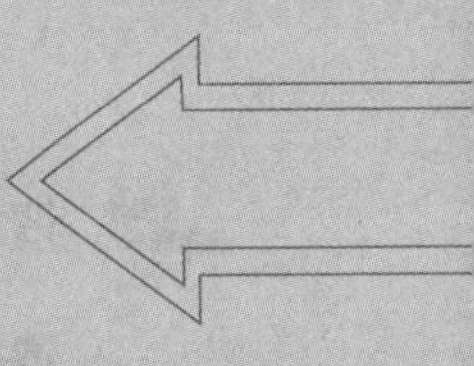

第一章 绪 论

学习目标

1.通过本章学习，重点掌握中医和中西医结合肛肠病学的主要成就；熟悉中医肛肠病学发展简史。

2.学会运用所学知识，正确认识常见肛肠疾病，确立中医辨证施治思想，具有传承发扬中医肛肠病学的责任感。

3.培养学生勇于探索、勤于钻研的学习精神。

情境导入

情境描述 患者，女，42岁，以“大便有物脱出、出血10年，加重2天”为主诉入院。患者自诉无明显诱因出现肛门部大便出血，色鲜红，每次约3ml，便后有物突出，不能自行还纳，自行给予痔疮膏外用治疗效果不佳，症状不能缓解，影响生活及休息。发病至今无溢脓、无发烧情况、无寒战等不适，近2天大便出血增多，每次约5ml。专科检查（截石位），视诊：肛门外3点处可见肿物脱出，约1.0cm×1.0cm大小，色暗。指诊：肛门7、9、11点可触及，距肛内齿线附近黏膜隆起，指套退出无染血。

讨论 1.该案例是什么病？

2.该如何辨证施治及健康指导？

中华历史文化源远流长，中医药更是博大精深。肛肠科学是中华民族传统医学伟大宝库中极为珍贵的一部分，是我国人民长期同肛肠疾病作斗争的结晶。历经数千年的发展，中医肛肠科学已形成独立的理论体系，其在中医药系统中具有鲜明的特色和优势。中医肛肠科学为中华民族的繁衍昌盛作出了巨大的贡献，仍指导着临床实践。

一、萌芽阶段

春秋时期，我国医学家提出了“痔”“瘘”的病名，为后世所采用，沿用至今，“痔”“瘘”病名的提出，首见于《山海经》,《山海经·南山经》曰：“南流注于海，其中有虎蛟，其状鱼身而蛇尾，其音如鸳鸯，食者不肿，可以已痔。”同书《山海经·中山经》云：“仓文赤尾，食者不痈，可以为瘘。”战国时期，对一些常见肛门直肠病已经有了相当的认识。《庄子·列御寇》载：“秦王有病召医，破痈溃痤者，得车一乘，舐痔者，得车五乘。”《韩非子·解老》曰：“内无痤疽瘅痔之害。”《淮南子·说山训》曰：“鸡头已瘘。”

马王堆汉墓出土的《五十二病方》载有“牡痔”“牝痔”“脉痔”“朐痒（肛门瘙痒）”“血痔”“巢者（肛门瘘管）”“人州出”（脱肛）等多种肛肠病，并载有灸法、熨法、熏洗法、系痔法、切除法等多种治疗方法。如“牡痔居窍旁……絜以小绳，剖以刀 " 的结扎切除法。治痔瘘“巢塞直者，杀狗，取其脬……徐以刀去其巢”的牵引切除法。治“牡痔”之有数巧，“先道（导）以滑下铤（探针）令血出……坐以熏下窍”的肛门探查术及熏治法。治“牡痔……与地胆虫相半，和，以博之，燔小隋（椭）石，淬醯中，以熨”的敷布法和热熨法，是世界上最早记载的肛肠病疗法。《五十二病方》书中肛肠病的治疗方法丰富，如内服药法、外治法、心理疗法和体势疗法等，虽距今遥远，但它为后人提供了宝贵的经验，其中的“体势”疗法具有简便、实用的特点，且与“人的直立状态，给痔的发生和发展提供了条件”这一学说相符。值得一提的是，《五十二病方》为肛肠病及其他疾病创立了以辨病辨证为主，开同病异治之先河。此外，《五十二病方》中提出了治疗牝痔应该“日三熏”，内服药应“恒先食之”等，反映了古人在治病时已注意到时间对疗效的影响。

成书于春秋战国时期的《黄帝内经》，是我国医学宝库中现存成书最早的一部医学典籍。它对中医肛肠科学的发展起到了非常重要的作用，突出表现为以下几个方面。①《灵枢·肠胃篇》记述了回肠（结肠）、广肠（直肠）的长度、大小、行走方向。②对肛肠解剖、生理、病因病理等有详细论述。如《素问·五脏别论》曰：“魄门亦为五脏使，水谷不得久藏。”《素问·灵兰秘典论》中指出：“大肠者，传道之官，变化出焉。”《素问·五脏别论》中指出：“夫胃、大肠、小肠、三焦、膀胱……此不能久留，输泻者也。”说明祖国医学很早就认识到胃肠功能是紧密联系的，肠胃功能在一定程度上是相辅相成、相因为用的。③《黄帝内经》对大肠肛门病的病因病机有很多精辟的论述。在论述外邪致病时，特别强调风、寒、热及寒热错杂的影响，如《素向·脉要精微论》中指出：“春伤于风，夏生飧泄。”《素问·举痛论》中说：“寒气克于小肠，小肠不得成聚，故后泄腹痛矣。”《灵枢·水胀》有“寒气客于肠外，与卫气相搏，气不得荣，因有所系，癖而内著，恶气乃起，瘜肉乃生。”强调了寒邪在肠道息肉发病中的作用，这也是我国最早记载肠道息肉的论述。《灵枢·刺节真邪》曰：“寒与热相搏，久留而内著……连以聚居，为昔瘤，以手按之坚。”最早描述了肠道肿瘤的病因、证候。④《素问·生气通天论》：“因而饱食，经脉横解，肠澼为痔。”首先提出了痔的病因病理，认为痔是血管扩张、血液瘀滞所致，这与西医学认为的静脉曲张是痔的发病因素基本一致。同时强调饮食不节是诱发肛肠病的重要因素。⑤《黄帝内经》在对肛肠病的诊断上，注重从脉象分析来诊断大肠肛门病。如《素问·平人气象论》中“数动一代者，病在阳之脉也，泄及便脓血”等。⑥《黄帝内经》在对肛肠病的治疗上，其针刺穴位疗法从整体出发，结合症状，灵活取穴。如《灵枢·四时气》中“飧泄，补之阴之上，补阳陵泉，皆久留之，热行乃止”及“肠中不便，取三里，盛泻之，虚补之”等。

东汉许慎《说文解字·玉篇虫部》：“蛕，人腹中长虫也。”这是对肠道寄生虫的最早描述。汉代《神农本草经·下卷虫兽部中品》首次提出脱肛病名。东汉张仲景在《伤寒杂病论》中首创了肛门栓剂和灌肠术。并有“远血”“近血”之分，首次将上消化道出血及下消化道出血区分，提出以黄土汤治疗近血的方药，至今广为使用。隋代巢元方的《诸病源候论》详列了痔病诸候5种，瘘病35种，大便病诸候5种，痢候40种，对肛肠疾病的认识比较深入。书中对肛肠病病因病机的观点，可总结为以下几个方面：①与前人相比，《诸病源候论》强调了“劳伤”的致病作用，如“劳伤筋脉”导致“大便血”，“冒触劳动”致“血痢”。②巢元方认为，冷热不调是引发大便异常的常见因素，如“利候”中说：“滞利，由冷热不调，大肠虚，冷热气客于肠间。”又如“大便不通候”中说：“三焦五脏不调和，冷热之气结于肠胃，津液竭燥，大便壅塞，故大便不通。”③该书正确地认识到了肛瘘是由于肛周脓肿经久不愈演变形成的。④该书明确地指出气虚下陷或腹压增高是直肠脱垂的主要原因。唐代孙思邈的《千金翼方》和《千金要方》首载了用鲤鱼肠、刺猬皮等治痔的脏器疗法。唐代王焘的《外台秘要》引用许仁则的“此病有内痔，有外痔，内但便时即有血，外有异”科学地将痔分为内痔、外痔两种，并描述了内外痔的不同临床表现。该书引用《古今录验》治疗关格、大小便不通方，“以水三升，煮盐三合使沸，适寒温，以竹筒灌下部，立通也”，首创了利用竹筒作为灌肠器的盐水灌肠术。

二、发展阶段

宋、元、明三代，中医肛肠科学逐渐发展成为一个独立的学科，并取得了重大进展。宋代出现了治疗痔瘘的专科和专家。宋代《太平圣惠方》中记载了将砒溶解于黄蜡中，捻为条形，纳痔瘘疮窍中的枯痔钉疗法，并发展了痔的结扎术。载有：“用蜘蛛丝，缠系痔鼠乳头，不觉自落”的治疗方法。该书在诊断和治疗方面，较前代有所突破，如首先将痔、瘘分列为两章，对肛门瘘管的形成和主症都有详细的描述。南宋魏岘的《魏氏家藏方》进一步详载了制作枯痔散的具体方法和过程。南宋《疮疡经验全书》在五痔基础上，将痔分为二十五痔，虽然分法过于复杂，但是反映了作者研究肛肠疾病的细致和深入，如作者最早提出“子母痔”的概念，正确地反映了痔核之间的关系，为后世所沿用。

明代徐春甫的《古今医统大全》中首倡肛瘘挂线法：“上用草探一孔，引线系肠，外坠铅锤悬，取速效。药线日下，肠肌随长，僻处既补，水逐线流，未穿疮孔，鹅管内消。”

挂线疗法的贡献在于成功地解决了高位复杂性肛瘘手术后引起肛门失禁的问题，对肛肠学术的发展作出了不朽的贡献。

明清时代对“痔”“瘘”等疾病的病因病机有了新的认识。明代陈实功的《外科正宗》记载有“夫痔者，乃素积湿热，过食炙博，或因久坐而血脉不行；又因七情而过食生冷，以及担轻负重，竭力远行，气血纵横，经络交错；又或酒色过度，肠胃受伤，以致血流注肛门，俱能发痔”。清代祁坤《外科大成》说：“妇人或产难，小儿或夜啼等因，致使气血纵横，经络交错，流注肛门而成此痔。”这些观点，与现代医学对痔的病因认识颇有共通之处。《外科正宗》一书较为全面地总结了明代以前的外科成就，对肛肠病以痔疮、脏毒立篇论述，提出了一套辨证施治、内外兼治的方法，其方药至今仍为临床习用。陈实功在前人基础上，发展了枯痔疗法、挂线疗法，并提出了许多新的内服外用方药。明代薛己的《薛氏医案·外科枢要》提出肛门病的发生与局部气血运行不足有关。书中记载：“臀，膀胱经部分也，居小腹之后，此阴中之阴。其道远，其位僻，虽太阳多血，气运难及，血亦罕到，中年后忧虑此患（指痔、漏）。”这种见解与近现代医学认为痔是人类直立后局部进化未跟上，肛门部位的静脉回流受阻，血流运行阻滞而生痔的观点相似。清代在学术方面虽乏创新，但在文献整理方面作出了重要贡献。其中以祁坤的《外科大成》贡献最大。《外科大成·内痔漏篇》记载：“锁肛痔，肛门内外如竹节锁紧，形如海蜇，里急后重，便粪细而带扁，时流臭水，此无治法。”此乃对肛门直肠癌的生动描述。陈梦雷的《古今图书集成·医部全录》全面、系统地整理了历代医学文献，其中所收集的治疗肛肠病的方法有内治、外治、枯痔、结扎、熏洗、熨贴、针灸、导引等10余种。所载治疗肛肠疾病的内服方有242首，单验方317首，为后代的研究工作提供了宝贵的资料。高文晋的《外科图说》中绘有多种手术器械，其中治疗肛肠疾病的手术器械有弯刀、钩刀、柳叶刀、笔刀、尖头剪、小烙铁、探肛筒、过肛针等。这些器械设计独特，精巧实用，至今仍被沿用。赵濂的《医门补要》对肛瘘挂线、异物入肛、先天性无肛症的手术方法有进一步的改良和发展，反映了肛肠外科在清代的新进展。

三、成熟阶段

如今，中医肛肠专科迎来了辉煌的时期，在科研、临床、教学等各个方面都取得了重大的进展。其发展速度快，取得的成就多。

1.学术团体的建立　1980年全国肛肠学会成立，它标志着我国肛肠科学进入了一个新的发展阶段。此后全国各省基本建立了分会，定期开展了形式多样的学术活动。随后又单独成立了全国中医肛肠学会。

2.开展学术交流，创办专业期刊　1975年10月27日，召开了全国第一次肛肠学术经验交流会，“母痔基底硬化疗法”“长效麻醉剂”问世。1977年11月19日，召开了第二次全国学术会议，不同类型的新疗法、新技术如激光治疗痔核等脱颖而出。1980年7月12日，召开了第三次全国交流会，并正式成立了“中华全国中医学会肛肠分会”。之后大概每三年召开一次全国肛肠学术交流会，为肛肠科医生提供了优良的交流和学习平台。20世纪80年代以来，肛肠科学专业的杂志先后创办。

3.肛肠病专科队伍的壮大 我国肛肠科学的专业队伍不断壮大，先后建立了很多专科医院及科研单位。

4.科研 1953年成立的重庆痔瘘小组为我国最早的科研小组。1956年中国中医研究院成立了痔瘘研究小组，1964年召开了全国第一次痔瘘科研学术会议，并初步制定了肛肠病的诊治标准。

近年来，我国肛肠科学已经形成了以中医、中西医结合、西医协同作战的阵容，取得了多项国家级、省部级、市级科研成果，出版了多本专著，与国外的学术交流也日益深入。我们将继续努力，为人类的健康事业作出更多的贡献。

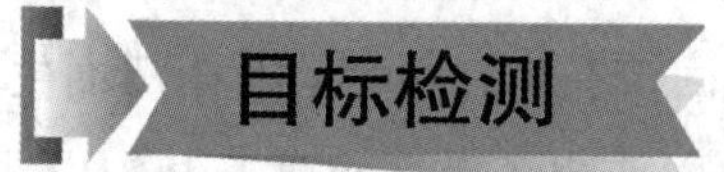

参考答案

单选题

1.我国最早对肛肠疾病进行较详细描述的医书是（　　）

A.《五十二病方》　　B.《黄帝内经》

C.《诸病源候论》　　D.《金匮要略》

E.《针灸甲乙经》

2.第一次提出痔的分类的是（　　）

A.《黄帝内经》　　B.《诸病源候论》

C.《针灸甲乙经》　　D.《金匮要略》

E.《五十二病方》

3.人州出的现代病名是（　　）

A.脱肛　　B.肛裂

C.肛瘘　　D.内痔

E.外痔

4.在“五痔”基础上，又提出“燥湿痔、外痔”的是（　　）

A.《黄帝内经》　　B.《诸病源候论》

C.《备急千金要方》　　D.《金匮要略》

E.《五十二病方》

5.肛瘘的挂线疗法始见于（　　）

A.唐代　　B.宋代

C.元代　　D.明代

E.清代

（黄志芳　米健国　李春生）

书网融合……

本章小结

第二章　肛肠疾病的常见症状与检查方法

学习目标

1.通过本章学习，重点掌握肛肠疾病的主要常见症状与检查方法。

2.学会运用肛肠科常用检查方法辅助诊断肛肠病证。

3.培养学生具有良好的人际沟通能力和中医思辨能力。

情境导入

情境描述　患者，女，52岁。便后流鲜血，或无大便自流大量鲜血10余天。每次流血量约20~30ml，每日次数不等。伴少腹隐痛，头晕心慌。专科检查：胸膝位约4点处有1.5cm×1.5cm×1cm痔核，充血水肿，有血迹。7点处有一肛裂，裂口处复有血迹。

讨论　1.该患者主要症状是什么？

2.如何区别近血与远血？

第一节　肛肠疾病的常见症状

肛肠疾病的主要常见症状有便血、肿痛、脱出、排便障碍、肛门瘙痒、腹痛、腹胀、腹泻、分泌物等。

对肛肠疾病的症状进行辨证，可以分为阴证、阳证、寒证、热证、虚证、实证。凡是局部或全身症状表现得张扬、亢奋，且舌红、苔黄、脉数大有力者，属于阳证、实证；反之，凡是局部或全身症状表现得隐蔽、低迷且舌淡（暗）、苔少、脉弱小无力者，属阴证、虚证；不容易破溃的暗红、稍肿、稍痛的僵化性肿疡则属于半阴半阳证。阳证、实证多由风、热、暑、湿、火邪等致病，可单独或者相兼发病。临床可以分为湿热下注、风湿蕴阻、热毒炽盛等证型；阴证虚证多由痰、湿或者气血虚弱而为病，临床将之分为阴虚寒凝、痰湿凝结、虚寒化热或气血不足、脏腑亏损等证。结核杆菌感染所导致的疾病多属于阴虚内热之证。肛肠病与五脏六腑均有关系，又与肺、脾、胃、心、肝、肾的关系最为密切，其中可表现为肝脾不和、肝肠气滞、湿阻胃肠、湿困脾阳、肝郁湿蕴、血虚风燥、脾胃虚寒、肝肾不足、肺脾两虚、心脾两虚及脾肾两虚等证型。肛门大肠病早期多有经络瘀阻、气血失调（包括气滞血瘀、血行脉外）之象，日久，尤其是大肠肿瘤晚期，则属于气虚血瘀或气血两虚之证。

一、便血

便血，是指消化道出血，血液经由肛门排出。便血颜色可表现为鲜红、暗红或黑色，少量出血，粪便颜色可无改变，须经隐血试验才能确定，称为隐血。便血按出血部位将之分为上消化道出血和下消化道出血。上消化道出血所致便血多呈柏油状黑便，有时可呈咖啡色泥浆样黏稠的糊状便；而肛肠病的便血属于下消化道出血，多呈鲜血便。

在肛肠病的便血中，如果便和血分开而且血色鲜红，病变多在肛管直肠部，比如内痔、肛裂、直肠息肉、肛管直肠癌等。若出血呈喷射状，伴有口干、舌质红、苔薄黄、脉浮数者，则属风热肠燥型，如Ⅰ期内痔；若滴血而血色深红，且有少腹坠重、口渴不欲饮、舌质红、苔黄腻、脉滑数者，则属湿热下注型，如Ⅱ期内痔、肛管直肠溃疡、直肠和肛管息肉、肛乳头瘤并感染；若夹有血块或红白黏液者，伴有舌质暗红、舌边有瘀点、苔黄浊、脉濡涩，则属湿热血瘀型，如肛管直肠癌的早、中期，大肠血管瘤等。若便和血混杂而血色晦暗者，病变多在乙状结肠以上之部位，且多为湿热蕴结型，如大肠癌的早期、结、直肠类癌、大肠黑色素瘤等，常伴有脐下嘈闷不适、口腻纳呆、舌质红、苔灰黄、脉滑数。若为黏液血便，多为放射性肠病，其中黏液黄浊、舌质红、苔黄腻者属湿热交蒸型；黏液白浊、舌质淡、苔白腻者属寒凝湿滞型；黏液清稀、纳差乏力、舌质淡、苔薄白者属脾胃虚弱型。便血色淡常为良性病变日久，或者肛肠恶性病变的晚期，如果伴心悸失眠、神疲乏力、面色无华者，多属于血虚肠燥或肝脾两虚型或脾虚失统型；若伴有面色灰黄如土、舌质暗淡、脉沉细者，多属于气血两虚并气滞血瘀型。

二、肿痛

肿痛的原因主要是由于肛管齿线以下是由体神经所支配，对痛觉非常敏感，容易受各种不良因素刺激。如果只痛不肿，且痛如撕裂状或肛裂坠胀刺痛者属气滞血瘀型，多见于肛周外伤、血栓外痔或内痔嵌顿；钝痛则多为肛门经络阻滞，可见于骶尾部畸胎瘤或肛管狭窄；重坠灼痛则为热盛湿阻之象，可见于直肠炎、肛窦炎、外痔合并感染者（或炎性外痔）；灼热胀痛且肛周肿痛高突多为湿热下注、气血壅盛之象，多见于肛门直肠周围脓肿、肛门被异物刺伤而合并感染或肛瘘并发肛周脓肿者，或是会阴部坏死性筋膜炎（其病证险恶，多伴有口渴、溲少而黄、高热神昏甚至谵语等败血症之象的“疽毒内陷之证”）；若灼热跳痛，则为热盛肉腐成脓之象；若肛周酸胀隐痛，伴有面赤颧红、低烧、午后潮热盗汗者，则属阴虚内热型，多见于结核性肛周脓肿；若肛周肿块坚硬如石，不痛或微痛，且日久渐肿胀，时觉掣痛者，则属于气虚血瘀之象，多为肛管直肠癌的晚期。直肠肛管周围疾病术后1周，因血液和淋巴液回流不畅，也会导致肛周肿胀，多属于湿热或血瘀型。

三、脱出

脱出是指肛门内有物脱出至肛门外的一种症状。肛肠疾病中有物脱出者，常会伴有肛门坠胀感。脱出常见的疾病有Ⅱ~Ⅲ期的内痔、Ⅳ期的嵌顿性内痔及肛乳头瘤、直肠息肉等，多见于中壮年人。脱出伴有肛门坠胀不适、尿黄，舌质红、苔黄腻、脉滑数者，多属湿热下注型。在直肠脱垂中，发于小儿，常属脏腑气血虚弱型；发于中年者，多属于脾肺气虚型，常伴有少气懒言、动则气短、纳差、脉浮细等症状；发于老年者，多属气虚下陷型，常伴有小便多、脐下重坠、大便无力、四肢发软、脉细弱等症状；发于经产妇者，多属于脾肾两虚型，常可伴有阴挺（即子宫脱垂）、月经色淡、少腹皮肉松弛下坠、腰膝酸软、脉细等症状。若肛管直肠息肉脱出，则属气滞血瘀型；脱出见于大肠恶性黑色素瘤者，多属于胃肠湿热兼气虚血瘀型。

四、排便障碍

排便正常，是指每日排便在1~3次，或1~3天排便一次，其排出的是成形的、褐黄色的软便，粪便排出畅快，可排空大便。排便障碍指大便排出不畅，主要包括便秘、排便不尽、排便不爽、排便习惯改变、排便次数增多等症状。

1.便秘 便秘，是指大便秘藏难以解出之意，包含自然便次减少和粪便难以排出两层意思。临床上虽然以大便干硬难以排出为常见，但并非便硬难出就是便秘，软便却难排出且便次减少者也属于便秘。

肛肠疾病有便秘症状者，常见于盆底失迟缓综合征、直肠内脱垂、直肠前突等。多以湿热蕴结型和热结津伤型等实证为常见；肛管狭窄、直肠前突所致便秘者，除了肛管直肠的生理结构发生改变的原因外，也可以表现为中气不足和阴虚肠燥之象。大肠纤维瘤、肛管直肠癌、大肠黑变病、大肠类癌有便秘者，则多为肠燥津亏兼气滞血瘀之虚实夹杂型。

2.排便不尽 排便不尽指大便已经排出，但仍有没排完之意。常见于饮酒或进食辛辣后引发内痔、外痔、肛窦炎、肛裂或直肠炎者，其中病情及症状的轻重视患病时间的长短而表现不一，多属于湿热下注型，常可伴有肛门重坠、灼热、便溏，舌质红、苔黄腻、脉滑数。

3.排便不爽 排便不爽是指虽然能排出大便，但是有排便不畅或有阻涩感的自觉症状。此症状多见于功能性的肛肠疾病，多为情志不调所致，如肛门直肠神经官能症等，也可见于器质性的肛肠疾病，如直肠狭窄等。

4.排便习惯改变 排便习惯改变是指排出大便的规律性和粪便的性状发生改变的现象，包括排便时间的早晚不一，饭前饭后排便不一样等无规律性改变；或表现为便秘、腹泻或便秘与腹泻交替出现等粪便性状改变。此症状常见于便秘、直肠息肉、肛管直肠癌等，其中以气虚兼湿热瘀滞之虚实夹杂型为多见。

5.排便次数增多 正常的排便次数常为每日排便1次，少数人可日均2~3次，而每日排出大便超过3次以上者，即可视为排便次数增多。此症状常见于湿热下注型或寒湿内停型的炎症性肠病，放射性肠病，脾胃虚弱型的大肠平滑肌瘤，情志失调型的肛门神经官能症，及气虚血瘀型的肛管直肠癌之早、中期阶段。

五、分泌物

分泌物是指肛肠疾病之病变组织分泌出的除血性物以外的液体，多发生在肛内而流出肛外，也可以是肛周病变的渗出物。青壮年人因为肛腺分泌比较旺盛而产生的肛门分泌物属生理现象，不在此讨论之列。分泌物可有炎性分泌物、肠黏膜分泌物、腺体分泌物及脓性分泌物、瘤体分泌物、窦道瘘管分泌物、皮脂腺分泌物等。肛肠疾病有分泌物时常伴有肛门潮湿感。排出分泌物增多常见的疾病有湿热下注型的肛窦炎、肛瘘、直肠阴道瘘、肛周脓肿等；湿热壅盛型的肛周化脓性汗腺炎，分泌物多为黄白夹杂，味腥臭；湿热内蕴型的肛管直肠溃疡，分泌物多混浊，色灰；湿热下注型的肛门湿疹；湿热蕴结型的肛门尖锐湿疣，分泌物为灰色，藏于疣体之中，味腐臭；湿热气滞型的直肠狭窄，分泌物多呈黏液状，且时夹有脓血；肝郁湿困或阴虚湿蕴型的肛门直肠神经官能症；寒湿化热型（即继发感染）的骶尾部畸胎瘤，其破溃而出的分泌物呈现混浊夹脓的黏液状，并且夹有毛发或牙齿或骨质等物，难以自行收口；肛门失禁而渗出的黏液性分泌物可有湿热性的黄浊状分泌物，也可以有寒湿性的清稀状分泌物。

六、腹痛

腹痛多由腹部脏器疾病所引起，但是腹腔外疾病及全身性疾病也可引起。病变的性质可以为器质性，也可以为功能性。由于发病比较复杂，引起腹痛机制各异，因此对腹痛患者必须认真了解病史，且需进行全面的体格检查和必要的辅助检查，同时进行综合分析，才能作出正确的诊断。本节主要探讨大肠疾病所引起的腹痛，需要与腹部其他脏腑器官疾病及全身病变引起的腹痛做仔细的鉴别。

右腹疼痛者多见于湿热蕴结、肝郁脾困型的克罗恩病，也可见于禀赋不耐型的过敏性腹痛；脘腹疼痛者多见于痰湿凝结、大肠气滞型的大肠良性肿瘤类疾病；发于左下腹疼痛者，则可见于湿热蕴结型的溃疡性结肠炎、血瘀型结肠憩室及气机阻滞型的乙状结肠癌等；发于少腹骶前疼痛的，则有湿热下注型的直肠炎、谷道狭窄而致气滞血瘀型的肛管直肠癌、肛管直肠狭窄的晚期等。肛肠疾病所致的腹痛总体来说急性腹痛多为湿热蕴结型、气滞血瘀型以及肝脾不和型等；慢性腹痛多为脾胃虚弱或者虚实夹杂等证型。临床上应根据病因、诱发因素、疼痛的性质和程度、疼痛部位、发作时间与体位的关系及伴随症状、舌苔、脉象等详加判别。

七、腹胀

腹胀是指腹部胀满不适感。腹胀所产生的部位主要在胃和大肠，本节主要探讨大肠疾病所引起的腹胀。大肠疾病所致腹胀多由消化或吸收不良所致，以及过用广谱抗生素致肠道菌群失调，使厌氧菌过度生长导致产气过多所引起，多属于肝脾不和或湿热气滞型。前者多可见于结肠肝曲或结肠脾曲积气、横结肠胀气、肠易激综合征、大肠纤维瘤等；后者则可见于结肠憩室、大肠菌群失调等。因肠道运动麻痹致使结肠积气者，可见于气机阻滞、湿热蕴结型的溃疡性结肠炎并发中毒性巨结肠症；也有因为肠腔狭窄致使气体排出障碍者，此属肠道气机阻滞型，比如肛管或直肠狭窄、先天性巨结肠及血瘀气虚气滞型的乙状结肠、直肠或肛管等处的癌症等，常可伴有肠鸣音亢进、消化功能异常等表现。其他过敏原因所致肠痉挛者，多属于机体禀赋不耐、情志失和型，如过敏性结肠炎等。

八、腹泻

腹泻是指粪质稀薄或者呈水样，排便次数增加，或带有黏液、脓血及未消化食物，排便时多伴有里急后重、少腹坠胀，或腹痛、肛门灼痛等症状。腹泻可分为急性与慢性两种，超过2个月者属于慢性腹泻。

胃、小肠、大肠的病变及其他脏器病变都可以引起腹泻，本节主要探讨由于大肠、直肠病变引起的腹泻。微生物感染所致者，这是病原体侵入上皮细胞，而且在其中繁殖并破坏大肠黏膜，能导致湿热蕴结型的溃疡性结肠炎、肠道菌群失调等，其腹泻常见黏液或脓血便，可伴有腹痛、肛门灼热、里急后重等症。由放射线所致的结肠憩室并发憩室炎、慢性直肠炎、结直肠炎、克罗恩病合并结肠直肠息肉等，常见慢性腹泻，多有腹部隐痛，喜温喜按、舌质淡、苔白腻，脉细滑或弦者，为寒湿或虚寒型；若舌质红、苔薄黄腻者，为湿热蕴结型。食物过敏（如对鸡、虾、鱼、蛋、乳等异体蛋白质）所致的腹泻，如过敏性结肠炎，腹泻多为水样粪，伴少腹部痉挛性疼痛，常有风团块（肠镜下也可见有类风团块样肠黏膜水肿征，但是在腹泻发作前后不宜作此项检查，以免损伤肠壁），此属先天禀赋不耐型，有的也可以因情志不调而引发。肠道运化异常所致的脾虚肠滞型腹泻，比如大肠良性瘤（大肠血管瘤、大肠纤维瘤、大肠平滑肌瘤）、大肠类癌等，症见腹泻夹带黏液，伴有腹中辘辘作响、四肢乏力、纳呆、舌质淡、苔薄白稍腻、脉细。肠道恶性肿瘤所致的气滞血瘀型腹泻，如大肠恶性黑色素瘤、直肠癌、乙状结肠癌等，症见腹泻夹有脓血黏液，或者呈泡沫便、恶臭、舌质暗、舌边有瘀点、脉细涩。

九、肛门瘙痒

肛门瘙痒为复杂的生理和心理反应，可有皮损征，也可无皮损征，均由伤害性刺激以及对伤害性刺激的反应所致。这些刺激因素大致上有肛管及肛周皮肤局部炎症所产生的分泌液；中年时期肛腺分泌旺盛的分泌液；粪便潴留分解后的渗出液和产生物；粪便pH值降低、肠黏液、女性阴道分泌液等。这些物质对肛门皮肤产生湿润性浸渍，均可引起肛门痛痒。中医学认为“热微则痒，热盛则痛”，瘙痒的产生多与风、湿、热、虫有关系，可有血虚风燥型、风湿热型以及情志失调型和禀赋不耐风袭型。西医学证明，致痒物质主要是组织胺。有人认为，痒觉和痛觉为同一种神经和同一感受器及同一传导途经所引起，二者的区别只在于刺激的轻重和浅深的不同，弱刺激产生痒觉，强烈刺激产生痛觉。

在成年人中，肛肠疾病所致的肛门瘙痒，女性明显多于男性，比例为4∶1，这是因为女性肛周皮肤容易受阴道分泌物的刺激。且精神紧张或焦虑不安等导致肝风内扰也易引起。以肛门瘙痒为主要症状，且不伴有原发性皮肤损害者，为原发性肛门瘙痒症；由原发性疾病及各种皮肤疾病所致者，且伴有明显的特异性皮肤损害和原发病变，为继发性肛门瘙痒。

肛门瘙痒症多属风盛湿热型，一般无皮肤损害，若因为瘙痒而搔抓过久致使皮肤破损，常有渗血、糜烂，瘙痒日久可以波及阴囊或外阴，以会阴部前后瘙痒最为厉害，如蚁走爬，甚或如蚊咬火烤，肛门潮湿时则更甚。坐卧不安、夜不能寐，长久瘙痒者则可合并有失眠、纳食无味、神疲之心脾两虚证。继发性肛门瘙痒如肛周湿疹，急性期多属于风湿热型，症见灼痒或刺痒，呈阵发性发作，夜间尤剧，常伴有舌质红、苔薄黄，脉浮滑数等。亚急性期多属于湿热阻滞型，症见肛门瘙痒或轻或重，常可伴有便溏、纳呆、胸闷、舌质红、苔黄腻、脉滑数；慢性期者则属于湿热血瘀型，症见肛门瘙痒反复发作，特别夜间或食辛辣鱼腥之发物后尤甚，常可伴有四肢乏力、失眠头昏、腰膝酸软、舌质淡、苔薄白、脉细滑等心脾两虚之证。发于肛门周围神经性皮炎者，则是由大脑皮层的功能活动紊乱所致，属于情志失调夹风热血瘀型，其瘙痒明显，常伴有灼热感，且反复发作。肛门癣是由于皮肤浅表霉菌感染所致，具有传染性，属湿蕴风扰型，症见瘙痒剧烈，伴潮湿感；发于肛周的化脓性汗腺炎属湿热蕴结型，初期为肛周瘙痒，或痒痛兼有，感染化脓后仅觉疼痛，破溃后则痛减痒复。肛门尖锐湿疣属于湿热蕴结型，轻者偶有瘙痒和肛门摩擦感、潮湿感，重者则疣体可生长至肛内而有里急后重感。继发性瘙痒由肛管、直肠以及结肠的病变所致者，多因为局部分泌物渗出肛外刺激皮肤引起，故其瘙痒多属于湿热下注型，如直肠炎、肛乳头瘤以及内痔脱出等，都可伴有肛腺的分泌增加而湿浸肛门；肛管或直肠狭窄可以引起粪潴留，积粪分解渗出物以及产气物刺激肛门，肛门失禁的肠黏液的刺激等，都属于这种证型。肛周皮肤癌、肛管直肠癌等不仅有血虚血瘀生风内扰之证，又会有癌肿块的渗出液刺激所致湿热下注之证。至于肛门直肠神经官能症所导致的肛门瘙痒，则包含有情志失调、肝郁气滞的实证和心脾两虚及阴虚火旺型，前者常可伴有心烦易怒或情志急躁、溲赤便秘、口苦舌干、舌质红、苔薄黄、脉弦滑等；后者则可伴有肛门下坠、心烦失眠，或情志淡漠或麻木，或疲乏无力、坐卧不安、舌质淡、苔薄白，脉细数等。

另外，肛管直肠周围疾病术后十余天局部也常会瘙痒，并且可见伤口周围以及基底部有淡白色致密的肉芽组织生长，此谓“围口”，是气血旺盛、濡养皮肉、创面生肌收口之兆。术后换药时应当注意保护。

第二节　肛肠疾病常用检查方法

一、体位与标记

1.体位的选择　常用的肛肠科检查体位有侧卧位、膝胸位、截石位、下蹲位。

（1）侧卧位　侧卧位是最常用的检查体位，根据实际情况采用左侧卧位或右侧卧位。检查时，患者侧卧在床上，屈髋屈膝使臀部和肛门充分暴露。此体位患者比较舒适，且不会暴露隐私部位。根据检查床的高低，检查者可采取坐位或站位。

（2）膝胸位　膝胸位也称为肘膝位，检查时，患者双膝关节屈曲跪于床上，两膝略微分开，大腿垂直床面。头部垫软枕并偏向一侧，双前臂屈曲使肘关节贴于床面，臀部抬高。该体位在指诊时深度最深，更容易触及直肠较高部位的异常，如直肠肿瘤。

（3）截石位　截石位是检查和治疗肛门直肠病变的常用体位。检查时，患者仰卧于床上，双下肢屈曲抬高，两腿放在腿架上，将臀部放在检查床或手术台边，臀下垫高使肛门充分暴露。

（4）下蹲位　下蹲位适合于以“脱出”为主诉的患者。检查时，嘱患者下蹲做排便状，用力增加腹压，这时常可见到内痔脱出、肛管直肠脱垂及直肠息肉脱出等。

2.病变位置的标记　肛肠科常用的病变位置的标记方法有两种：一种是按时钟方向标记法，另一种是按肛门方位标示法。

（1）按时钟方向标记法　肛门直肠病变部位常采用肛门时钟定位法，该法将患者的肛门按照时钟点位划分为12个等分来确定病变部位。检查时，需要注明检查时所采取的体位。如膝胸位时，肛门上方的骶尾部定为12点，肛门下方的会阴部定为6点，其余位置都按顺时针方向进行标示。如果采用截石位，肛门下方的骶尾部定为6点，肛门上方的会阴部定为12点。

（2）按肛门方位标示法　按肛门方位标示法是指检查时按患者的肛周不同方向表示，一般分为前位（会阴侧）、后位（骶尾侧）、左中位、右中位、左前位、右前位、左后位、右后位共8个方位。这种方法的优点是不论检查时采用何种体位，其记录部位都没有变化。

二、专科检查

1.肛门视诊　肛门直肠疾病具有特殊性，通过视诊可以了解局部病变的外观情况。检查时，嘱患者脱去外衣，松解腰带，侧卧位于检查床上，屈髋屈膝使臀部和肛门充分暴露，对好灯光。

（1）肛门及肛周皮肤　首先观察肛门，正常肛门位于臀部正中线上，在会阴与尾骨之间，肛门皮肤颜色较深，皱褶呈放射状。检查时要注意观察肛门是否有异位、变形等。再观察肛周皮肤有无皮损，如红斑、丘疹、糜烂、渗出等，还要注意皮肤有无红肿，是否存在溃口及其大小、位置、形态、数目等。

（2）肛周肿物及赘生物　如果在肛周发现肿物，应注意其位置、大小、形态、数目、颜色以及有无根蒂等情况，区分是肛门外固有物还是由肛门内脱出。观察肿物表面覆盖的是皮肤还是黏膜，这是判断肿物来源的方法之一。如果是皮肤，则来自于齿线状以下，可见于外痔、肛周脓肿等疾病；如果是黏膜则来自于齿线状以上，多由直肠内脱出，可见于内痔、直肠脱垂、直肠息肉等疾病。

（3）肛周秽物　肛周常见的秽物有粪便、黏液、血迹等。肛门失禁、肛门直肠狭窄、肛管皮肤缺损等疾病常导致肛周内裤有粪便。肛周脓肿破溃、肛瘘等疾病常有分泌物，如有黏液及血液附着时应考虑结肠炎、直肠脱垂、息肉等。内痔、肛裂、肛管直肠肿瘤等疾病可导致肛周有血迹，但要注意与妇女月经期的经血相区别。

2.肛门指诊　指诊法是肛肠科最为常用且简便易行的检查方法，是肛肠科医生的基本功之一。指诊可以补充许多视诊观察不到的情况，由于该法的准确性和重要性，故在肛肠界有“指诊眼”的说法。

（1）检查方法　直肠指诊时一般采用侧卧位、下蹲位、膝胸位或截石位。检查者将手指戴上涂有润滑剂的指套，轻轻抚摸肛周使肛门括约肌放松，再缓慢地将手指伸入肛门直肠内，指诊的深度一般可达8cm左右。在距离肛缘约1cm的肛管处可触及一个环状沟，即括约肌间沟，此沟是肛门内、外括约肌交界的临床标志。在距肛缘约2.5cm处可触及齿线区，注意齿线处口径大小，检查有无肿物、硬结、凹陷及压痛等。超过齿线即进入直肠部的直肠柱区，该处是内痔的好发区域，注意感触黏膜的变化。再向上检查肛管直肠环，该环是由肛管内、外括约肌深浅两部和耻骨直肠肌共同构成的，注意其收缩力是否正常。再向上可感觉肠腔骤然膨大，即进入直肠壶腹部，该处是直肠息肉及肿瘤的好发部位，应呈环状扪诊。直肠前壁距肛缘4~5cm处，在男性可扪及前列腺，应感受其增生程度、硬度以及表面是否有结节；在女性可扪及子宫颈，如果子宫为后位，还可触及子宫体，应注意有无肌瘤。如果在直肠前壁触及异常情况时，应考虑采用双合诊法以明确病变来源；如果高度怀疑直肠病变，但指诊又未发现异常情况，可嘱患者做努力排便的动作，该法可使指诊深度达到直肠上端，进而减少漏诊。最后，在手指退出肛门时，应仔细观察指套上是否有黏液、脓液、血迹等情况。

（2）注意事项　肛门指诊要注意以下事项：①检查前嘱患者排空大便。②检查时动作应轻柔细致、切忌使用暴力。③指诊时应按照一定顺序进行，从上而下或从下而上，先健侧后患侧。④凡手指所能触及的肛管直肠周壁都应该触摸，以防漏诊。⑤直肠有前、后两个弯曲，在指诊时指检方向应先向患者腹侧肚脐方向伸入，待通过肛管后再沿尾骨方向向后上进入。⑥肛裂患者一般不做指诊检查，如需检查应在局麻下进行。⑦必要时直肠与腹部或直肠与阴道双合诊配合应用。

3.探针检查

（1）探针的分类　肛肠科检查常用的探针：棒状圆头探针、棒状有槽探针、棒状有沟探针，这三种探针主要用于瘘管内口、窦道走行方向的检查；还有镰状有槽挂线探针，主要用于直肠环以上较大瘘管的检查以及挂线。

（2）检查方法　检查时选取正确合适的体位，根据肛瘘、肛周脓肿以及窦道的不同类型选择相应的探针进行检查，如直形肛瘘可选用棒状圆头探针。探针检查瘘管时从外口轻轻探入，沿着瘘管或脓腔管道到达内口，当探查遇到阻力时切不可强行探入，以防造成假道，影响诊断和治疗。如果检查仍不顺利，则需要在局麻后再行检查。

三、内镜检查

1.肛门镜检查

（1）肛门镜的种类　根据形状的不同，可分为筒状肛门镜和分叶肛门镜两大类。筒状肛门镜包括喇叭口镜、圆口镜、直筒镜等，可用于检查肛管、直肠等；分叶肛门镜包括二叶镜、三叶镜、四叶镜等，可用于检查直肠、肛瘘内口等。

（2）适应证与禁忌证　肛肠镜是肛肠科医生进行肛门操作和治疗肛管病变必不可少的工具，是诊断痔疮、肛窦炎和其他肛管病变的最佳方法。肛门镜主要用于局部取活检、肛门直肠手术时暴露手术视野以及手术复查等。除了肛门狭窄、肛裂以及妇女经期不宜检查外，其他肛门直肠疾病都可以进行肛门镜检查。

（3）检查方法　检查前要明确诊断，排除禁忌证，做好准备工作。检查时采用合适的体位，根据患者病情选择合适的肛门镜。不同的肛门镜操作方法有所不同，下面以筒状肛门镜为例，介绍操作步骤。将肛门镜体部涂以适量润滑剂，检查者轻柔地按摩肛门周围，嘱患者自然呼吸放松。检查者右手握住肛门镜柄部，拇指抵住镜栓，将镜头缓缓地朝脐部方向插入肛门内，通过肛管直肠环后改向骶尾部继续插入，待镜身全部插到壶腹部，再抽出镜栓。借助专用灯观察有无充血、糜烂、溃疡等情况；再将肛门镜缓慢退至齿线处，观察肛窦有无充血、凹陷、分泌物等。如需详细检查可反复进退肛门镜，以免漏诊误诊。

（4）注意事项　进行肛门镜检查时需要注意以下事项：①检查时光线要充足。②肛门镜推入肛门时患者疼痛明显，应立即停止进镜，查找原因。③在退镜观察时如需再进镜，应先将镜栓放入，再推镜向上，以免损伤组织。④在使用分叶肛门镜当叶片在直肠内已张开时，不得完全闭合，以免夹伤组织。

2. 直肠镜检查　直肠镜属于直筒镜，观察范围在10~20cm。可观察范围包括直肠或乙状结肠末端，比较适合常规筛查、直肠肿物筛查。检查方法与肛门镜检查大致相同。

3. 结肠镜检查

（1）结肠镜的种类　结肠镜的发展经历了从硬式直肠、乙状结肠镜，到纤维乙状结肠镜、全结肠镜、电子结肠镜，再到胶囊肠镜、超声肠镜等。结肠镜根据镜身的长短可分为长、中、短三型。长镜长约180cm，可通过回盲部进入回肠末端；中镜长约150cm，可插至横结肠或进入回盲部；短镜长约60cm，可插至降结肠或结肠脾区。内窥镜检查和内窥镜下治疗已经成为肛肠外科领域的重要内容，许多出血性疾病内镜下治疗已经成为首选治疗方法。

（2）适应证与禁忌证

1）适应证　①健康人群体检或直肠病变的筛查。②炎症性肠病、急慢性低位肠梗阻等疾病的病因诊断。③各种下消化道症状的病因诊断与治疗，如便血、腹泻、黑便等。④需要行内镜下行直肠结肠异物定位与取出、息肉切除与活检。⑤结直肠术后随访跟踪检查。

2）禁忌证　①肛门、直肠严重疼痛性疾病，如肛裂、肛周脓肿等。②妇女经期、孕妇、年老体弱者以及精神疾患不能配合者。③急性腹膜炎、肠系膜炎症、爆发性结肠炎、肠穿孔、腹部大动脉瘤等急危重症。④患有严重的脑、心、肺、肾等脏器功能衰竭的疾病。

（3）检查方法　下面以电子结肠镜为例，简要介绍操作方法。

检查时患者宜选取左侧卧位，该体位下患者舒适自然，肌肉处于松弛状态，有利于操作，且符合解剖体位，测量病变位置更加精确。侧卧位时应使臀部达到床沿外侧，避免操作时操作的右手与检查床接触而阻碍进镜。

根据检查者习惯，单手双手操作均可。对于操作不熟练者，提倡双手操作。单人操作具有较好的协调性和随意性，不仅节约人力资源，还能有效减轻患者痛苦，避免发生穿孔等并发症。为了预防穿孔等并发症的发生，一定要遵循“循腔进镜”的原则。结肠镜“轴保持短缩法”：该法精髓是短缩肠管，其方法包括少注气、反复退镜、辅以左右旋镜、钩拉；要点在于适量地、灵活地调节肠腔内的空气量。短缩法采用钩住皱褶，通过吸引和退镜的操作使肠管短缩套叠，保持镜身在直线状态下最短的插入，可以直接将手部的动作准确地传递到内镜前端，加快进镜速度。要熟悉旋转镜身控制肠镜左右方向的作用，尤其注意旋镜后及时复位。

（4）注意事项

1）进镜动作要轻柔，遵循“循腔进镜”原则。直视下循腔进镜是电子结肠镜检的基本原则，必须始终遵循。操作用力要轻柔缓和，切勿使用暴力。

2）及时排除观察障碍因素。如大量分泌物覆盖、反射性肠痉挛等。粪便或分泌物影响视野无法检查时，少量可用擦拭器取出，量多时应终止检查再次做肠道准备。如遇反射性肠痉挛应暂停进镜，并适当退镜以避免刺激，待痉挛解除后再设法通过。

3）不可充入过多气体。充气过多可使肠内压升高，一方面会造成明显腹胀感，增加患者痛苦；另一方面因炎症等因素使肠壁变得脆弱，肠壁张力增大，镜检时稍不注意即有造成穿孔的危险。

4）镜检后应嘱患者适当休息，避免即刻下床活动。

4. 小肠镜检查

（1）小肠镜的种类　小肠镜的种类有推进式小肠镜、双气囊小肠镜、单气囊小肠镜、螺旋式小肠镜等，我国临床上运用最广泛的小肠镜是双气囊小肠镜和单气囊小肠镜。小肠镜已经从单纯诊断过渡到诊治一体化，是小肠疾病诊断的“金标准”。

（2）适应证与禁忌证

1）适应证　①潜在小肠出血。②不明原因腹泻或蛋白丢失及不明原因缺铁性贫血。③疑似克罗恩病、吸收不良综合征、小肠肿瘤或增殖性病变等。④不明原因小肠梗阻，临床相关检查提示小肠存在器质性病变可能。⑤小肠疾病的治疗：如小肠息肉切除术、小肠异物取出术、小肠狭窄扩张术等。⑥外科肠道手术后异常情况（如出血、梗阻等）。⑦已确诊的小肠病变（如克罗恩病、息肉、血管畸形等）治疗后复查。

2）禁忌证　①严重脑、心、肝、肾等器官功能障碍者。②无法耐受或配合内镜检查者、孕妇、12岁以下儿童。③小肠梗阻无法完成肠道准备者；有多次腹部手术史者。④其他高风险状态或病变者，如中度以上食管-胃静脉曲张者、大量腹水等。

（3）检查方法　双气囊小肠镜检查法：检查时，患者取左侧卧位，医生左手持镜，右手进镜。当内镜进入降乙结肠交界处时，先将内镜前端的气囊充气，使内镜不易滑动，然后将外套管沿镜身滑入肠道，接着将外套管前端的气囊充气。同时拉直内镜和外套管，使乙状结肠处于伸直状态，然后将内镜前端的气囊放气并进镜至结肠脾曲，重复上述过程；

到达横结肠肝曲处固定肠管，将横结肠拉直；抵达回盲瓣处，先将内镜前端送入回肠末端，然后将内镜前端的气囊充气、固定，再将外套管前进后充气回拉。重复上述充气、放气和"推—拉"动作，使小肠镜尽量插入深部小肠。

单气囊小肠镜的进镜途径和方法与双气囊小肠镜大致相同。单气囊小肠镜与双气囊小肠镜操作的关键区别在于，当外套管气囊放气后准备滑送外套管时，必须调节内镜角度钮至前端弯曲最大，保持内镜下视野固定，用内镜前端钩住小肠，以此代替双气囊小肠镜内镜前端气囊的作用，固定小肠不致滑脱。

小肠镜操作的主要技巧包括循腔进镜、多吸气少注气、正确判断肠腔走向、滑镜、有效钩拉、转动式推进内镜、避免内镜结圈成袢、尽量使内镜走形成同心圆状、正确退镜。

（4）注意事项　①要注意判断进镜深度和病变部位。②要对检查过程中发现的病变进行分析，以明确是否为真正的病因。③由于小肠镜的检查时间较长，应密切观察患者的生命体征、耐受性和并发症的出现等。

5.胶囊内镜检查

（1）适应证与禁忌证

1）适应证　①健康人群体检筛查。②不明原因的消化道出血，尤其是怀疑小肠出血者。③不明原因的缺铁性贫血或慢性腹泻者。④临床怀疑为炎症性肠病、肠结核、小肠肿瘤者。⑤其他临床检查怀疑小肠病变者。

2）禁忌证　①已知或怀疑胃肠道梗阻、消化道狭窄以及瘘管者。②心脏起搏器或其他电子仪器植入者。③吞咽障碍者；孕妇。

（2）检查方法　检查前详细询问患者病史，排除禁忌证，告知其相关注意事项，签署知情同意书。检查前一天进行无渣饮食，同时于当天晚上做好肠道准备。在检查前45分钟口服西甲硅油10ml配300ml温开水；检查前10分钟饮温开水500ml左右，然后吞服体外可控的胶囊内镜。嘱受检者依次采取左侧卧位、仰卧位、右侧卧位，检查贲门、胃底、胃体、胃角、胃窦和幽门（具体操作见相关指南），结合患者体位变动观察食管及胃各部位黏膜，胶囊进入小肠后患者可离开检查床自由活动，但要注意避免靠近强电磁效应场所，检查结束后将记录仪中的数据导入电脑进行图像处理及分析。

（3）注意事项　①检查前应告知患者可能发生的并发症和注意事项，签署知情同意书。②检查前8小时禁食禁水；吞服胶囊内镜后至少2小时不能进食和饮水，4小时后可进食少量食物。③要避免重体力劳动或剧烈的运动。④要远离电磁效应较强的场所，以免造成信号丢失而影响检查结果。

四、影像检查

腹部平片是肛肠科急腹症的首选检查方法，对于诊断消化道穿孔、肠梗阻、腹腔肿物、腹部异常钙化、新生儿消化道畸形等疾病有重要意义。

消化道钡剂造影术具有方便、快速、准确等优点，是诊断胃肠道疾病的基本方法之一。小肠钡剂X线检查可用于检查反复肠梗阻、无法解释的消化道出血，以及区分溃疡性结肠炎和克罗恩病。全消化道钡剂透视对于回盲部及右半结肠病变有重要诊断意义。钡灌肠造影术是诊断结直肠病变的重要检查方法，可发现肿瘤、息肉、炎性病变、先天性异常等情况。

CT是检查肛肠疾病的常用方法之一，能够清晰地展示肠道层面和周围组织器官，能够显示肠道肿瘤的腔内形态、肠壁的浸润程度、局部淋巴结有无肿大，以及有无远处转移等。CT结肠造影可以发现结直肠较小的息肉、肿瘤或其他病变。

五、超声检查

B超对于肠道疾病的诊断存在误诊、漏诊率高的不足，临床上一般不单纯应用B超检查肠道病变，其适应范围较窄。B超主要观察肠壁增厚、肠道扩张和肠道内容物移动等改变，以及腹水、腹腔内较大占位病变等。

直肠肛管腔内超声扫查适用于直肠中下段和肛管的检查，可以清晰地显示直肠壁的各层结构及肛管周围的解剖结构，对直肠黏膜下肿瘤、肛门失禁等疾病的诊断有重要参考价值。内镜超声检查术可以清晰地显示消化道管壁及周围脏器的良性或恶性病变。超声微探头可以在检查过程中发现可疑病灶后直接通过肠镜活检孔道插入进行探查，对黏膜、黏膜下病变、早期癌性病变、消化道淋巴瘤等疾病的鉴别诊断和对浸润深度的判断有重要意义。

六、实验室检查

1. 常规检查　肛肠疾病患者需要根据不同病情选做必要的实验室检查项目，通常有血常规、尿常规、大便常规+潜血试验、凝血四项、血沉、血生化等检查。血常规检查有助于了解患者是否有贫血、感染等情况。尿常规检查有助于了解患者是否有泌尿系感染、血尿等。大便常规检查有助于了解患者是否患有肠道炎性疾病、寄生虫病等。大便潜血试验有助于诊断消化道出血病症、大肠癌等。凝血四项是检测患者凝血系统功能和血液系统疾病的指标，是手术前的常规检测项目。血生化检查有助于了解患者心、肝、肾等脏器的功能，以及是否存在水电解质紊乱、血糖、血脂的异常。血沉测定在肛肠科临床中常用于肠结核性疾病、大肠恶性肿瘤、贫血的诊断。对原因不明的脓液、渗出液要及时进行细菌培养及药敏试验。

2. 免疫学检查

（1）血清癌标志物检查　肛肠科对一些肿瘤标志物进行测定用于肿瘤的筛查、诊断、预后随访、监护治疗及检测复发。癌胚抗原（CEA）有助于诊断结肠癌及其他消化道恶性肿瘤，CEA诊断消化道肿瘤的灵敏度一般为50%~70%，对疗效观察、复发检测及预后判断有重要的临床价值。CA19-9是一种重要的肿瘤相关抗原。CA242在恶性肿瘤患者血清中有较高的阳性检出率，有学者认为CA242对胰腺癌和直肠癌有一定的诊断价值。CA724是消化道肿瘤和卵巢癌的标志物，在结肠癌中含量较高。需要指出的是各种肿瘤标志物不是恶性肿瘤所特有的，需联合检测并动态观察，同时结合临床表现综合判断，以提高肿瘤的阳性检出率，降低漏诊误诊率。

（2）术前或术后八项检查　术前或术后八项检查包括乙型肝炎表面抗原（HBsAg）、乙型肝炎表面抗体（抗-HBs）、乙型肝炎e抗原（HBeAg）、乙型肝炎e抗体（抗-HBe）、乙型肝炎核心抗体（抗-HBc）、丙型肝炎病毒抗体（抗-HCV）、艾滋病病毒抗体（抗-HIV）、梅毒血清特异性抗体（抗-TP）。该检测有助于减少和避免传染病发生院内交叉感染和传播，以及防范医疗风险和医疗纠纷的发生。

七、肛管直肠压力测定

肛管直肠压力测定是评估肛门括约肌张力、直肠顺应性、肛门直肠感觉，以及验证肛门直肠抑制反射完整性的有效方法。该法适用于排便困难、大便失禁患者，及功能性便秘等疾病，还可以对术前病情及术前、术后肛管直肠括约肌的功能评价提供客观数据。根据所用导管的不同，可以分为气囊/水囊法、水灌注法、固态微型转换器法。目前应用最广泛的压力测定方法是水灌注法，该法利用肛管直肠和置入的导管之间的空腔来测量压力。通过向导管内持续灌注，直到整个肛管被水充满，肛管被充满后继续灌注，克服最初阻力的压力被称作“流出压”。随着肛管内压力不断增高，“流出压”变成了需要克服阻塞的压力，这一信息通过非膨胀性毛细管传送至转换器，将压力转变成电信号，压力的变化以曲线的形式在计算机上表现出来。

八、病理学检查

许多肛肠疾病可以通过内镜检查、实验室检查、影像学检查等方法进行诊断，但最终定性确诊需要经过病理学检查才能实现。病理学检查对于诊断肿瘤、炎症性肠病等具有重要意义，对于确定疾病的性质、组织学类型与分化程度以及恶性肿瘤的扩散范围等都有着决定性作用。在肛肠专科检查中，对于可疑病变都应做病理学检查，如肠腔内位置较高的病变，可在内镜下直接做涂片进行脱落细胞学检查；或通过内镜进行钳取。对于位置较低易暴露的病变可直接切取小块组织送检。可疑病变脱落细胞学检查或活组织病理切片检查不能确诊时应多次重检直至确诊。

目标检测

参考答案

单选题

1.肛裂“三联症”是指（　　）

A.疼痛、便秘、出血　B.肛裂、出血、前哨痔

C.疼痛、出血、前哨痔　D.便秘、出血、前哨痔

E.肛裂、前哨痔、肛乳头肥大

2.肛管直肠癌的早期症状除便血外，还可见（　　）

A.大便变形　B.腹胀肠鸣

C.脱出不纳　D.排便习惯改变

E.肛门潮湿

3.便秘的表现（　　）

A.大便干结　B.大便费力

C.每周排便小于3次　D.肛门堵塞感

E.以上均是

4.腹痛、腹泻交替发生，大便无明显脓血、黏液，常伴的一定的精神症状，可能是（　　）

A.慢性结肠炎　B.肠易激综合征

C.结肠息肉　D.结肠憩室

E.痔疮

5.肛门神经痛根据疼痛性质和程度分类不包括（　　）

A.剧烈疼痛　B.坠痛

C.隐痛　D.轻度疼痛

E.空痛

6.以下哪个不是便秘的原因（　　）

A.肥胖　B.长期服用抑酸药

C.直肠癌　D.肛周湿疹

E.痔疮

7.肛瘘的常见症状（　　）

A.肛门疼痛　B.肛门瘙痒

C.肛门流脓　D.以上都是

E.以上都不是

8. 肛裂会（　　）

A. 便血量多而鲜红
B. 便血少而疼痛
C. 便血污秽而腥臭
D. 便血量多而色黑
E. 便污血而疼痛

9. 肛肠疾病专科查体时，最常用的体位是（　　）

A. 侧卧位
B. 俯卧位
C. 仰卧位
D. 俯伏坐位
E. 侧伏坐

10. 诊断痔疮、肛窦炎和肛管其他病变的最佳方法是（　　）

A. X线
B. 肛镜
C. MRI
D. CT
E. 灌肠

11. 下列哪项不是结肠镜检查的禁忌证（　　）

A. 急性腹膜炎
B. 肠穿孔
C. 爆发性结肠炎
D. 痔疮
E. 腹部大动脉瘤

12. 下列选项中最适合区分溃疡性结肠炎和克罗恩病的是（　　）

A. 血常规
B. 大便常规
C. 结肠镜检查
D. 小肠钡剂X线
E. B超

13. 下列选项中不属于小肠镜检查适应证的是（　　）

A. 不明原因腹泻
B. 不明原因缺铁性贫血
C. 大量腹水
D. 不明原因小肠梗阻
E. 小肠息肉切除术

（梁　红　杨丽蓉　刘珊珊　钟小文　黄凯旋）

书网融合……

本章小结

第三章　肛肠科麻醉概述

学习目标

1. 通过本章的学习，重点掌握肛肠科手术麻醉前准备工作、常用麻醉药物的适应证和禁忌证、常用麻醉方法。

2. 学会常用麻醉方法的基本操作方法。

3. 进行麻醉过程中，表现出良好的沟通能力、团队合作精神、全心全意为患者的服务精神。

情境导入

情境描述　患者，男，58岁，反复腹泻5年余，近一周来排暗红色黏液血便，排便时有里急后重感，无伴肛门疼痛，无排便困难、排黏液便等不适。结肠镜检查提示"直肠中分化腺癌，距肛门6cm，侵犯肠壁一周"；腹部CT提示"直肠距肛门6~8cm肠壁增厚，未见明显周围组织器官侵犯表现，未发现肝转移"；实验室检查：肿瘤标记物"癌胚抗原108μg/L"，明显高于正常范围。经科室讨论后认为患者具备手术指征，拟行直肠癌根治术。

讨论　1. 根据患者的病情，应做哪些术前准备?

2. 应选择哪种麻醉方法?

第一节　麻醉前准备及用药

一、麻醉前准备

在肛肠手术前做好麻醉前的准备工作至关重要，不仅可以使麻醉顺利进行，还能避免麻醉并发症和意外事故的发生。

1.准确掌握病情　麻醉人员在术前应访视患者，了解患者既往病史，特别是过敏史；了解患者主要器官的功能状态，以及患者的生理、心理状况，对患者的病情和手术、麻醉的耐受能力作出正确的评估。同时对患者做好解释和沟通工作，说明手术过程及术中可能发生的不适感，取得患者的理解和充分合作。

2.做好患者准备　根据麻醉需要，手术前需要视患者情况予以禁饮禁食。全麻及硬膜外麻醉者，成人麻醉前12小时内禁食，4小时内禁饮。术前应尽量改善患者营养状况，以增强患者对麻醉和手术的耐受力。有全身性疾病的，如高血压患者术前应给予降压药以控制血压、呼吸系统感染患者应用抗生素控制感染后再行手术等。患者进入手术室前须排空大小便。

3.选择麻醉方式　根据患者病情及手术的需要选择麻醉方式，如心脏病患者麻醉时，应避免使用心肌抑制药，多用扩张血管药；呼吸系统疾病患者应注意呼吸道感染情况；糖尿病患者应选择局麻、硬膜外麻醉等对糖代谢影响小的麻醉方式，且术中应监测血糖，必要时给予胰岛素。

二、麻醉前用药

为减轻患者术中的紧张状态、增强麻醉效果、降低麻醉药的副作用，麻醉前通常会给予患者一定的药物。

1.用药目的

（1）消除患者紧张、焦虑及恐惧情绪，使患者在麻醉前能够情绪安定，充分合作。

（2）减少呼吸道腺体分泌，保持呼吸道通畅，以防发生误吸。

（3）降低迷走神经反射，减少术中牵拉引起呕吐等不适。

（4）可增强全身麻醉药的效果，减少全麻药用量及副作用。

（5）提高患者痛阈，降低或消除原疾病及麻醉前有创操作引起的疼痛。

2.常用药物

（1）镇静催眠药　有中枢神经系统抑制作用，能引起镇静和类似生理性睡眠的作用。常用的镇静催眠药分为三类，包括苯二氮䓬类，如地西泮；巴比妥类，如苯巴比妥；其他类，如水合氯醛。

（2）镇痛药　能选择性抑制痛觉，缓解和消除疼痛，以及因疼痛引起的紧张焦虑等情绪反应。常用的镇静药分为三类，包括阿片生物碱类，如吗啡；人工合成的阿片类，如哌替啶；其他类，如罗通定。

（3）抗胆碱药　能减少呼吸道腺体和唾液腺分泌，以保持呼吸道通畅。常用药物有阿托品、东莨菪碱等。东莨菪碱不仅能抑制腺体分泌，还能抑制中枢神经系统，并且具有阻断短时记忆的作用。

第二节　常用麻醉药物

一、局部麻醉药

1.局部麻醉药（局麻药）的作用及作用机制　局麻药应用于神经末梢、神经干或神经根周围，可暂时、完全和可逆地抑制神经冲动的产生和传导。局麻药的作用与神经纤维的大小、直径以及解剖特点有关。其作用机制是阻断细胞膜内侧的钠通道，抑制钠内流，阻止动作电位的产生和传导，从而发生局麻作用。

2.常用局麻药

（1）利多卡因　属于酰胺类局麻药，是目前临床上应用最多的局麻药，具有起效快、作用强、维持时间长、穿透力强及安全范围大等特点，可用于各种形式的局部麻醉，有“全能麻醉药”之称。起效时间约5分钟，麻醉维持时间15~30分钟，一般用于口腔部、气管黏膜麻醉。局部浸润麻醉一般采用0.25%~0.5%溶液，表面麻醉、传导麻醉和硬膜外麻醉采用1%~2%溶液。

（2）普鲁卡因　属于短效脂类局麻药，具有脂溶性低、对黏膜的穿透力弱的特点。注射后1~3分钟起效，维持30~45分钟。可用于局部浸润麻醉（0.5%~1%）、传导麻醉（2%）和硬膜外麻醉（2%）等。该药容易发生过敏反应，用药前应做皮肤试验，过敏者可用利多卡因代替。

（3）罗派卡因　属于新型长效酰胺类局麻药，对痛觉阻断作用较强，对心肌毒性小，有明显收缩血管的作用。术后硬膜外镇痛浓度为0.2%~0.3%，硬膜外麻醉浓度0.75%~1%。平均起效时间5~10分钟，麻醉维持时间2~5小时。

3.局麻药的不良反应

（1）局部不良反应　常见的局部不良反应为麻醉局部出现麻木、感觉异常等，多在几周后恢复；极少数为永久性神经损害。

（2）全身不良反应　中枢神经系统损害初期表现为眩晕、兴奋不安、震颤和焦虑等；过度兴奋则转为抑制，导致昏迷、呼吸衰竭甚至死亡。心血管损害表现为使心肌兴奋性降低、收缩性减弱、传导减慢、不应期延长、血压下降等。变态反应较为少见，主要表现为荨麻疹、支气管痉挛以及喉头水肿等。

二、全身麻醉药物

1.全身麻醉药物分类　全身麻醉药（全麻药）是一类可逆性地抑制中枢神经系统功

能，可使痛觉暂时消失以及一定程度骨骼肌松弛的药物。全麻药具有麻醉诱导期短、镇痛完全、麻醉后恢复快、无严重不良反应等特点，按照给药途径可分吸入性全身麻醉药物和静脉全身麻醉药物。常用吸入性麻醉药主要有氟烷、异氟烷、恩氟烷、七氟烷、地氟烷等，由于肛肠科几乎不使用吸入性全身麻醉，故本节不作论述，下面仅介绍静脉全身麻醉药物。

2.常用静脉全身麻醉药物 静脉麻醉药具有麻醉起效快、无呼吸道刺激性、无诱导期不适等特点，可分为巴比妥类，如硫喷妥钠；非巴比妥类，如氯胺酮、丙泊酸、依托咪酯等。

（1）硫喷妥钠 属于高脂溶性静脉麻醉药，体内作用时间短，约5~10分钟。目前被临床广泛用于全麻诱导，常用量：静脉注射成人一次按体重4~8mg/kg。老年人应减量至2~2.5mg/kg；肌内注射小儿一次按体重5~10mg/kg。极量：静脉注射一次全麻总用量1g。

不良反应：可引起咳嗽、喉与支气管痉挛；麻醉后胃贲门括约肌松弛，易致误吸和反流；剂量过大或注射速度过快，易导致严重低血压和呼吸抑制；较大剂量可出现长时间延迟性睡眠。

禁忌证：休克低血压未纠正前及心力衰竭患者以及卟啉症等。

注意事项：本品呈强碱性，2.5%溶液pH在10以上，静脉注射可引起组织坏死；误入动脉可出现血管痉挛、血栓形成，重者肢端坏死。用药时注意监测呼吸深度和频率、血压、脉搏、心律等呼吸和循环功能等。黏液水肿、阿狄森病、重症肌无力患者；严重肝、肾、甲状腺功能不全及新生儿慎用。用于血容量不足或脑外伤患者，易出现低血压和呼吸抑制危象，甚至心搏骤停。

（2）氯胺酮 属于非巴比妥类速效全麻药，全麻诱导时，静脉注射1~2mg/kg，约在1分钟内注入，全麻可持续5~10分钟。全麻维持时，静脉注射或用氯化钠注射液稀释后静滴，一次0.5~1mg/kg，每小时用量不超过3~4mg/kg。小儿基础麻醉时，肌内注射4~8mg/kg。极量：静脉注射每分钟4mg/kg，肌内注射一次体重13mg/kg。

不良反应：麻醉恢复期可出现幻觉、躁动不安、噩梦及谵语等，且青壮年不良反应多且严重。术中常有泪液、唾液分泌增多，血压、颅压及眼压升高。偶有呼吸抑制或暂停、喉痉挛及气管痉挛，多半是在用量较大、分泌物增多时发生。

禁忌证：顽固、难治性高血压、严重的心血管疾病及甲亢患者禁用。

注意事项：颅内压增高、脑出血、青光眼患者不宜单独使用。静脉注射切忌过快，否则易致一过性呼吸暂停。完全清醒后心理恢复正常需一定时间，24小时内不得驾车和操作精密性工作。苏醒期间可出现噩梦幻觉，预先应用镇静药，如苯二氮䓬类，可减少此反应。失代偿的休克或心功能不全可引起血压剧降，甚至心搏骤停。

（3）丙泊酚　具有起效快、作用时间短、无蓄积等特点，有良好的镇静和催眠作用，但镇痛作用较弱。主要用于静脉全麻诱导药、“全静脉麻醉”的组成部分或麻醉辅助药。使用丙泊酚通常需要配合使用止痛药。丙泊酚可辅助用于脊髓和硬膜外麻醉。并与常用的术前用药，神经肌肉阻断药，吸入麻醉药和止痛药配合使用。作为全身麻醉以辅助区域麻醉技术，所需的剂量较低。主要不良反应是抑制呼吸与心血管系统。

第三节　常用麻醉方法

肛肠科手术常用麻醉方法：局部麻醉、肛管麻醉、骶管麻醉、硬膜外麻醉、针刺麻醉、全身麻醉等。

一、局部麻醉

肛周局部麻醉是指将局麻药注射于肛周皮下组织及两侧坐骨直肠窝内以阻断肛门神经传导的方法。

1. 适应证与禁忌证　肛肠手术局部麻醉的适应证包括痔疮、单纯肛瘘、肛裂、肛窦炎、肛乳头肥大、浅部肛周脓肿、直肠息肉及其他肛门部皮肤病（如尖锐湿疣等）。禁忌证包括复杂性肛瘘、多间隙复合脓肿、直肠深部手术等。

2. 常用麻醉药物　局部麻醉常用的药物有利多卡因：常用浓度为0.25%~0.5%，每次用量不超过0.4g。普鲁卡因：常用浓度为0.5%~1%，一次用量为10~30ml，每小时用量最多不超过1g。

3. 操作方法　在肛周常规消毒后，采用梭形麻醉法进行肛周局部浸润麻醉。在肛周6–3–9点处，左手持注射器将针头斜面紧贴皮肤平行进针，右手推注麻药，在皮肤上形成皮丘，每个皮丘直径0.5~1cm大小；接下来从皮丘处刺入进一步注射麻药，每处注射量为3~5ml，每侧注射总剂量一般不超过10ml。

局部麻醉注意事项包括严格消毒，避免出现局部感染。避免注射器针头刺入直肠及阴道。注药前应回吸无血后再注射。一针注射，分层浸润。

二、骶管麻醉

骶管麻醉又称腰俞麻醉，是指将局麻药经骶管裂孔注入骶管腔内，暂时阻滞低脊神经中第二、三、四节脊神经根传导而达到麻醉的方法。

1. 适应证与禁忌证　腰俞麻醉适用于肛管、直肠下段及会阴部各种手术，如混合痔、肛周脓肿、肛瘘、肛门狭窄、骶尾部肿瘤等疾病的手术。禁忌证包括骶管畸形、骶尾部外伤、骶尾部感染等。

2. 常用麻醉药物 局部麻醉常用的药物有利多卡因：常用浓度为1%~1.5%，每次用量不超过0.4g。普鲁卡因：常用浓度为1.5%~2%，一次用量为10~30ml，每小时用量不超过1g。手术时间长者，可在上述药物中酌情加0.1%肾上腺素。

3. 操作方法 患者取侧卧位，常规消毒骶尾部。进针位置在两侧骶角中间位置的骶管裂孔处。穿刺时在两侧骶骨角正中间作一个皮丘，进而浸润骶尾韧带等深部组织，直达骨膜外表。当针尖通过骶尾韧带后落空感，表明针尖已经进入骶管腔，针头推进不宜过深，一般在3~4cm，确认回抽没有血液和脑脊液才可以推注麻药。

腰俞麻醉注意事项包括当推药阻力较大时，如再进针触到骨面则需改变进针方向，使针与骶骨轴线平行，但进针深度不宜超过5cm，避免进入蛛网膜下腔。注药前一定要回抽，无回血和脑脊液时方可注药，速度宜缓。椎管内静脉丰富，切忌深插或盲目乱刺，以免造成损伤。

三、蛛网膜下腔麻醉

蛛网膜下腔麻醉又称腰麻，是指将麻药注入蛛网膜下腔内，使脊神经根受到阻滞导致脊神经所支配的区域产生麻醉效果，该方法具有局麻药用量小、诱导时间短、麻醉效果显著等特点，是肛肠手术中常用的麻醉方法之一。

1. 适应证与禁忌证 腰麻适合痔疮、肛瘘、脓肿、肛门成形术等疾病。禁忌证包括中枢神经病变患者；全身性严重感染、穿刺部位有感染病灶者；严重大出血、休克、极度衰弱、重度贫血者；妊娠；严重脊椎畸形者等。

2. 常用麻醉药物 腰麻常用的麻醉药物有普鲁卡因：常用浓度为5%~7%，一次用量为50~100mg，最大剂量为180mg，起效时间1~5分钟，麻醉时间为1~1.5小时。利多卡因：常用浓度为2%~4%，一次用量为40~60mg，最大剂量为120mg，起效时间1~3分钟，麻醉时间2~3小时。地卡因：常用浓度为0.33%，一次用量为4~6mg，最大剂量为15mg，起效时间3~4分钟，麻醉时间为3~4小时。

3. 操作方法 患者采用侧卧位，头向胸部低下，双手抱住两膝尽量向腹壁靠拢，使脊柱向后弯曲呈弧形，增大棘突间隙。常规消毒，穿刺点通常定于L_3~L_4棘突间隙，一定要在L_3~L_4以下。用左手按住穿刺部位的上下棘突，固定皮肤进行穿刺。右手持穿刺针，与皮肤垂直角度在两棘突中间进针，待针尖突破黄韧带后会有阻力突然消失的感觉，再稍前进针会有突破“薄纸”的感觉，即表示穿刺针进入了蛛网膜下腔。推注药物后轻轻回抽观察有无脑脊液回流，然后拔出穿刺针，用无菌纱块覆盖好穿刺点。

腰麻注意事项包括严格按照无菌操作技术要求；穿刺点不能在L_2以上，以免损伤脊髓；穿刺过程中如果发生出血现象，应调整穿刺方向或另选穿刺点；尽可能选用较细的穿刺针，以减少发生麻醉后头痛并发症等。

四、硬膜外麻醉

硬膜外麻醉是指将局麻药注入硬脊膜外腔，使一定区域的脊神经传导被阻滞的麻醉方法。腰段和骶管硬膜外麻醉对呼吸和循环影响很小，痛觉阻断完全、肌肉松弛良好、麻醉时间不受限制，是肛肠手术理想的麻醉方法之一。

1. 适应证与禁忌证 其适应证和禁忌证与蛛网膜下腔麻醉基本相同。需要指出的是，硬膜外麻醉用药量较大，需要蛛网膜下腔麻醉5~10倍的药量。如果误入蛛网膜下腔，将会引起凶险的全脊髓麻醉，必须提高警惕。

2. 常用麻醉药物 硬膜外麻醉常用的麻醉药物有利多卡因：常用浓度为1%~2%，最大剂量为120mg，起效时间5~10分钟，麻醉时间1.5~2小时。普鲁卡因：常用浓度为2%~4%，最大剂量为1000mg，起效时间4~10分钟，麻醉时间为1~1.5小时。布比卡因：常用浓度为0.5%~0.75%，最大剂量为200mg，起效时间4~10分钟，麻醉时间为4~7小时。

3. 操作方法 硬膜外麻醉主要采用侧卧位。肛肠手术阻滞范围限于会阴部，故穿刺点可选择在L_3~L_4棘突间隙。严格按照无菌操作技术要求进行消毒，用左手按住穿刺部位的上下棘突，固定皮肤进行穿刺。右手持穿刺针，与皮肤垂直角度在两棘突中间进针，待针尖突破黄韧带后会有阻力突然消失的感觉，即“落空感”，根据这一感觉可初步判断针尖已经刺入硬膜外腔中，可通过注气试验、注水试验、抽吸试验等进一步验证，然后试注局麻药3~5ml，如果出现麻醉平面即提示已经进入硬膜外腔内。

第四节　多模式镇痛方法

一、概述

以往临床上术后镇痛多采用单一PCA药物模式，镇痛效果不理想，容易产生诸多不良反应。多模式镇痛（MMA）是近年来术后镇痛的发展趋势。多模式镇痛是指应用两种及以上不同作用机制的镇痛药物或方法控制疼痛，可减少使用镇痛药物的使用剂量和避免毒副作用的发生，提高对药物的耐受性，加快药物起效时间和增长镇痛时间，并且能够改善患者术后应激反应症状。多模式镇痛能够很好地控制围术期疼痛，已广泛于中重度手术中。多模式镇痛常用药物包括非甾体类抗炎药、阿片类镇痛药等，常用的镇痛方法有静脉用药、局部浸润麻醉、椎管内阻滞。

二、常用药物

1.非甾体抗炎药 世界卫生组织在疼痛性疾病药物治疗的阶梯方案中提出，首选非阿片类镇痛药物，如无效再选用阿片类镇痛药物。

非甾体抗炎药主要的共同作用机制是抑制体内环氧化酶活性而减少局部组织前列腺素的合成，从而减少与组织损伤相关的外周伤害感受。非甾体抗炎药包括非选择性环氧化酶抑制剂和选择性环氧化酶-2抑制剂。常用的非选择性环氧化酶抑制剂包括阿司匹林、对乙酰氨基酚、吡罗昔康等。常用的选择性环氧化酶-2抑制剂包括美洛昔康、塞来昔布、尼美舒利等。

2.阿片类镇痛药 阿片类镇痛药物是临床应用最广泛的术后镇痛药物。阿片生物碱类药物包括吗啡和可待因；人工合成的阿片类药物包括哌替啶、美沙酮和阿法罗定等。因阿片类镇痛药物有较多的不良反应从而限制了其临床应用，在MMA中常与其他药物联用或结合其他镇痛措施使用。

3.局麻药 临床常用局麻药有利多卡因、丁哌卡因和罗哌卡因，具有镇痛、抗心律失常、抗炎等作用。目前，罗哌卡因已成为切口局部浸润镇痛最常用的局麻药。局麻药除局部镇痛外，静脉注射也有较好的镇痛效果。有研究表明，静脉注射利多卡因最常应用于术前预防性镇痛，且血药浓度维持在2~5mg/ml时镇痛效果最好。

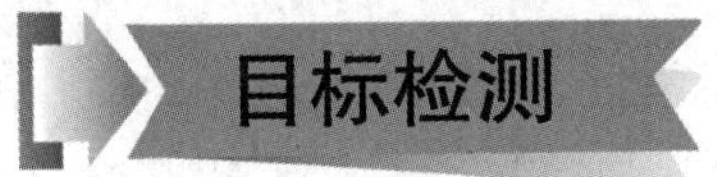

参考答案

单选题

1.麻醉前用药的目的不包括（　　）

A.兴奋肌肉　　B.镇痛

C.抑制腺体分泌　　D.抑制不良反射

E.镇静

2.麻醉前常用药物不包括（　　）

A.地西泮　　B.阿司匹林

C.苯巴比妥　　D.哌替啶

E.阿托品

3.静脉麻醉的优点不包括（　　）

A.诱导速度快　　B.患者感觉舒适

C.无呼吸道刺激　　D.需要特别设备

E.对环境无污染

4. 关于硫喷妥钠下列选项中表述不正确的是（　　）

A. 用于全麻诱导　　B. 静脉注射一次全麻总用量不超过1g

C. 对呼吸中枢有明显的抑制作用　　D. 常用浓度为10%

E. 静脉注射容易透过血–脑屏障

5. 下列选项中不属于蛛网膜下腔麻醉禁忌证的是（　　）

A. 中枢神经病变　　B. 重度贫血者

C. 痔疮　　D. 妊娠

E. 严重脊柱畸形

（李赞文　钟小文）

书网融合……

本章小结

第四章　肛肠疾病围手术期的处理

学习目标

1.通过本章的学习，重点掌握肛肠疾病的术前准备、术后常规操作、常见手术并发症等。

2.学会术前准备的方法、术后常规处理的操作、常见手术并发症的防治方法。

3.进行治疗过程中，体现中医“大医精诚”的良好品德。

情境导入

情境描述　患者，男，痔疮1年余，经过中药、针灸等方法治疗虽有好转，但仍然反复发作。再三思量后，决定采用手术的方法治疗。入院后，主管医师详细诊查后认为患者具备手术指征，拟行手术治疗。

讨论　请问手术前应做好哪些准备？

第一节　术前准备

一、肛管疾病术前准备

1.术前检查　术前应详细了解病史，完善检查，明确诊断，悉知检查结果如血常规、生化、便常规、凝血功能、胸片、心电图等，根据患者身体状况和疾病选择合适的麻醉方式和手术方式，有其他疾病者如高血压病、糖尿病、心脏病、凝血功能障碍、严重贫血等，术前应予重视，完善相关检查，加以纠正治疗。

2.药物过敏　详细询问患者是否有药物过敏，应用药品时，提前做好药物过敏试验。

3.心理准备　向患者宣教相关肛门疾病知识，让患者了解基本病情及治疗方案，详细说明术中、术后可能出现的状况，缓解患者及家属的心理负担，消除紧张感，使其积极配合手术治疗。

4. 饮食 术前1~3天一般半流质饮食，手术当天禁食。

5. 术前备皮 将术野的毛发剃除干净，注意不要损伤到皮肤，肛门及会阴部清洗干净；对于疼痛明显者，可麻醉后备皮。

6. 肠道准备 门诊手术患者术前可用开塞露20~40ml进行一般灌肠。住院患者手术前晚行盐水1000ml加开塞露20~40ml清洁灌肠，排空肠道内粪便。对于排便不净者，可反复灌洗，直到排出清亮液体为止。

二、结直肠疾病术前准备

1. 术前检查 术前应详细了解患者病史，完善相关检查，悉知检查结果如血常规、生化、便常规、凝血功能等，明确疾病诊断。根据患者身体状况和疾病选择合适的麻醉和手术方式，有其他疾病者如高血压病、糖尿病、心脏病、凝血功能障碍、严重贫血等，术前应予重视，完善相关检查，加以纠正治疗。

2. 药物过敏 详细询问患者是否有药物过敏，应用药品时，提前做好药物过敏试验。

3. 心理准备 术前患者有抵触心理，特别是一些肠道肿瘤患者，对手术方案（如腹壁造口术）存在恐惧、失望、悲观的情绪，对术后生活和工作有所顾虑，这种状态会给手术带来不利影响，也会妨碍手术治疗的实施。此时医护人员应该耐心地、细致地对患者及家属做好思想工作，详细解释疾病的情况，手术治疗的方案和意义以及对术后提高患者生存质量的重要性，帮助其树立战胜疾病的信心，积极地配合手术治疗。

4. 身体准备 一些结直肠恶性肿瘤晚期患者，存在不同程度的营养不良、贫血，伴有不同程度的腹泻、梗阻，导致出现水、电解质紊乱。因此术前应积极改善营养状况及纠正水、电解质失衡。

5. 术前饮食 术前3天半流质饮食，术前1天进流食，有梗阻者应提前禁食。

6. 肠道准备 结直肠手术对肠道准备的要求比较高，肠道准备的目的在于清洁粪便、减少肠道内细菌，清洁的肠道准备能够大大地降低术后并发症。常用方法是清洁灌肠和全消化道灌洗。

（1）清洁灌肠 术前3天少渣饮食，术前1天流质饮食，术前1天行清洁灌肠。为保证清洁质量，手术当天再次行灌肠。清洁灌肠指用盐水1000ml加开塞露20~40ml，反复灌洗，直至排出无粪渣的清亮液体为止。清洁灌肠对质量要求严格，往往会使患者有不同程度的饥饿、脱水和体力消耗，营养不良的患者往往不耐受。

（2）全消化道灌洗 全消化道灌洗是通过口服不易吸收药物液体，增加肠道内渗透压，刺激患者肠蠕动，使患者快速腹泻，达到清洁肠道的作用，常用的方法有两种。

1）口服聚乙二醇电解质 将电解质散剂加入1500ml温开水，总量1500ml液体在2小时内口服完，排便至无粪渣清亮液体为止。此方法较为简便，患者比较舒适，效果满意。但这种方法也有一定弊端，就是身体内液体丢失比较多，肠道容易出现积气，因此至少在术前4小时完成，使肠道内气体充分排出。

2）口服大量生理盐水　术前1天上午予禁食，下午1点经口服大量生理盐水或胃管灌注，以每小时2000~4000ml，持续时间2~6小时，总量不得超过15000ml，直至排出无粪渣清亮液体为止。

全消化道灌洗处理时间较短，对饮食的控制不严格，患者容易耐受；其清洁度较好；但可引起腹痛、腹胀、恶心及呕吐。因此，年纪大、体质差、有肝硬化腹水以及心、肾功能不全者不宜采用。

7.抗生素准备　术前合理选用抗生素，可以有效减少细菌数量，能够大大降低术后感染，所以如何选用抗生素至关重要。

（1）抗生素的选择　肠道细菌有厌氧菌和需氧菌两大类，厌氧菌主要是脆性拟杆菌，需氧菌主要是大肠埃希菌，其中脆性拟杆菌的毒性及致病力较强，并能产生β-内酰胺酶以抵消抗生素的作用。临床上术后常见感染多是需氧菌和厌氧菌的合并感染，因此选用抗生素应对厌氧菌和需氧菌都有高效杀菌作用，且毒性低、起效快。

1）氨基糖苷类　具有强大的抗菌作用，能有效杀死革兰阴性杆菌如大肠埃希菌、肠杆菌属、克雷伯菌属等，以及一些革兰阳性杆菌，同时也能够抑制厌氧菌，特别是绿脓杆菌和大肠杆菌。常用药有新霉素和庆大霉素等，不良反应主要是肾毒性、耳毒性和神经肌肉接头阻滞作用等。

2）青霉素类　属于广谱抗生素，能够有效杀灭革兰阳性菌和革兰阴性菌，具有毒性低、副作用小的特点。常用药有氨青霉素、羟青霉素等。

3）头孢菌素类　属于广谱抗生素，能够有效杀灭脆性拟杆菌和大肠埃希菌，具有毒性低、副作用小的特点。常用药有菌必治等，但此类药物价格比较贵。

4）大环内酯类　该类抗生素通常起抑菌作用，但药物浓度高时也具有杀菌作用。主要不良反应是胃肠道反应。常用药有红霉素、阿奇霉素等。

（2）给药时间　口服药一般术前1~2天用药，术前长时间口服药物可引起肠道菌群失调，使细菌感染率和耐药性上升。静脉给药多在术前1天，目的是使血清中药物达到一定有效浓度。

（3）给药途径　主要有口服给药和静脉给药。口服给药可以减少细菌数量，但是血清中药物不能达到一定有效浓度，达不到理想抗感染效果。静脉给药在血清中可迅速达到有效浓度，全身分布广泛，预防感染效果佳，但是对肠道细菌数量影响小。目前临床上多采用口服和静脉同时给药，可以起到更好地预防感染效果。

第二节　术后常规处理

肛肠疾病的术后处理非常重要，直接关系到手术效果的好坏。良好的术后处理可促使创面早日愈合，减少产生并发症。

一、休息与活动

术后患者需要适当的卧床休息，减少对伤口的刺激，减轻疼痛，避免大出血和剧烈疼痛。除适当休息之外，还应该鼓励患者适当早活动，这样有利于术口的愈合，活动以患者无不适感为宜。术后7~10天禁止剧烈运动，避免结扎线脱落时而引起大出血。

二、饮食

术后饮食一般无特殊限制。术后1天半流质饮食，之后慢慢恢复普通饮食。患者应多食柔软食物、蔬菜、水果，忌辛辣刺激和肥甘油腻食物。有些手术术后需控制排便，如肛管重建、皮瓣移植等，术后3天进食全流质食物，然后慢慢恢复普通饮食。

三、排尿

多数患者会出现术后轻微小便困难，应鼓励患者适当饮水，放松心情，患者大多可自行排尿。假如出现严重排尿困难则参照相关章节内容处理。

四、排便

对于肛肠疾病的一般手术，术后第二天即可排便。为确保大便通畅，防止大便干燥，对创口造成再次冲击，术后排便前一般服用缓泻药如润肠丸或地榆槐角丸。术后排便困难及数日未排便者给予开塞露灌肠，使其顺利排出粪便。

五、疼痛的处理

术后疼痛和排便时疼痛是每个患者恐惧的，医护人员应该给予人文关怀和心理护理，帮助患者战胜恐惧感。术后保持粪便通畅、坐浴和热敷是减轻疼痛的有效措施。大多数患者均可耐受术后疼痛。对于疼痛明显者口服止痛片或肌内注射曲马多、哌替啶等药物。

六、抗感染治疗

术后使用抗生素时间不宜过长，一般以3天为宜。

七、肛门坐浴和热敷

术后肛门局部的坐浴和热敷能缓解括约肌痉挛，减少渗出，减轻疼痛，促进炎症吸收和血液循环，能够使切口快速愈合。

1.熏洗坐浴　利用水蒸气和药液对肛门局部进行加热，能促进血液循环，有局部清洁作用。水温过高时可以先熏蒸，等水温降至合适的温度时再进行坐浴。将肛门创口浸泡在药液中，坐浴时间一般以5~10分钟为宜，时间不要过长，水温过高、过长时间坐浴容易引起肉芽组织水肿，影响创口愈合。常用药物：在高温水中加入适量的高锰酸钾，浓度一般不超过1∶5000。中药坐浴具有活血消肿、清热解毒、除湿止痛的功效，对术后局部感染、创面腐败坏死组织多、切口水肿、分泌物多等有非常好的治疗效果，是肛肠疾病的特色治疗方法。熏洗坐浴一般是在排便冲洗后进行，每天可坐浴2~3次。

2.热敷　一般分为干热敷和湿热敷两种。干热敷常用热水袋置于肛门处；湿热敷是用药物将纱布浸湿，轻轻拧掉部分液体，敷于肛门处。

八、检查

术后检查是非常有必要的，可以及时了解病情变化及创面愈合情况，若发现异常情况能够及时处理。检查的原则：尽量动作轻柔，避免暴力，减少患者疼痛，减少检查次数。

注射硬化剂而肛门无创口的患者，术后2~3天可行肛门指诊及肛门镜检查，了解肛内有无硬结形成、感染情况及黏膜有无坏死。

术后肛门检查一般在术后7~10天，应避开结扎线脱落的时间段，避免因检查而引起结扎线过早脱落导致肛门大出血。同时减少肛门镜的使用，减轻对创面的刺激。肛门指诊和肛门镜检查可以了解切口愈合情况、内口愈合情况、引流、肛门功能等情况。

第三节　常见手术并发症及防治

一、疼痛的处理

疼痛一般是指腹部切口疼痛和肛门部位术后的局部疼痛，一般分为排便疼痛、炎性疼痛、术后疼痛和瘢痕疼痛。

1.原因

（1）术后局部感染或肛周水肿。

（2）术后创面暴露，神经受外界刺激或创面压迫。

（3）肛门局部组织受到不同程度的损伤。

（4）肛门口填塞物品过多过紧，内括约肌产生痉挛性收缩。

（5）排便时粪便直接摩擦伤口，刺激创口剧烈疼痛。

（6）对疼痛比较敏感或精神恐惧。

2. 预防

（1）手术操作要快、准、稳、细。减少肛门部位的损伤，才能预防术后疼痛。

（2）术中避免肛门狭窄，术后注意软化大便。

（3）选择合适的麻醉方式及麻醉药品。手术后可使用止痛药物。

3. 治疗原则

（1）药物治疗　可口服氨酚待因或口服止痛片，也可肌内注射曲马多、度冷丁。肛门局部涂消肿止痛的软膏或肛管内塞入清热消肿的栓剂。局部有感染的可用清热解毒、消肿止痛、活血化瘀的中药；大便干燥的可使用润肠通便药。

（2）物理治疗　包括中药熏洗坐浴、红外线、离子透入等物理疗法。

二、坠胀的处理

坠胀是指肛门直肠疾病术后因炎症刺激或损伤而引起局部“胀满不适”“里急后重”等表现。大部分患者术后短期时间内都会有这种症状，属于正常现象，主要是因为手术中损伤了肛门组织。坠胀持续时间因个人体质不同及损伤大小不同而长短不一，一般多在2周左右。如果坠胀一直持续不能缓解，应详细查找原因。

1. 原因

（1）炎症刺激　术后创面局部水肿充血，或假性愈合继发感染，或引流不畅等原因引起。

（2）机械刺激　混合痔、高位肛周脓肿、高位肛瘘等手术中结扎组织多，或术后局部组织的瘢痕痉挛，或术后换药因操作和填塞物、药物等异物的刺激，或粪便嵌塞所致。

2. 预防

（1）术中操作应快、准、稳，结扎的组织不要过多，避免术后瘢痕过多。

（2）术后要注意适当休息，避免过多活动。

（3）术后注意排便通畅，便后熏洗坐浴使肛门清洁，减少粪便残渣对肛门刺激。

（4）换药时填塞物不必过多，能保证引流通畅就可以，避免用刺激性敷料填塞创面。

3. 治疗原则

（1）药物治疗　坠胀比较明显的可服用止痛如神汤加减，以解毒消肿、清热利湿，并配合熏洗坐浴的中药祛毒汤，以清热解毒、活血祛瘀；肛管内用痔疮膏、痔疮栓等缓解坠胀。

（2）物理疗法　红外线、磁疗、热敷等均可促进肛门局部血液循环，能够明显缓解坠胀感。

（3）手术治疗　对局部瘢痕明显挛缩引起的，且经各种保守治疗不能缓解的疼痛，可行手术松解。对假形愈合伴有引流不畅继发感染者，应及时手术治疗。

三、出血的处理

肛门术后出血是肛肠疾病常见的并发症，分为原发性出血（术后1天之内）和继发性出血（术后3天到完成该疾病治疗这段时间）。一般认为少于200ml的出血为少量；200~600ml的出血为中量；600ml以上的出血为大量出血。一次出血量到60ml者便可引起黑便；一次出血量达到400ml者可致腹痛肠鸣、大便次数增多。

1.原因

（1）原发性出血　包括凝血机制障碍；术中损伤动静脉；压迫的敷料移位；结直肠息肉灼烧止血不完全；结扎或胶圈套扎后的一些远端组织剪除过多，导致结扎线滑脱；痔剥离时组织损伤过深、过大，结扎止血不完全。

（2）继发性出血　包括吻合口裂开或肠坏死；伤口发生继发感染造成坏死；痔手术中结扎组织坏死后动脉受到侵蚀，或坏死组织下方的动脉尚未闭塞，引起出血；大便干燥，创面撕裂；凝血酶原降低可使结扎的血管血栓形成缓慢，引起出血。

2.预防

（1）严格把握手术适应证，详细询问现病史、既往史、用药史、手术史、月经史等，并有完善相关检查，以排除手术禁忌证，防止术后出血。

（2）选择正确的手术方式很关键。手术当中要精细，尽量减少组织损伤。要保证手术后的吻合口及肠段血运良好。

（3）严格的无菌操作对术后出血有一定把控作用。

（4）遇到出血点，尤其是动脉出血，要注意结扎止血。

（5）对有出血倾向者给予必要的预防措施。

（6）术后饮食上给予无渣营养丰富的流质饮食或少渣的半流质饮食，少食多餐。忌食辛辣性食物，保持大便通畅。

（7）术前、术后避免使用对凝血功能有影响的药物。

3.治疗原则

（1）肛门疾病术后出血用压迫止血法；对于找不到明显出血点但渗血明显者，可用气囊压迫止血，或创面涂撒凝血酶，然后以明胶海绵填压。若大出血则在局麻下清除积血，在肛门镜下寻找到出血位置，用“7”号线贯穿缝扎止血。肛门填塞止血时最好放置一根肛管，这样既有利于排气，也能及时发现再出血。对于出血部位较高、止血较难者，可采用盐水加肾上腺素作保留灌肠。

（2）若患者出血量比较多处于半休克或休克状态时，应立即给予输液及输血，迅速补充体内血容量，纠正休克，同时给予止血药物，改善体内凝血功能；给予抗菌药物以控制感染。

（3）对吻合口出血或考虑肠坏死引起出血的患者，可考虑经内镜电灼止血或剖腹探查对症处理。

（4）应适宜卧床休息，减少活动，给予安慰，消除紧张恐惧心理，避免不良刺激，密切观察病情发展变化。

四、水肿的处理

水肿是肛门直肠手术后的常见并发症，而在混合痔外剥内扎术后尤为多见。这主要是由于肛门局部组织受到损伤，其微循环受到破坏，使血管通透性增高，淋巴回流受到阻碍，组织间隙水分增多，或血管受损伤后血液渗入组织间隙形成血栓等。

1.原因

（1）内痔部分结扎过多或结扎过深。

（2）术后局部感染，炎症反应促使局部组织渗出增多导致水肿。

（3）外痔剥离时对皮下扩张的静脉未进行彻底的清除。

（4）术后排便不畅或大便次数增多、蹲厕过久等使肛管部静脉回流障碍。

（5）粪便嵌塞于直肠，阻碍血液、淋巴回流。

（6）麻醉效果不满意，括约肌不能松弛，影响血液及淋巴回流。

2.预防

（1）选择合适的麻醉方式，尽量避免水肿的发生。

（2）行外痔剥离时，应尽可能向上剥离到齿线上0.3cm左右，这样就可避免结扎齿线以下的组织，剥离时也不可过深，结扎组织也不要过多，避免造成不必要的组织损伤，加重水肿。

（3）术后可常规服用润肠药物，防止大便干燥及粪便嵌塞。但泻药也不可以过量，防止大便次数增多，引起水肿。

3.治疗原则

（1）一旦出现肛门部位水肿，可用10%硫酸镁热敷或坐浴，也可用中药苦参汤或祛毒汤进行熏洗坐浴，每次5~10分钟，每日2~3次。

（2）在熏洗之后外敷消痔膏、金黄膏、黄连膏等，以促进水肿消退。

五、发热的处理

肛肠手术后3天内体温不超过38.5℃，多为局部组织吸收热或手术创伤的刺激，一般无须处理，可自行消退。如体温超过39℃，则应查找原因后对症处理。

1.原因

（1）药物反应　手术采用枯痔钉或注射明矾制剂可能使患者体温升高，但一般不超过38.5℃。随着药物的吸收或排出，体温逐步恢复正常。

（2）局部因素　异物的吸收（如积血、缝线、注射药物等）、组织损伤、手术部位的感染等，可使体温超过38℃，同时伴有组织红肿疼痛、白细胞增高、局部分泌物增多等炎症表现。

（3）并发其他疾病　如并发泌尿系感染、上呼吸道感染、肺结核、下肢血栓性静脉炎等，常伴有相应的症状。

2.预防

（1）泌尿系感染、上呼吸道感染、下肢血栓性静脉炎及其他原因引起的发热查找原因，对症处理。

（2）腹部术后的患者关注术后止痛；雾化祛痰并鼓励患者排痰，避免肺部感染。

（3）局部或全身感染引起的发热，选用适宜抗生素对症治疗。

（4）应严格遵循无菌观念和熟练的操作技术，防止局部和全身并发感染。术前可常规服用抗生素，既可预防局部和全身感染，又可防止术后吸收热。

3.治疗原则

（1）术后吸收热一般不用处理，常规给予抗生素即可。

（2）手术部位的引流要通畅，伤口可应用超短波理疗，若已经化脓应及时切开引流。

（3）查明可引起局部感染的病原菌，及时选用有效的抗生素，防止感染进一步发展；或根据分泌物或脓液培养结果选用相应抗生素。

（4）积极做与发热有关的检查包括血常规、生化、C反应蛋白、痰和咽拭子培养、粪便培养、尿液培养等。必要时必须进行彩超检查及血液的需氧菌和厌氧菌培养。

六、感染的处理

结直肠术后一般第5天体温会逐渐消退，假如第6天左右后体温无明显原因持续升高，考虑可能是术后感染。结直肠术后感染一般包括腹腔、腹壁感染及会阴部伤口感染，其中一般多见会阴部伤口感染，其中糖尿病和年老体弱患者更容易发生伤口感染。

1.原因

（1）肠道准备不足。

（2）手术部位伤口引流不畅或止血不彻底造成局部血肿或积液。

（3）术中肠道污染物外溢，污染手术。

（4）患者老年体弱、合并其他感染灶、低蛋白血症、术前放疗或合并全身性疾病等。

（5）手术时间过长，组织暴露过久以及粗暴操作等。

2. 预防

（1）手术时应加强无菌观念，严格无菌操作。

（2）术前应适当纠正低蛋白血症、贫血、控制血糖，同时增强抗病能力。

（3）肛门部术后患者排便后要注意肛门清洗，及时换药。

3. 治疗原则

（1）患者脓液或分泌物要做细菌培养，可选择有效的抗生素对症治疗。

（2）对发热，局部红肿热痛，白细胞升高，完善相关感染指标检查，选用有效的抗生素，控制感染进一步发展。假如有脓肿者，应及时切开引流。

（3）术后伤口按时换药，注意伤口组织生长的状况，使用药物促使伤口尽快愈合。

七、尿潴留的处理

尿潴留是肛肠疾病手术后常见的并发症之一，一般男性多于女性。

1. 原因

（1）年老体弱者膀胱平滑肌回缩无力。

（2）有泌尿系统疾病，如膀胱炎、尿道狭窄、尿道炎等，术后肛门括约肌痉挛压迫尿道。

（3）术前有前列腺增生，神经末梢和局部组织术中损伤，又由于术中邻近组织受到挤压和牵拉，引起局部疼痛和水肿，产生尿潴留。

（4）麻醉后引起排尿障碍。

（5）止痛药物应用不当，引起括约肌不能放松。

（6）术中操作粗暴、损伤过多、缝合过深，引起尿道括约肌痉挛，产生排尿障碍。

（7）将药液注射到前列腺组织中而引起前列腺炎，导致排尿不畅。

（8）术后肛门直肠内敷料填塞过多过紧而压迫尿道。

（9）精神紧张，加上局部疼痛不能自然排尿。

（10）术后输入大量液体。

2. 预防

（1）术前排空膀胱。

（2）术前做好患者思想工作，解除心理紧张。

（3）术前有泌尿系统疾病患者，应在术前进行适当对症治疗。

（4）选择正确的麻醉方式，使括约肌充分松弛。

（5）术后肛门直肠内敷料填塞不能过多过紧。

3. 治疗原则

（1）消除紧张恐惧，选择适宜的体位，尽量自行排尿。

（2）中药热敷腹部，缓解尿道、膀胱括约肌痉挛。

（3）适当松解敷料，防止过紧。

（4）肌内注射新斯的明1mg。

（5）给予有效止痛药，或用长强穴封闭疗法，以解除疼痛。

（6）针刺中极、气海、关元、三阴交等穴位。

（7）若其他方法无效时应进行导尿。

八、粪便嵌塞的处理

肛门直肠疾病术后的患者便意明显减弱，随时注意预防便秘，否则会导致粪便嵌塞。

1.原因

（1）术前患者有习惯性便秘。

（2）术前曾进行灌肠检查，但药物没有完全排出。

（3）年老体弱、结肠传输功能低下或肠功能异常。

（4）患者因恐惧伤口疼痛，而长时间无排便，水分被吸收，造成排便困难。

（5）术后肛管直肠疼痛，致使肛门括约肌痉挛，造成排便困难。

（6）因麻醉后造成肛门括约肌长时间麻痹，引起排便反射条件减弱。

（7）长时间卧床或活动量过少，引起胃肠蠕动减弱而便秘。

2.预防

（1）嘱患者术后要适当活动，多食水果、蔬菜、蜂蜜等。

（2）术后口服润肠通便的药物如麻仁润肠丸、槐角丸等药物，以防止粪便不畅。

3.治疗原则

（1）排便不畅者，给予开塞露。

（2）若术后第3天仍无排便，应当用温生理盐水500~1000ml加开塞露灌肠。

（3）若以上方法仍无效的。直接指诊，若大量粪便嵌塞，可将粪块捣碎，取出肛门外，然后再用开塞露或灌肠，将剩余粪便排泄干净。

（4）每天继续口服润肠通便药，保持大便至少1次，防止大便再次嵌塞。

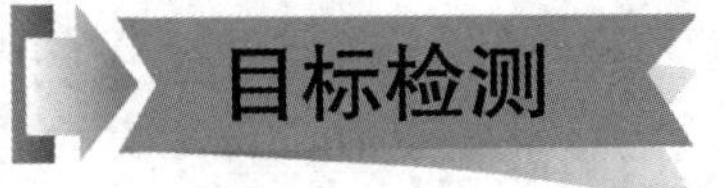

参考答案

单选题

1.下列选项中不属于肛肠手术前准备的是（　　）

A.环境准备　　　　B.思想准备

C.饮食准备　　D.肠道准备

E.皮肤准备

2.下列选择中不需要限制饮食的是（　　）

A.结肠癌根治术　　B.外痔修剪

C.直肠癌根治术　　D.肛管吻合术

E.肛瘘剔管缝合术

3.下列选项中关于高锰酸钾溶液坐浴比例正确的是（　　）

A.1∶1000　　B.1∶4000

C.1∶3000　　D.1∶5000

E.1∶2000

4.下列选项中不属于肛肠术后原发性出血原因的是（　　）

A.凝血机制障碍　　B.术中损伤动静脉

C.压迫的敷料移位　　D.吻合口裂开或肠坏死

E.结直肠息肉灼烧止血不完全

5.下列选项中不属于肛肠术后尿潴留病因的是（　　）

A.年老体弱者膀胱平滑肌回缩无力　　B.有泌尿系统疾病

C.术前患者有习惯性便秘　　D.麻醉后引起排尿障碍

E.止痛药物应用不当，引起括约肌不能放松

（常双庆　钟小文）

书网融合……

本章小结

第五章　肛肠疾病护理

学习目标

1. 通过本章学习，重点掌握肛肠疾病手术患者的护理措施。
2. 学会肛肠疾病的中医护理的辨证施护。
3. 培养学生具备良好的人文关怀精神和整体施护的观念

情境导入

情境描述　患者，男，51岁。反复出现排便后肛门疼痛，时有瘙痒4年余，站立或行走过久时肛门有肿胀感。昨日突发便后肛门剧烈疼痛，咳嗽时疼痛加重。查体见肛门处有一紫红色肿块，有触痛感，直径约2cm。伴口渴、烦热、舌紫、苔淡黄、脉弦涩。

讨论　1. 该案例最可能的诊断是什么？患者行手术治疗，术后正确的护理措施是什么？

2. 该如何辨证施护？

第一节　中医护理

中医护理工作是整个中医事业的重要组成部分，中医护理随着医学的发展而不断发展完善，同中医辨证治疗疾病一样，中医护理也必须建立在辨证的基础上，以辨证施护为原则，辨证施护是中医护理的核心和精髓。

中医认为人体是一个有机的整体，并受自然变化的影响，而辨证论治则是指导临床诊治疾病的基本法则。在护理上，如何应用中医理论辨证，准确找出护理问题，制定护理措施，将在整个疾病康复过程中起重要作用。

一、辨证的概念

辨证是在望、闻、问、切四诊资料的基础上运用基本理论加以综合分析，弄清疾病的部位、性质、病因及正邪关系，并得出一个高度概括的结论——证候。辨证是施护的前提。施护是利用辨证所了解的证候对疾病实施正确的护理方式。

二、辨证施护

中医护理技术特色的关键在于整体观念和辨证施护，护理是用护理方法解决患者部分或全部存在的心理、生理健康问题。中医护理是要把中医的整体观、辨证施护应用到护理程序中，要依患者不同的病因、病机、病证进行整体分析，因证制宜地护理。如疾病不同的发展阶段其证候具有不同的性质而有不同的施护原则；疾病在同一阶段亦有不同的证型，因而要有不同的施护原则；疾病在某一阶段证型相同，但症状有异，而亦有不同的治疗和护理。掌握扶正祛邪、正护反护、标本缓急、同病异护、异病同护、三因制宜、调整阴阳等护理原则，使整个护理内容更为完整。

三、开展对饮食、情志等的立体护理

1.情志护理　中医学把喜、怒、忧、思、悲、恐、惊称为七情。七情太过或不及皆为致病的主要因素，怒伤肝、思伤脾、忧伤肺、喜伤心、恐伤肾等情志变化可使脏腑气血功能紊乱，气机升降失常。七情之间存在相克关系，应利用这一关系，调动所需情绪，克服不良情绪。当了解患者各种不良情绪原因后，采取不同的心理护理方法，使患者情绪趋于平和，树立战胜疾病的信心。

（1）对过度担心、恐惧、紧张心理的护理　由于疾患部位的特殊性使很多患者有羞于启齿的心理，很多患者是迫不得已才去医院就诊的。患者对肛门指检、肛门肛镜、肠镜检查等检查有恐惧、抗拒的心理，在实施检查前应向患者及家属说明检查的目的和必要性，介绍检查方法，消除患者顾虑，取得合作。检查前应充分准备好用物，指导患者取合适的体位，并保护好患者的隐私。需要手术治疗的患者对手术有恐惧心理，例如：一些患者对肛肠疾病不了解，通常对自己所患疾病评估过度，担心手术的效果和术后疼痛等。护理人员应详细解释，用音乐疗法等及时加以疏导使其消除紧张、恐惧等不良心理，使患者脏腑之气得以调和，心情平稳，增强治病的信心，早日康愈。

（2）医护人员的语言、形象、行为、态度等是影响与改变患者情绪的主要因素　心理学认为美好的语言是进行心理治疗的主要手段。早在两千多年前，据《黄帝内经》记载的心理疗法中的语言疗法就包括了解释、鼓励、安慰，保证等心理疗法。良好的语言沟通技巧是护患沟通的重要桥梁。医护人员良好的职业素养、正面的职业形象、优雅的体态行为、热情的态度对患者的心理护理也有着重要影响。要怀着“有时去治愈，常常去帮助，总是去安慰”的热情态度去取得患者的信任，帮助其建立有利于治疗的最佳心理状态。通过护理人员的行为、姿势等去影响或改变患者的心理状态或行为，以减轻患者的痛苦，这对其建立有利于治疗的最佳心理状态是十分必要的。护理人员不仅要具备丰富的专业知识和娴熟的操作技术，还有必要熟悉心理学、管理学、伦理学等知识，才能与不同的患者进行真诚、有效的沟通交流，使患者能以积极的心理状态配合治疗，快速康复。

（3）对消极型患者心理表现的护理　民间流传着“十男十痔，十女九痔”的说法。部分患者认为这是常见病、多发病，没有必要予以重视，等到发病的时候，也认为没有必要过度关注，没有给予正规的护理。就算做了手术，手术后也不注意休息，经常久坐久站，负重远行，也不注意饮食的调理与控制，继续原来的不良生活习惯，如：喝酒、抽烟、煎炸、刺激性的饮食等。对于这部分的患者，护理人员更要不厌其烦地做好解释、指导工作，让患者充分理解、认识到疾病预防的重要性。对于行手术治疗后的患者更要督促其依照护理要求去更好地做好调护。

对于部分肠道疾病困扰的患者，特别是肠癌患者，会表现出消极、悲观、愤怒等情绪，甚至会做出不理智的行为。护理人员要针对个案的特点，以亲切和蔼的语言安慰患者，富有同情心，介绍同病种成功案例的情况，使其减轻心理负担，增强战胜病痛的信心。

2.饮食护理　正所谓病从口入，做好饮食调护，肛肠少受苦，饮食护理对肛肠疾病患者的治疗效果有明显的影响。患者的饮食应根据病情、饮食的种类和食物的禁忌而制订，应遵医嘱执行、落实，不能随心所欲。护理人员要多巡房、多指导、多监督，发现不利于疾病恢复的饮食，及时指出，并行饮食指导。进食前可帮助患者做好手部卫生、整理好床单位、病房环境及备好小餐桌，使病房整洁舒适、温湿度适宜、空气清新、气氛融洽，进餐前、进餐时不提影响食欲的事情。餐具的使用：应洁净整齐，专人专用，如传染性肛肠疾病患者的餐具应消毒，膳食还应促进食欲，注重色、香、味。鼓励患者按医嘱饮食指导进餐，对病情严重的患者要协助进食，必要时喂食、鼻饲进食，并做好口腔护理。向患者陪护、亲人、朋友做好饮食指导，对其送来的食物如对治疗不宜应坚决退回，并详细讲明利害关系，以取得他们的理解及配合。饮食要保证洁净，要有节制，要定时定量，做好传染病的防治，疾病康复后也要做到饮食有节，改变不良的饮食习惯，避免因为饮食不当引起疾病复发。临床根据其病因、病机常分为以下几种类型，现就不同类型的饮食护理要点介绍如下。

（1）实证

1）风伤肠络型　多因风夹热邪所致，临床上可见便血、肛周肿痛、肛门部皮肤潮红等症状，用疏风清热中药的同时饮食可配以下列食疗方。

①败酱草60g，猪大肠250g，煲汤服。可清热解毒、消痈排脓、祛瘀止痛，并善治内痈，尤多用于小儿肠套叠。

②新鲜绿豆50g，洗净放入热水瓶中泡水代茶饮。可清热解毒、消暑、除烦止渴，用于暑热烦渴或痈肿疮毒等。

③番泻叶10g。开水泡服。

2）湿热下注型　因外感湿邪，郁而化热或内伤饮食，湿热蕴结，下迫肛肠所致。临床可出现便血、脓血便、肿痛、坠胀、内痔脱出嵌顿及溃脓等。用清热利湿中药的同时饮食佐以下列食疗方。

①薏苡仁50g、莲子肉50g、猪小肠250g，煲汤服。可利水渗湿、健脾、清热排脓。

②生地黄30g、土茯苓30g、瘦肉250g，煲汤服。

③马齿苋，不论干鲜煮熟食之。

④蒲公英30g、猪大肠250g，煲汤服。

3）热结肠燥型　多因饮食积滞，蕴湿化热，热结阳明，约束太阴，致脾胃升降失常，腑气不降，津亏液耗，多见便血（肛裂）、便秘。中药治疗以增液润燥通腑为原则，饮食佐以下列食疗方。

①当归20g、生地黄30g、猪瘦肉250g，炖服。

②赤豆30g、银耳20g、黑糯米200g，熬粥喝。

（2）虚证　对于久病体虚或年老体亏者，常可见一系列气血亏虚之症，如便血不止、腹泻、黏液便、便秘、坠胀、痔核脱出不纳等。中药治疗拟益气养血，饮食可配用：西洋参20g、猪小肠250g，煲汤服。可补气养阴、清火生津。黄芪30g、党参30g、猪瘦肉200g，炖服。如气虚甚则加大生黄芪量，血虚甚则加入养血补血之品，如红枣等。

第二节　围手术期的护理

一、术前护理

1. 术前心理评估与调适

（1）患者手术前建立良好的心理状态与手术的耐受力息息相关，在临床上患者过度的焦虑和紧张常常会影响手术的耐受力，由于肛肠疾病患者患病部位的特殊性，很多患者会羞于启齿，迫不得已才来医院就诊。因此，护理人员要热情接待每一位患者，尤其在精神上给予安慰，同时又注意保护患者的隐私。肛门部血管丰富，神经丰富，很多患者担心手术后疼痛、出血等，出现紧张、恐惧、失眠、多梦，护理人员要及时加以疏导，使其紧张、恐惧情绪消除，使心、肝、肾之气得以顺畅调和，以利于疾病尽早康复。

（2）由于未能适应患者的角色，给治疗和康复带来困难。护士应在患者入院后根据不同年龄特点，合理安置床位。同一年龄段的患者往往经历相似、兴趣相投、共同语言多，可尽量安排同住一室，这样可部分免除患者对医院陌生环境的不适应。护士对新入院患者所患疾病要做到心中有数，掌握其病情特点，解释手术对疾病治疗作用及手术后的良好效果，解除患者的精神紧张及恐惧心理，耐心解释、安慰，增强其治疗信心。

2.术前准备

（1）遵医嘱完善各项必要检查，如血常规加血型、出血凝血的时间、肝功能、艾滋病、梅毒抗体筛查、血尿便常规及B超、胸片、心电图等检查。肠道肿瘤患者手术前情况还应完善肠镜、病理、腹部CT等检查。

（2）指导患者进食易消化、有营养、忌辛辣、刺激的食物，忌烟、酒，预防术后咳嗽，肠道肿瘤患者手术前行腹式呼吸训练、踝泵训练、多吹气球增加肺活量。

（3）介绍手术的方法、麻醉方式及护理措施，增加患者的安全感。

（4）监测生命体征，高血压及糖尿病患者必须控制血压、血糖才手术，预防术后出血及伤口感染。

（5）饮食：根据手术性质、部位、范围给予准备。一般肛管疾病除特殊要求外手术前不必严格限制饮食，或进少渣饮食，术前晚凌晨禁食、禁水。直、结肠疾病的患者术前3天进少渣饮食，术前1天禁食，术前晚禁水。

（6）灌肠：护理人员应向患者讲明灌肠的目的，取得患者的配合，以及教会患者如何去配合。操作时给予适当的遮挡，用液状石蜡油润滑肛管，动作尽管轻柔，有目的地和患者交谈，分散其注意力，缓慢插入灌肠管。肛管疾病患者一般手术当日早晨用开塞露40~60ml或用甘油灌肠剂100ml灌肠，目的：清除直肠腔内的积粪、保持手术野的清洁，并在术前排空小便。直、结肠疾病的患者术前晚给予0.1%~0.2%的肥皂水或用开塞露40~60ml加入1000ml的生理盐水中行清洁灌肠，并注意灌肠效果，或口服泻药，如：复方聚乙二醇电解质散，并予术晨留置胃管和导尿管。

（7）手术前皮肤清洁准备：一般肛管疾病患者备皮范围是髂前上棘至大腿上1/3，包括会阴和臀部。直、结肠疾病患者备皮范围是从剑突至大腿上1/3前内侧及外阴部，两侧至腋后线，如需切除肛门还应包括会阴及肛门部。

（8）保持充足的睡眠：整理好病室的环境，光线要柔和，病房温馨、安静、温湿度适宜并保持床单位整洁，以促进患者的睡眠，必要时给予适当的镇静药物。

二、术后护理

患者行手术后，采取怎样的护理措施是需要根据病情和手术性质来决定的，遵医嘱行正确的护理措施，可以使患者减少痛苦、不适，预防术后并发症的发生，使患者能快速康复，早日出院。

根据手术时的麻醉方式适当安置体位，一般去枕平卧6小时后可取半坐卧位。鼓励患者在床上适当翻身活动。监测生命体征，必要时给予心电监护并保持各引流管通畅（胃管、腹腔引流管、尿管）。检查伤口敷料是否干洁、有无脱落，敷料如果渗血过多，应立即通知医生检查并协助医生处理伤口。一般肛周部手术患者，手术后6小时给予半流质饮食，术后第一天予普食，肠道大手术患者术后须遵医嘱禁食，待肠道蠕动正常有排气、排便才逐步开放饮食。肛周手术患者术后第一天应控制排便，防止排便引起伤口水肿、出血、疼痛等。

术后并发症的预防如下。

1.尿潴留 多因麻醉术后的影响、手术刺激、肛门局部水肿等引起膀胱颈部和尿道括约肌痉挛，或伤口敷料压迫太紧而发生。首先解除患者思想负担，保持轻松的状态，可让患者听流水声，轻度尿潴留者在解除思想顾虑后或诱导排尿下多数可以自己排尿。可用热水袋敷膀胱区或按摩小腹部以帮助排尿。

（1）针刺疗法 针刺水道、中极、关元、三阴交等穴，用强刺激手法，一般留针10分钟。

（2）巧用玉米须、车前草 可用玉米须60g或车前草50g煎服，每日2次代茶饮。

（3）导尿 尿潴留超过半天或扣诊膀胱区过度膨胀也可考虑导尿。

2.肛门坠胀疼痛 常发生于术后1~3天，可采用针灸止痛，可取内关、合谷、承山或耳针止痛；必要时口服止痛剂，或注射止痛药。

3.出血 肛门手术多为开放性伤口，容易出现术后创面渗血，严重者可出现术后大出血，护理人员必须及时发现尽早抢救。

（1）少量出血时让患者卧床休息，用凡士林纱条填塞伤口压迫止血。

（2）出血量多时要密切观察体温、脉搏、呼吸、血压变化，开通静脉通道，必要时给予输液、输血或配合医生清除直肠内淤血，找到出血部位后缝合、结扎止血。

（3）在痔核脱落阶段（术后7~12天）应嘱患者少活动，不要刺激即将脱落的线头，避免发生大量的出血。

（4）痔核脱落后要防止因便秘而发生出血，可口服复方聚乙二醇电解质散等软化大便的药物。

4.肛门水肿 由于手术或大便干燥可能会出现肛门局部水肿等炎症反应。

（1）用中药煎剂（芒硝30~50g，黄柏10g，明矾10g）坐浴，每日2次。

（2）外敷金黄膏或四号膏（消肿散结膏）。

（3）排便避免久蹲或用力过度。

5.便秘　术后因疼痛而害怕排便，导致粪便在肠内停留过久，水分吸收过多，则大便秘结不通；年老体弱，脾肾不足，血虚乏津，导致大便干结。

（1）早期下床活动，自行顺时针按摩腹部，促进肠蠕动，帮助排便。

（2）可用润滑性泻药如甘油、乳果糖、液状石蜡油等；膨胀性泻药如：车前草、燕麦等；或者新型通便药如：福松、聚乙二醇电解质散等，并多进食新鲜的水果、蔬菜，多喝水。

（3）针刺天枢、支沟等穴，刺激排便。

（4）开塞露保留灌肠促进排便。

以上无效时，可用100~500ml肥皂水灌肠；若为粪石，需戴手套将粪块取出。

第三节　出院指导

为了提高患者的生活质量、减少肛肠疾病的复发，出院后的指导也意义非凡。

（1）从事久坐久站工作者应嘱适当变换工作体位，并加强体育锻炼，侧重下肢及提肛运动，以改善局部血液循环。

（2）保持大便通畅，养成每天定时大便的习惯，平时多进食粗纤维食物、进食新鲜水果、蔬菜，多饮水，早晨起床可饮蜂蜜水。应避免蹲厕过长，不在厕所读书看报。平时也可顺时针按摩腹部，促进肠蠕动，帮助排便。

（3）饮食有节，不过饮、过饱或挑食，避免进食辛辣，刺激、煎炸、肥厚、油腻、熏烤及发物。出汗多要及时多饮水，适当进食清凉润肠的食物，如芝麻糊、火龙果、西瓜或进食红萝卜马蹄汤等。

（4）积极防治便秘，便秘者应针对病因进行治疗，不应过度依赖泻药，过多使用药和灌肠会造成药物性便秘；经常便秘者可适当用润滑性泻药如甘油、乳果糖、液状石蜡油等；膨胀性泻药如车前草、燕麦等；或者新型通便药如：福松、聚乙二醇电解质散等，多进食新鲜的水果、蔬菜，多喝水。

（5）注意肛周卫生，便后应及时清洗肛门，便纸应柔软，减少粪便残渣对肛管局部的刺激。

（6）提肛运动可以改善肛门局部血液循环，锻炼肛门括约肌的功能。

（7）凡能引起腹内压力增高的疾病应及时治疗，如痢疾、腹泻、久咳、前列腺增生等。

（8）如出现腹痛、腹泻、便秘、便血、分泌物增多，肛周肿胀痛，肛门异物脱出物，大便变形，大便次数改变等肛肠疾病，都应及时就诊，不可随便用药。

（9）如肠道肿瘤手术后造瘘的患者，除了教会患者自己做好造口护理，更应动员家属配合、支持，可多与亲朋好友交流，减轻孤独、焦虑情绪，像正常人一样生活和工作，并可适当体育锻炼。指导进食高蛋白、高热量、富含维生素及易消化的食物，避免粗糙的纤维食物如：玉米、芹菜、凤梨、椰果、坚果等，并忌大蒜、洋葱、豆制品、芋头等产气刺激性食物。

目标检测

参考答案

单选题

（1~4题共用题干）

患者，女性，35岁，会计，喜食辛辣食物，患痔疮4年，近期无痛性便血加重，在排便时间歇滴血，痔核脱出肛门外，排便后不可自行恢复。

1.该患者的病情属于（　　）

A.内痔第Ⅰ期　　B.内痔第Ⅱ期

C.内痔第Ⅲ期　　D.血栓性外痔

E.混合痔

2.针对该患者手术前应采取的护理措施正确的是（　　）

A.术前一般不控制饮食　　B.排便时可看报以放松心情

C.坐浴时水温以低于30℃为宜　　D.绝对卧床休息避免活动

E.痔块脱出后应立即还纳，然后清洁肛周皮肤

3.在接受痔切除术后，对患者的护理正确的是（　　）

A.侧卧以减少伤口压迫　　B.术后3天内应尽量不排便

C.一旦出现尿潴留应立即导尿　　D.排便后先更换敷料，然后坐浴

E.若松解敷料后仍有肛门疼痛，可适当给予止痛药

4.患者出院指导中不恰当的是（　　）

A.定时排便　　B.提肛运动

C.少吃水果　　D.避免辛辣食物

E.排便后清洁肛周皮肤

5.患者，男性，45岁，反复出现排便后疼痛、肛门局部瘙痒4年余，昨日突发便后肛门剧烈疼痛，咳嗽及排便时加剧。体检见肛门口一紫红色肿块，直径约2cm，有触痛。若该患者行手术治疗，术后护理应注意（　　）

A.术后当天即应尽早下床活动

B. 术后24小时内，每4~6小时嘱患者排尿1次

C. 术后进普食，同时增加食物纤维，预防便秘

D. 术后有便秘者应及时灌肠处理

E. 术后24小时予扩肛治疗，防止肛门狭窄

6. 大肠癌术前肠道准备应何时开始（　　）

A. 术前5天　　B. 术前3天

C. 术前1天　　D. 术前晚8时

E. 术前4小时

7. 大肠癌患者术前的准备一般是从进哪种饮食开始的（　　）

A. 低脂半流　　B. 无渣软食

C. 流质　　D. 无渣半流

E. 半流质

（谭英娣　蒋维晟）

书网融合……

本章小结

第六章　肛肠疾病的预防保健

学习目标

1.通过本章学习，重点掌握肛肠疾病预防保健措施。

2.学会合理的饮食摄取，预防肛肠疾病的发生。

3.培养学生具有高度的工作责任心，体现严谨、细心的职业素养。

情境导入

情境描述　患者，男，43岁。自述前2日因大便干结，排便努挣后突然出现肛门部剧烈疼痛，行走不便，触之肛门左右两侧各有一樱桃大小的肿物，压痛明显。咳嗽、行走、坐位时疼痛加剧。专科检查：截石位3、9点肛门缘各有一青紫色圆形肿物，直径约1cm，质稍硬，触痛明显。

讨论　1.该案例最可能的诊断是什么？患者在饮食结构上该如何选择？

2.哪些措施可预防本病的发生？

中医学认为自然界万物与人之间及人体各脏腑、组织、功能之间都存在着相互依存、相互制约的关系，双方处于一种动态平衡状态，这样人体才不会生病，即如《黄帝内经》所述“人与天地相应也”“阴平阳秘，精神乃治”。因此，肛肠疾患的预防保健也同样强调天人合一的重要性，既要重视强身健体、怡心养性，又要重视对膳食纤维的合理摄取以及维持结肠内微生态环境的动态平衡。

第一节　预防保健措施

一、一般措施

1.积极锻炼身体，增强抗病能力　肛肠疾病的发生与人体的脏腑气血盛衰密切相关，积极锻炼身体增强抗病能力是根本措施。中医认为“正气存内，邪不可干”。锻炼身体可根据个人的具体情况参加一些体育活动，如做操、打拳、散步、打球、游泳、爬山等，有条件者可借用体育器材锻炼。

2.避免情志刺激，保持精神愉快 人处在复杂的人际关系中，许多外来事件均可引起情志变化而发病，所以善于养生者十分重视心理修养和情志调节。要使肛肠功能处于正常状态也应注意避免或淡化情志刺激，戒怒少思，心胸开阔，顺其自然，加强心理承受能力，使精神处于最佳状态，防病于未然。

3.饮食调理 我国医学家孙思邈在《千金方》中记载："饮食不节，醉饱无时，恣食肥腻，胡椒辛辣……乃生五痔。"所以平时饮食要有规律，多吃蔬菜、水果，多喝水，不可偏食或暴饮暴食。便秘腹泻时也要注重饮食调理。还应特别注意的是吃饭时要细嚼慢咽，少说话，防止异物吞入，临床上出现过咽下鱼刺等异物嵌刺在肛门直肠部引起感染的病例。总之，要预防肛肠病首先应注意饮食调摄。

4.注意劳逸结合和起居调摄 劳倦负重可诱发痔疮、肛周脓肿等肛肠疾患，所以预防肛门疾病要适当休息，注意劳逸结合。经常站立劳动者应适当坐卧休息，久坐久蹲者要注意增加站立、行走等活动。另外，房事不可过度，患病治疗期间要杜绝房事。

5.养成良好的排便习惯 要养成良好的排便习惯，首先大便要有规律，粪便软且易排出；其次，当排便感明显时立即赴厕，不要人为地抑制便意；再者排便时不要看书报、吸烟等，精力要集中。早晨起床后因身体直立可引起结肠运动，早饭后由于食物的刺激可加速胃肠蠕动，亦可产生便意，所以晨起和早餐后的排便较符合人体生理要求。

二、体育疗法

针对肛肠功能有益的体育疗法有多种，患者可依据不同情况进行选择。

1.松身提肛法 仰卧，两腿交叉，全身各部尽量放松，不要紧张用力。接着臀部和大腿用力夹紧，同时肛门如忍大便状缓缓用力上提，两腰眼亦做成向下与床相接触状弯腰，这样全身放松与提肛交替进行。根据健康状况可做10~30次，然后可配合呼吸运动，提肛时吸气，全身放松时呼气。本法适宜于内痔、脱肛、肛门括约肌收缩无力的患者。

2.骨盆高举法 仰卧，屈膝，使脚跟靠近臀部，两手放在头下，以脚掌和肩部作支点，使骨盆举起，同时收提肛门，放松时骨盆下放，熟练后亦可配合呼吸。提肛时吸气，放松时呼气。本法适宜于内脏下垂患者。

3.叉腿站坐法 两腿交叉坐于床边或椅上，全身放松，两腿保持交叉站立，同时收臀、夹腿、提肛，坐下还原时全身放松，可连续做20~30次。此法能锻炼肛门括约肌的收缩功能。

4.站式交腿法 站式两腿交叉，收臀、夹腿、提肛，两腿仍保持交叉，全身尽可能放松，如此反复，一般20~50次。本法适宜于锻炼肛门括约肌的收缩功能。

5.收臀击腹法 站式两腿交叉，收臀、夹腿、提肛，同时吸气，待气吸满后两拳轻握轻击小腹部，同时呼气，如此击腹20~40次。注意击腹的力量一定由轻开始，慢慢加重，切不可在开始几天时间用力叩击。叩击时如果腹部感到不适，说明用力过大，要减轻些，孕妇禁用此法。此法适宜于便秘患者。

6.握举鞠躬法 立位，两腿并拢，两拳轻握，自胸前两侧上提至乳部，同时抬头挺胸吸气，气吸满后上体呈躬状前俯，同时两拳变紧握，沿两腋旁向身体后下方伸出，并随势做深呼吸，如此连续做6次。此法适宜于胃肠功能紊乱患者。

7.举臂呼吸法 立位，两腿并拢，两臂自左右侧上举至头上方，同时两脚提起做深长呼吸，两臂在体前自然落下，脚跟亦随之下落踏实，并做深长呼吸，此势可连续做6次。此法适宜于胃肠功能紊乱患者。

三、肛门功能锻炼的方法

肛门功能锻炼是维护肛门直肠良好功能的有效方法。

1.缩肛运动锻炼 缩肛运动对痔出血和脱垂有减轻症状、防止发作的作用。方法是患者自行收缩肛门5秒钟，再舒张5秒钟，收缩肛门时深吸气，舒张肛门时深呼气，如此连续进行5分钟，每日3~5次。

2.提肛运动锻炼 可以增强肛门括约肌紧张力。方法是让患者连续而有节奏地做下蹲—站立—下蹲动作，下蹲时呼气，肛门放松；站立时吸气，肛门收缩。每次1~2分钟，每日2~3次。

四、内养功与导引

1.内养功 是将意念与肢体动作相配合而达到修身养性目的的传统健身方法。内养功重在调理脾胃大肠的功能，方法：取右侧卧位，略前俯，右臂屈曲在身旁，手放在离头6cm处的枕头上，掌心朝上。左臂自然舒展，手放在髋上，掌心朝下。两腿自然屈曲，两眼轻轻闭合，口唇合拢，上下牙齿轻轻接触。舌自然放平。要求全身放松，姿势自然。然后闭口行腹式呼吸，先缓慢而细深地吸气。接着呼气，然后停顿暂不呼吸，但不使劲闭气，将意念守在小腹，同时将舌头轻轻抬起并默默念字，然后将舌落下，又开始第二次吸气。整个过程：吸气—呼气—停顿（抬舌、默念）—落舌—吸气，如此往复循环进行，停顿时间为3~7秒。每次20~30分钟，每日1~2次。

2.导引法 是古代沿袭的一种健身方法，以肢体运动、呼吸运动和自我按摩相结合为特点。方法：左足踏地。右下肢屈膝，两手抱住右膝关节下方犊鼻至足三里部位，然后两手及双上肢用力使右腿膝部尽量向身躯牵拉，稍停片刻后进行调换，右足踏地，左下肢屈膝，连续操作28次。此法如能坚持每日做1~2遍，可预防痔疮的发生，亦可疗虚损劳伤之病。

五、保健操

坚持做简便易行的医疗保健操有防病健体的作用。做操时注意排除杂念，注意力集中，保持呼吸均匀，动作均匀有节律。

1.早晚操 在清晨起床和晚上睡觉之前做。仰卧，双腿伸直，双手交叉放置于脐上，然后均匀用力收缩肛门30次，每次收缩2秒。

2.便后操 每次便后用温水清洗肛门，以右手食指向上轻揉肛门60次，然后收腹做深吸气，同时用力收缩肛门30次。若患者有脱肛、肛门松弛或因肛门瘢痕等原因引起不完全失禁时，可在做操后再以食指压长强穴（肛门至尾骨尖的中点），由弱到强顺时针按摩60次，然后以中指及食指沿肛门至会阴部位顺时针按摩60次。

3.排便操 肠胃功能减弱，排便不畅时，坚持做排便操可有利于排便。

第一节：①两臂前伸，掌心向下；②两臂侧伸，左右分开，掌心向上；③拇指与食指尽力分开，反复做20次。

第二节：①两臂侧上举，掌心向上；②手掌至头顶时反掌向下；③两臂微屈，掌心向下，由前额、胸、腹慢慢下放，感觉有排便之感，反复做2次。

第三节：①两手握拳，由侧上腹向下即按腹壁20次；②手揉两胁部，拇指在前腹壁，四指在侧腹及背部撑压2次；③两拳顶住两侧腹下部，拳随腹部呼吸上下按压。如未排便可稍休息1~2分钟后再重复做一遍；④当欲排便时两拳稍用力顶住下腹部则更利于排便。

第二节 膳食纤维的合理摄取

食物纤维是指植物性食物中含有的一些不能为人体消化酶所分解的物质。它们虽不能被人体吸收，但却是维持人体健康所必需的物质，营养学上统称为膳食纤维。国际营养学界已将食物中膳食纤维的含量作为衡量食品优劣的一个重要标志，并把它看作继蛋白质、脂类、碳水化合物、维生素、矿物质、水之后的第七营养素。

一、膳食纤维的种类

按溶解度分类可将膳食纤维分为水溶性膳食纤维和非水溶性膳食纤维。水溶性膳食纤维主要是树胶、果胶、种子胶、琼脂等，它主要是植物细胞的储存物质和分泌物、微生物多糖及合成多糖。非水溶性膳食纤维主要指纤维素、半纤维素、木质素等，它们是植物细胞壁的组成成分，存在于谷类和豆类种子的外皮及植物的茎叶中，具有吸收水分的特性。

膳食纤维以多种形式广泛存在于粗粮、豆类、蔬菜、水果、海藻、食用菌等天然植物中。不同食物来源的膳食纤维其组成部分及其比例有较大差异，蔬菜及食用菌中纤维素含量较高，如油菜、菠菜、马铃薯、萝卜、番茄、黄瓜、香菇、木耳等，谷物中半纤维素含量较高，如高粱、小米、荞麦、青稞、玉米、大米、小麦等，水果中则富含果胶，如苹果、梨、杏、杨梅、枣、香蕉等，豆类中富含膳食纤维的有大豆、赤豆、绿豆、蚕豆、青豆等。

二、膳食纤维的功能

膳食纤维具有多种理化特性和生理功能，在维护机体健康中起到了十分重要的作用。

1.完善胃肠功能 水溶性膳食纤维如果胶、树胶等经结肠细菌酵解后可产生短链脂肪酸，提供结肠黏膜所需能量的1%，并可调节神经系统功能，平衡激素水平，刺激消化酶分泌等。此外，它还可直接扩张血管，促进结肠血液循环。这些综合性作用的结果可维持胃肠道的正常结构与功能。如果饮食中缺乏膳食纤维，则可引起胃肠道结构损害和功能障碍，导致溃疡性结肠炎等结肠疾病的发病危险性显著增加。

2.平衡肠道菌群 肠道正常菌群彼此相互依赖、相互制约。可溶性膳食纤维可为肠道菌群提供理想的繁殖场所，使肠道细菌在数量上得以增加；但当肠道细菌繁殖过度时，膳食纤维则能通过促进肠蠕动而加速其排出，由此维持了肠道菌群的动态平衡。此外，膳食纤维也参与维持肠黏膜的完整性，可防止肠道细菌透过肠壁向肠外移动而致病，从而有效保护人体。

3.防治便秘 便秘的原因十分复杂，但其中有相当一部分是因生活习惯不良造成的，饮食中缺乏膳食纤维即为重要原因之一。食物中的膳食纤维在肠道内吸收水分后充分膨胀，增加了粪便的体积并使其变软，同时促进肠壁的有效蠕动，使肠内容物迅速通过肠道而排出体外，客观上起到了通便的作用。

4.清“毒”排“废” 膳食纤维在发挥防治便秘作用的同时，可协助人体清除肠道内毒性物质。肠道内细菌产生的各种酶可分解食物残渣，产生一些有毒物质，这是正常的生理现象。如蛋白质经细菌分解后产生有臭味的吲哚、胺类、氨、硫化氢等，在正常情况下被人少量吸收入血后，可在肝内转化、解毒，对健康并无影响。但是，如果长期便秘则可使大量毒性物质在人体内积聚，对人体产生不利影响，出现一定的症状，如口苦、口臭、恶心、腹痛、腹胀等。膳食纤维可将各种毒素吸附、稀释、包裹，并促使其迅速排出体外。

5.防治大肠癌 人体肠道内经常会有一些致癌物质，有些是内源性的，如大肠内细菌产生的亚硝酸、胆汁酸代谢产物石胆酸等；有些是外源性的，随饮食进入人体，如烤炙或油炸食品产生的杂环类化合物等。如果致癌物质长期积聚于肠道，就会大大增加致癌的概率。非水溶性膳食纤维可吸收水分，稀释致癌物质，并使肠道中的粪便膨胀变软，促进肠道蠕动，加速排便，由此减少了致癌物质与肠壁接触的机会，能有效预防大肠癌的发生。

三、膳食纤维日摄入量

膳食纤维一方面有益于人体健康，另一方面若摄入过多则将影响人体对维生素和微量元素的吸收，因此营养学家对每日摄入量有所规定。各国的营养学家对膳食纤维的日摄入量有不同的建议。中国居民膳食营养素参考摄入量为每人每天25~35g。推荐量的下限是有利于保持膳食纤维对人体肠道功能起到其应有作用的量，而上限是为限制纤维摄入过多而对人体产生有害作用的量。对2~18岁的儿童和青少年来说，由于生长发育的需要，对膳食纤维的需要量相对少些，其适宜摄入量为年龄数加上5，营养学家认为这样有利于他们保持大便通畅，有助于预防高脂血症、心脑血管疾病等的发生。

目标检测

参考答案

单选题

1.预防肛肠疾病的最佳方法是（　　）

A.注意饮食卫生　　B.保持肛门部清洁
C.加强肛门功能锻炼　　D.养成良好的定时排便习惯
E.以上都不是

2.肛裂的预防与调摄中不正确的是（　　）

A.养成良好的排便习惯　　B.多食蔬菜、水果
C.注意肛门清洁　　D.肛裂后及早手术
E.及时治疗便秘

3.肛管直肠癌的预防保健不包括（　　）

A.避免高脂肪饮食　　B.生活起居要有规律
C.保持大便通畅　　D.一旦发现肛门部疾病宜早期手术
E.保持心情舒畅

4.可经肠道菌群合成的维生素有（　　）

A.维生素A　　B.维生素E
C.维生素C　　D.维生素D
E.维生素B_6

5.膳食纤维的作用不包括（　　）

A.促进肠蠕动　　B.有利肠道益生菌生长

C.增加粪量　　D.有利于钙吸收

E.治疗便秘

（余剑波　蒋维晟）

书网融合……

本章小结

第七章　五大中医适宜肛肠技术

学习目标

1. 通过本章学习，重点掌握肛肠疾病中医适宜技术。
2. 学会运用中医适宜技术诊治肛肠疾病。
3. 培养学生文化自信和民族自豪感，体现良好的职业道德和行为规范。

情境导入

情境描述　患者，女性，35岁，肛周反复流脓半年，脓质稠厚，肛门胀痛，肛旁截石位10点距肛缘2cm有一溃口，舌红，苔黄，脉滑。

讨论　1. 该案例最可能的诊断是什么？最佳中医适宜手术疗法是什么？

2. 切开后仍有较多脓水，此时应注意什么？

第一节　挂线技术

挂线技术是利用药线、橡皮筋等材料，选择性缚于瘘道，引流或缓慢切割治疗肛漏及肛痈等，特别是在高位肛漏的治疗中，能减少对括约肌的损伤，能较好地保护肛门的功能。

一、常用器具

（1）橡皮筋。

（2）丝线　通常选择7号或10号非吸收性外科缝线。

（3）探针　球头银质或铜质探针。

（4）肛门镜。

二、基本操作方法

1. 引流挂线技术

（1）适应证　各种肛瘘、肛周脓肿引流。

（2）术前准备　进行肛周术前备皮、对直肠下段进行灌肠清洁。

（3）体位　侧卧位或截石位。

（4）麻醉方式　腰俞麻醉。

（5）手术步骤

①肛周脓肿引流挂线：通过直肠彩超或选择于脓肿波动明显处切开引流出脓液后，对脓腔内间隔进行钝性分离，对于波及多个间隙的脓肿采用引流挂线。用探针或者弯血管钳自切口处探入脓腔，以利于引流和避免损伤括约肌为原则，于肛旁做一个或多个切口，分别引入橡皮筋或多股丝线形成环状，保持引流物呈松弛状态。对于内口明确的脓肿可用探针探入通过脓腔，自内口穿出引入橡皮筋或丝线，用于标记或二期切开。术后每日进行1~2次冲洗创面，有效换药，直至红肿疼痛消退，并且无明显脓水时，可拆除引流物，垫棉法包扎，至脓腔闭合。

②肛瘘引流挂线：根据肛瘘瘘管位置、数量、走行与括约肌的关系确定引流挂线部位。找到外口，以球头探针自瘘管外口处探入，如外口暂时闭塞时可稍作切开，与主管贯通后，用刮匙刮除瘘管内腐肉组织，再将球头探针置入管道内，探针头端与10股7号医用丝线连接后引入瘘道，使线呈现松弛状态。若有支管，可用同样方法处理。术后根据脓性分泌物减少情况来分次撤除丝线，撤线过程中配合垫棉法，至瘘道闭合。

2. 切割挂线技术

（1）适应证　高位肛瘘、复杂性肛瘘。

（2）术前准备、体位、麻醉方式　同引流挂线技术。

（3）手术步骤　①内口的探查：通过肛门指检，我们能在肛管皮肤触及条索状瘘管，齿线附近可触及硬结或凹陷，这个是瘘管内口；或采用染色法，在肛管直肠内填塞纱布，从外口注入亚甲蓝药液，填入的纱布染蓝即可判断内口的存在与位置；或利用探针法，一手置入肛内，另一手将探针自肛瘘外口探入，沿瘘管走行轻柔而仔细寻找内口所在，切忌使用暴力，以免造成假内口。如探针探至内口黏膜处，不能直接探出时，应将探针稍退出，向邻近隐窝探查，如仍较难确定内口位置，可利用肛门镜下以隐窝钩对可疑肛窦进行探查，根据肛隐窝深度来判断内口，一般超过1cm，则多为内口，继续探查常可与探针相遇，引导探针从内口探出。对于多次治疗不愈或反复发作情况复杂者，术前可进行瘘管造影、直肠腔内超声或磁共振成像等相关检查，以帮助确定瘘管走行和内口位置。

②切割挂线：将探针自瘘管外口探入，根据瘘管走行，切开皮肤、皮下，清除瘘道

内腐肉或管壁，显露其括约肌部分，进行留置挂线。将丝线连接探针头端和橡皮筋，使橡皮筋或丝线自内口进入从外口引出，收紧橡皮筋或丝线紧贴至括约肌处，将其缩短2~5mm。

③紧线：术后7~10天记得要再次紧线，缩短长度一般为2~5mm。对于复杂性肛瘘或瘘管弯曲者，如内口只有一处，可将内口与主瘘管处挂紧线，用中医垫棉法促进瘘管闭合。对于有多个内口的复杂性肛瘘，可同时分别挂线处理，但每次紧线仅限一处且根据括约肌厚度，先紧表浅处瘘道，以减少损伤。紧线时，可采用麻醉药物在挂线处周围肌肉内及创缘处注射的方法以减轻疼痛。

三、禁忌证

（1）直肠阴道瘘。

（2）肛瘘恶变或因恶性肿瘤导致的肛瘘。

四、注意事项

（1）对于高位肛周脓肿内口不明确的患者，可以选择挂线引流，待标记后二期切开或切割挂线。

（2）对于有多个内口的多发性肛瘘，可同时分别挂线处理，交替紧线，避免同时切开，减少损伤，维护肛门功能。

（3）肛瘘创面较深时需待创面缩小后逐步紧线。

（4）如内口较大，可采用多股丝线挂线引流，随创面缩小逐步撤除，直至愈合。

第二节　枯痔技术

枯痔技术是通过将药物注射（插入）痔核内，痔核因此会发生萎缩或坏死脱落，这是中医治疗内痔的一种有效方法。目前常用的枯痔（硬化）注射技术适用于Ⅰ、Ⅱ、Ⅲ期内痔或混合痔，对痔出血和轻度脱垂者疗效较好。

一、常用药物及器具

1. 常用药物　消痔灵（消痔灵原液加0.5%利多卡因配成1∶1药液）、芍倍注射液、5%鱼肝油酸钠等。

2. 器械　喇叭形肛门镜1个，1ml、5ml注射器各2支，5号齿科针头2个，弯血管钳等。

二、基本操作方法

1.硬化萎缩注射法

（1）在肛门镜直视下对注射区进行有效局部消毒。

（2）抽取5%鱼肝油酸钠，自齿线上0.5cm的痔核上进针，刺至黏膜下层。

（3）针头向头端倾斜15°注射，每个痔核注射量保持在0.5~1ml，一次注射不超过3个痔核。

（4）根据痔核的情况，如注射后萎缩不完全可在7天后再次注射。

2.消痔灵注射法

（1）通过肛门镜下观察内痔情况，检查内痔的部位、数目，通过指检确定母痔区有无动脉搏动，确定注射部位。

（2）黏膜处用碘伏进行局部消毒。

（3）消痔灵液4步注射法：①将消痔灵液与0.5%利多卡因液1∶1配置液在3、7、11点的痔核上方的痔动脉区（距离齿状线约2.5cm），回抽无血液，注射药液1~2ml，进针位置应在黏膜下，注意要避免穿破直肠壁进入周围组织。②用上述浓度的药液，在内痔痔核中央位置进针，（距离齿线约1cm）刺入直肠黏膜下层后均匀注射，保障药液尽量能充满黏膜下层。注入药量以痔核弥漫肿胀、黏膜颜色变浅为度，一般每个痔核注射药物量尽量保持在3~5ml。③上述步骤注射完毕后，缓慢退针至痔核黏膜固有层的位置。通过落空感来判断其针尖退到黏膜肌板处，注入药液2ml以使黏膜颜色变浅为度。④用上述浓度的药液，于齿线上0.2cm处进针，刺入痔体的黏膜下层，0.5~1cm呈扇形注射，每个痔核注射2~3ml，痔核的数量一般不超过4个痔核。⑤单次注射用量以上述浓度计算，为20~40ml。注射完毕后，肛管内放入红油膏纱条，外覆棉垫，胶布固定。

3.插药疗法（枯痔钉疗法）

（1）以左手中、食两指按压向外牵拉肛缘，暴露内痔并固定于肛外，局部痔黏膜表面消毒。

（2）捏住枯痔钉尾端，在齿线上0.3~0.5cm位置，沿肠壁纵轴呈25°~35°方向捻转插入痔核中心至黏膜下层，勿插入肌层。

（3）根据痔核大小每个痔核一次插钉4~6根，间距0.3~0.5cm。

（4）剪去过长药钉，使药钉外露1mm。

（5）插钉操作完成后，将痔核回纳肛门内，同时肛管内涂敷金黄膏。

三、禁忌证

（1）外痔、内痔伴肛门周围急、慢性炎症。

（2）内痔伴有凝血功能障碍、严重肝肾疾病患者。

四、注意事项

（1）每次注射前须严格消毒。注射后当天避免过多活动，不宜排便。

（2）进针后应先作回血试验，避免药液注入血管，注射药液宜缓慢进行。

（3）防止将药液注射入外痔区，造成肛门周围水肿和疼痛。

第三节　痔结扎技术

痔结扎技术是利用丝线结扎、胶圈套扎或分段齿形结扎及保留皮肤（黏膜）桥治疗痔病的一项中医治疗技术，适用于各类痔病。

一、常用器具

（1）结扎线　常用4号或7号外科缝线。

（2）套扎器　内痔专用套扎器，特制医用胶圈。

（3）肛门镜。

二、基本操作方法

1.单纯结扎技术

（1）适应证　内痔Ⅱ、Ⅲ期；痔核较小，分界清楚。

（2）术前准备　术前备皮、灌肠清洁直肠下段。

（3）体位　侧卧位或截石位。

（4）麻醉方式　局部浸润麻醉或腰俞麻醉。

（5）手术步骤　①麻醉后，首先对肛周及直肠下段消毒，在肛门镜观察下，看清痔核数目及分布情况；用组织钳夹住肛缘四周皮肤向外牵拉（或用肛门拉钩），有效暴露内痔。必要时扩肛。②以血管钳自齿线上2~3mm处夹持痔核上提，可在痔核下方皮肤做一切口，呈现“V”字形，将内痔基底部用弯血管钳钳夹，以丝线结扎或缝扎，在结扎线外切除部分痔组织。同法处理其他痔核。

2.胶圈套扎技术

（1）适应证　内痔Ⅰ、Ⅱ、Ⅲ期。

（2）术前准备、体位、麻醉方式　同单纯结扎技术。

（3）手术步骤　①吸引套扎：在肛门镜观察下，直视痔核，以接有吸引器的套扎器接触痔核，通过负压作用，将痔核吸入内套圈内，推外套圈，将预置在内套圈上的胶圈推出，胶圈套扎于痔核基底。同法处理其他痔核。②牵引套扎：与吸引套扎术相似，只是不用吸引器，利用组织钳经套扎器管伸入，钳夹并牵引痔核进入套扎器内，推入胶圈扎于痔核根部。③钳夹套扎：以组织钳夹住痔核基底（距齿线上2~3mm），另用一血管钳将预先套在组织钳上的胶圈挑起，套于组织钳下完成套扎。

3.外剥（切）内扎术

（1）适应证　混合痔，伴内痔各期。

（2）术前准备、体位、麻醉方式　同单纯结扎技术。

（3）手术步骤　提起外痔，在其基底部皮肤做一切口，呈“V”形，暴露并保护肛门内括约肌下缘，沿内括约肌表面向上剥离皮下扩张的静脉丛。为减少肛管上皮的损伤，手术至肛管时应适当缩小手术切口，分离程度最好至齿线上方5~8mm，内痔基底部结扎或缝扎。剪除部分多余痔组织。

4.分段齿形结扎技术

（1）适应证　内痔超过3个以上及环状混合痔。

（2）术前准备、体位、麻醉方式　同单纯结扎技术。

（3）手术步骤　根据痔核的形态，设计好痔核分段以及保存肛管皮肤桥、黏膜桥的部位和数量。先将设计中的一个痔核，在内痔基底部的痔动脉区，用圆针丝线贯穿结扎内痔顶端的痔动脉，再将相应的外痔部分做放射状切口，如外痔部分为静脉曲张，可作潜行剥离，尽量减少对正常肛管皮肤和黏膜的损伤，肛管皮桥、黏膜桥一般保留3~4条，保留宽度3~5mm，保留部位在痔核自然凹陷处。将痔核锐性加钝性分离至齿线上5~8mm，结扎加缝扎，痔核的残端最好不在同一水平面，以保证内痔脱落后的创面呈齿形。

三、禁忌证

（1）肛门直肠周围脓肿。

（2）急慢性腹泻。

（3）凝血功能障碍者。

四、注意事项

（1）手术结束前应再次观察术后创面情况，要做到痔核残端结扎牢固，无出血。切口间保留有足够的皮肤桥和黏膜桥。

（2）术后1周行肛门指诊，当出现肛门狭窄时，要进行扩肛处理。

（3）术后2周内保持排便通畅，防止继发性出血。

第四节 中药灌肠技术

中药灌肠技术是将中药药液从肛门灌入直肠或结肠，使药液保留在肠道内，通过肠黏膜的吸收达到清热解毒、软坚散结、泄浊排毒、活血化瘀等作用的一种操作方法。中药结肠滴注参照此项操作技术。

一、常用器具

治疗盘、弯盘、煎煮好的药液、一次性灌肠袋、水温计、纱布、一次性手套、垫枕、中单、石蜡油、棉签等，必要时备便盆、屏风。

二、基本操作方法

（1）核对医嘱，评估患者，做好解释，调节室温。嘱患者排空二便。

（2）备齐用物，携至床旁。

（3）关闭门窗，用隔帘或屏风遮挡。

（4）协助患者取左侧卧位（必要时根据病情选择右侧卧位），充分暴露肛门，垫中单于臀下，置垫枕以抬高臀部10cm。

（5）测量药液温度（39~41℃），液面距离肛门不超过30cm，用石蜡油润滑肛管前端，排液，暴露肛门，插肛管时，可嘱患者张口呼吸以使肛门松弛，便于肛管顺利插入。插入10~15cm缓慢滴入药液（滴入的速度视病情而定），滴注时间15~20分钟。滴入过程中随时观察，询问患者耐受情况，如有不适或便意，及时调节滴入速度，必要时终止滴入。中药灌肠药量不宜超过200ml。

（6）药液滴完，夹紧并拔除肛管，协助患者擦干肛周皮肤，用纱布轻揉肛门处，协助取舒适卧位，抬高臀部。

三、禁忌证

肛门、直肠、结肠术后，大便失禁，孕妇，急腹症和下消化道出血的患者禁用。

四、注意事项

（1）慢性痢疾，病变多在直肠和乙状结肠，宜采取左侧卧位，插入深度以15~20cm为宜；溃疡性结肠炎病变多在乙状结肠或降结肠，插入深度18~25cm；阿米巴痢疾病变多在回盲部，应取右侧卧位。

（2）当患者出现脉搏细速、面色苍白、出冷汗、剧烈腹痛、心慌等，应立即停止灌肠并报告医生。

（3）灌肠液温度应在床旁使用水温计测量。

第五节　注射固脱技术

注射固脱技术是以中医“酸可收敛，涩可固脱”理论为指导，将具有收敛固脱作用的中药药液注射于直肠黏膜下层及直肠周围间隙，发生无菌性炎症，使直肠黏膜及其周围组织黏连固定，达到治疗脱肛病的目的。

一、常用药物与器具

（1）消痔灵液：消痔灵原液加0.5%利多卡因或生理盐水配成1∶1药液。

（2）肛门镜。

（3）5号齿科注射针头、腰穿针头、注射器等。

二、基本操作方法

1. 直肠黏膜脱垂注射固脱技术

（1）适应证　直肠黏膜脱垂。

（2）术前准备　肛周备皮，灌肠清洁直肠下段。

（3）体位　侧卧位或截石位。

（4）麻醉方式　局部麻醉或腰俞麻醉。

（5）手术步骤　术者可根据偏好选择黏膜下层点状注射或柱状注射方法操作，注射完毕，食指需在肛内反复按摩，使药液均匀散开。

①点状注射：在喇叭口肛门镜下，于齿线上10~12cm处黏膜下层，按截石位3、7、11点注射药液，每处注入1~5ml，外退2~3cm至远端直肠黏膜，按2、5、9点注射，再外退2~3cm同法注射，直至齿线上方0.5cm，形成三四个平面，将药液均匀注射至黏膜下层。总量20~30ml。

②柱状注射：在喇叭口肛门镜下，于齿线上10~12cm处黏膜下层，按截石位3、6、9、12点做柱状注射，直至齿线上方0.5cm，形成3~4个柱状，每柱注射药液4~6ml。总量20~30ml。

2. 直肠全层脱垂注射固脱技术

（1）适应证　直肠全层脱垂。

（2）术前准备、体位、麻醉方式　同直肠黏膜脱垂注射固脱技术。

（3）手术步骤　①直肠黏膜下层注射：方法见前黏膜下层点状和柱状注射法。②两侧骨盆直肠间隙注射：用8号或9号腰穿针和10ml注射器，抽入消痔灵原液10ml。先行两侧骨盆直肠间隙注射，在距离肛缘1.5cm，3、9点位进针，刺入皮肤、皮下，经肛门外括约肌至肛提肌，当通过肛提肌时有落空感即进入骨盆直肠间隙。此时，食指伸入直肠内，仔细触摸针尖部位，确定针尖在直肠壁外，然后缓慢边退针边推药，在间隙内注入药物6~10ml，使药液均匀散开。用同法注射对侧，两侧共注射药量12~20ml。③直肠后间隙注射：肛门后正中距离肛缘1.5cm，沿直肠壁外进针，刺入4~8cm，到达直肠后间隙。此时，食指伸入直肠内，仔细触摸针尖部位，确定针尖在直肠壁外，针尖可在直肠壁外自由滑动，注入消痔灵原液总量6~10ml。

三、禁忌证

（1）脱垂伴有滑动疝、子宫脱垂、膀胱脱垂者。

（2）伴直肠炎、腹泻、肛周炎及持续性腹压增加者。

四、注意事项

（1）直肠全层脱垂注射固脱技术的实施必须经严格的临床培训。

（2）术后控制首次排便时间：48小时。

（3）术后预防性使用抗生素。

（4）在完成直肠黏膜下层注射术后，如果脱出物回缩不完全，需行黏膜结扎术。

（5）直肠前壁外禁止注射药物。

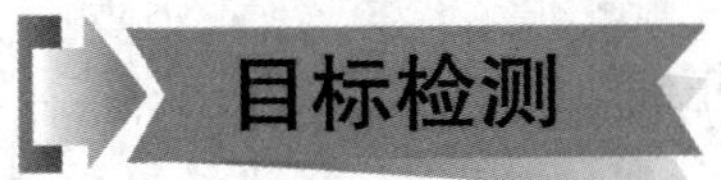

参考答案

单选题

（1~3题共用题干）

患者，女性，28岁，大便2~3日一行，质干硬，因肛门疼痛一周就诊。检查时见截石位12点肛管皮肤全层裂开，创面底浅色鲜红。舌红，脉弦数。

1.诊断是（　　）

A.早期肛裂　　B.陈旧性肛裂

C.皮肤皲裂　　D.早期皮肤癌

E.炎性外痔

2.治疗中错误的是（　　）

A.切开疗法　　B.扩肛法

C.生肌玉红膏外敷　　D.便后以1∶5000高锰酸钾溶液坐浴

E.内服凉血地黄汤合脾约麻仁丸

3.最佳手术疗法应选择（　　）

A.扩肛法　　B.切开疗法

C.肛裂侧切术　　D.纵切横缝法

E.缝合裂口

4.对黏膜下注射法治疗脱肛的描述不正确的是（　　）

A.机制是使分离的直肠黏膜与肌层粘连固定

B.分为点状注射和柱状注射

C.注射当天适当休息

D.对Ⅰ度直肠脱垂效果好

E.在齿线上2cm处注射

5.对直肠周围注射法治疗脱肛描述中不正确的是（　　）

A.使用6%~8%的明矾溶液　　B.进针位为截石位3、6、9点

C.术后卧床休息，控制大便3天　　D.术后应用抗生素

E.注射时使药物呈扇形均匀散开

6.直肠脱垂黏膜下注射法的禁忌证不包括（　　）

A.直肠炎　　B.腹泻

C.肛周炎　　D.持续性腹压增加性疾病

E.混合痔

7.挂线疗法术后处理中不正确的是（　　）

A.保持大便通畅　　B.术后用1∶5000高锰酸钾液坐浴

C.内服透脓散　　D.结扎橡皮筋松缓时紧线

E.局部用生肌散纱条换药

8.一次切开挂线法不适用于（　　）

A.坐骨直肠间隙脓肿　　B.骨盆直肠间隙脓肿

C.肛门直肠旁皮下脓肿　　D.直肠后间隙脓肿

E.马蹄形脓肿

（郭金彦　罗清华　蒋维晟）

书网融合……

本章小结

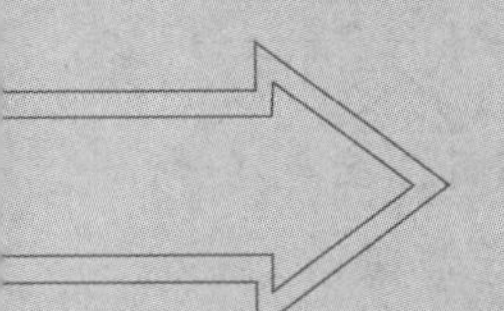

下篇　各论

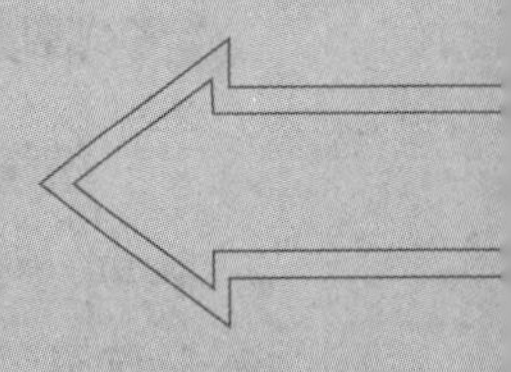

第八章　肛肠良性疾病

学习目标

1.通过本章学习，重点把握肛肠良性疾病的概念、种类及证型。

2.学会运用所学知识，辨证论治肛肠良性疾病。

3.培养学生具有良好的人文关怀精神，体现精益求精的品德。

情境导入

情境描述　患者，女，32岁，已婚，家庭主妇，痔核脱出不得回纳5日，面色㿠白，神疲乏力，四肢无力，腹部有下坠感，便后出血，色鲜红，舌淡红苔薄白，脉沉迟。

讨论　1.该案例是什么病？证型是什么？

2.该如何辨证论治？

第一节　痔

痔是直肠末端黏膜下和肛管皮肤下的静脉丛发生扩大、曲张所形成的柔软静脉团，俗称痔疮。是肛肠科常见、多发疾病，可发生在各个年龄段，20岁以上成年人较多见，儿童很少见。根据发病部位的不同，又可分内痔、外痔和混合痔。

一、内痔

（一）概述

内痔是指肛门齿线以上，直肠末端黏膜下的痔内静脉丛扩大、曲张和充血所形成的柔软的静脉团。中医又称为“里痔”，是肛管直肠病中最常见的疾病。病程或长或短，随着年龄的增加其发病率有所升高。好发于截石位3、7、11点处，通常又称母痔，发生于其余部位则称为子痔。其临床表现是便血、痔核脱出、肛门部不适感等。

（二）病因病理

1. 中医病因病机　本病的发生，主要由于先天性静脉壁薄弱，又与风、湿、瘀及气虚有关，加之饮食不洁、食辛辣刺激食物，加之脏腑本虚，燥热内生，下迫肠道，瘀阻魄门，瘀血气滞不散，导致脏腑功能失调形成痔疮。具体的病因包括外感六淫、久坐久立、饮食不节、负重远行、房事不慎、久泻久痢、便秘、妊娠等。

（1）风伤肠络　风善行而数变，又多夹热，热迫血溢，血不循经而下溢出血，所下之血色泽鲜红，下血暴急呈喷射状。

（2）湿热下注　多因饮食不节，食生冷、肥甘，伤及脾胃而滋生内湿。湿与热结，下注肛门，致使肛门部气血纵横、经络交错而生内痔；热盛则迫血妄行，血不循经，则血下溢而便血；湿热下注大肠，肠道气机不畅，经络阻滞，则肛门内有块状物脱出。

（3）气滞血瘀　气为血之帅，气行则血行，气滞则血。热结肠燥，气机阻滞而运行不畅，气滞则血瘀阻于肛门，故肛门内有块状物脱出，坠胀疼痛；气机不畅，统摄无力，则血不循经而导致血栓形成。

（4）脾虚气陷　老人、妇人生育过多、小儿久泻久痢致脾胃功能失常，脾虚气陷，中气不足，无力摄纳，可导致痔核脱出不得回纳。气与血阴阳相随，相互依存，气虚则无以生化，无力摄血，气虚则血虚，导致气血两虚，故下血量多而色淡。

2. 西医病因病理

（1）病因　本病发生的确切病因目前尚不十分明确，一般认为多与以下因素相关。①解剖因素。肛门直肠位于人体下部由于重力和脏器的压迫，静脉向上回流颇受障碍：直肠静脉及其分支缺乏静脉瓣，血液不易回流，容易堆积；其血管排列特殊，在不同高度穿过肌层，容易受粪块压迫，影响血液回流。②感染因素。痔静脉丛的血管内膜炎和静脉周围炎可导致部分血管壁纤维化、脆化、变薄，使得局部静脉曲张。③排便因素。粪便不易排空，对直肠下段、肛管部产生较大的压力，使血管受压；排便次数过多，腹压增加，肛门直肠静脉回流障碍。④遗传因素。静脉壁先天性薄弱，不易抵抗静脉腔内压力，而逐渐扩张。

此外，还与饮食因素、妊娠和分娩、慢性疾病和职业、年龄等有关。

（2）病理　目前对于本病的发病机制不清楚，主要有以下几种学说。

①静脉曲张学说　认为与人体直立、痔静脉缺少瓣膜、括约肌痉挛及粪便嵌塞等有关，导致肛门直肠静脉回流障碍，痔静脉曲张而形成痔。

②血管增生学说，一般认为齿线以上的黏膜下组织含有大量的窦状血管、平滑肌、弹力纤维和结缔组织等，组成直肠海绵体，随着年龄的增长而出现增生、肥大而形成痔。

③肛垫下移学说认为齿线以上的黏膜和黏膜下存在着静脉丛、Treitz肌、结缔组织，统称为“肛垫”，这是正常的解剖组织。当“肛垫”增生、肥大，或因与肛门直肠壁的支持固定发生改变而松弛，或肛门括约肌的紧张度发生改变，使得肛垫向下移位形成本病。此外，还有细菌感染学说、括约肌功能下降学说等。

（3）临床分期　根据《痔诊疗暂行标准》，本病分为4期。

Ⅰ期内痔：便时带血或滴血或喷射状出血，无内痔脱出，便后出血可自行停止。

Ⅱ期内痔：便时带血、滴血或喷射状出血，伴内痔脱出，便后可自行回纳。

Ⅲ期内痔：便时带血或滴血，伴内痔脱出，或久站、咳嗽、劳累、负重时内痔脱出，须用手回纳。

Ⅳ期内痔：内痔脱出不能回纳，内痔可伴发嵌顿、绞窄。

（三）临床表现

1.病史　内痔多发生于成年人，婴幼儿和青少年较少见。早期患者可见有间歇性便血，随着病情的发展，多以痔核脱出为主。

2.症状

（1）便血　便血为最常见症状，多在排便时出现手纸染血，甚者可出现点状或喷射状出血；血液与大便不相混合，颜色鲜红；多无疼痛，呈间歇性发作，常因饮酒、过劳、便秘、腹泻等诱因使病情加重。

（2）脱出　随着病程延长及病情发展，痔核会逐渐增大，可在排便时脱出肛门外，脱出物颜色鲜红或灰白，若不及时回纳，局部肿胀可加剧。

（3）肛周潮湿、瘙痒　痔核反复脱出，肛门括约肌松弛，常有分泌物溢出肛门外，故自感肛门潮湿；分泌物长期刺激肛周皮肤易发湿疹，出现瘙痒不适。

（4）疼痛　脱出的痔核发生嵌顿可引起水肿、血栓形成、糜烂坏死，可有剧烈疼痛。

（5）便秘　常因恐惧便血而人为地控制排便，引起排便习惯的改变，或造成习惯性便秘；长期便秘或粪便干燥容易擦伤痔核表面黏膜，引发内痔出血，二者互为因果，导致病情加重。

3.体征

（1）局部视诊　痔核脱出时可见齿线以上的黏膜充血、水肿、溃疡和出血点，个别可见血栓形成，甚至糜烂、坏死。

（2）直肠指诊　早期内痔因痔核柔软，直肠指诊一般不易触及；如痔核反复脱出，其表面纤维化，可触及柔软的包块隆起，无触痛，退指指套染血。

（3）肛门镜检查　早期可见局部黏膜鲜红充血糜烂，有时可见出血点，痔核一般不相连；中、后期痔核逐渐增大，邻近的痔核可融合相连，表面发生纤维化则呈灰白色。

4.常见并发症

（1）贫血　患者长时间、大量失血，未及时采取正确有效的治疗措施，可引起失血性贫血，出现头晕、乏力、面色苍白等症状。

（2）嵌顿　若痔核脱出于肛门外而不能及时自行回纳或手法复位，导致脱出物肿胀，循环障碍，疼痛加剧，发生嵌顿；甚则血栓形成，水肿加重；如反复摩擦刺激，可引起脱出物局部破损、糜烂、渗出、疼痛剧烈，甚至大小便困难、发热等。

（四）辅助检查

1.一般检查　如血常规、尿常规、肝肾功能、出凝血时间、凝血酶原时间、心电图、超声波和X线胸片检查等。

2.实验室检查　内痔一般通过询问相关病史，经过局部视诊和肛门镜检查即可诊断。对于一些可疑病变，可采用进一步的内镜检查。

3.内窥镜检查

（1）肛门镜检查　主要观察内痔的部位、数目、色泽、溃疡和出血点等情况。检查时应遵循规律，逐一进行，不可遗漏。

（2）肠镜检查　对于肛门镜检查不满意或有可疑病变不能明确诊断者，可采用肠镜检查。检查前须进行严格的肠道准备，检查过程中可进行针对性的图片采集、活体组织检查和治疗。

（五）诊断和鉴别诊断

1.诊断要点

（1）有反复发作的病史，病程短则数天，长则可达几十年。

（2）主要症状有便血、脱出、肛周潮湿、瘙痒、便秘等，甚者可有贫血、嵌顿、疼痛等。

（3）局部肛门视诊可见齿线上方的黏膜充血水肿，伴有出血点等；肛门镜检查可进一步直观地了解痔核的部位、大小。数目、色泽、溃疡和出血点等。

2.鉴别诊断

（1）肛裂　以周期性疼痛为主，便血色鲜红，量少。局部检查可见截石位6点或12点处有梭形溃疡。病程较长者可见局部病理性改变。

（2）直肠脱垂　脱出物呈环状或螺旋状，色淡红质地中等，表面光滑。无静脉曲张，一般不出血，伴肛周分泌物较多。

（3）直肠息肉　多见于儿童。位置较低的直肠息肉便后常可脱出于肛门外，脱出的息肉一般为单个有长带，表面光滑，质较痔核硬，可活动，容易出血，但多无喷血、滴血现象。

（4）肛乳头肥大　呈锥形或锤状，灰白色，表面为上皮，质地中等偏硬，一般无便血，常有疼痛或肛门坠胀，过度肥大者便后可脱出肛门外。

（5）直肠癌　多见于中老年患者，粪便中混有暗红色脓血、黏液、腐臭的分泌物，伴有大便习惯改变，里急后重感，晚期患者大便变细。直肠指诊时可触及菜花状物或凹凸不平的溃疡，质地坚硬，不能推动，触之易出血，病理学检查可以明确诊断。

（6）下消化道出血　多见于溃疡性结肠炎、克罗恩病、直肠血管瘤、憩室病、家族性息肉病等，常伴有不同程度的便血，须做肠镜或X线钡剂灌肠造影等检查才能确诊。

（六）治疗

1.治疗原则　以改善和缓解症状为前提。一般情况下对于无症状者无须特殊治疗，对于症状明显者，有选择地进行治疗。治疗时须遵循“先保守、后手术”和“微创”的原则。

2.非手术疗法

（1）内治

1）辨证论治　多适用于Ⅰ、Ⅱ期内痔；内痔嵌顿伴有继发感染者；或年老体弱者；成兼有其他严重慢性疾病而不宜手术治疗者。

①风伤肠络证

证候：大便滴血、射血或带血，血色鲜红，大便干结，肛门猛痒。口干咽燥。舌红，苔黄，脉浮数。

治法：清热凉血、祛风润燥。

方药：凉血地黄汤合槐花散加减

②湿热下注证

证候：便血色鲜红，量较多；肛门肿物外脱、肿胀、灼热疼痛或有滋水。便干或小便短赤。舌质红，苔黄腻，脉浮数。

治法：清热渗湿止血。

方药：脏连丸加减。出血多者加地榆炭、仙鹤草。

③气滞血瘀证

证候：肿物脱出肛外、水肿，内有血栓形成，或有嵌顿。表面紫暗、糜烂、渗液。疼痛剧烈，触痛明显，肌管紧缩。大便秘结，小便不利。舌质紫暗或有瘀斑，脉弦或涩。

治法：清热利湿，活血祛瘀。

方药：止痛如神汤加减。

④脾虚气陷证

证候：肿物脱出肛外，不易复位，肛门坠胀，排便乏力。便血色淡。面色少华，头晕神疲，食少乏力，少气懒言。舌淡胖，苔薄，脉细弱。

治法：健脾益气摄血。

方药：补中益气汤加减。血虚者合四物汤。

2）中成药治疗　常用的有化痔栓、槐角丸、脏连丸、痔宁片、补中益气丸等。

3）西药治疗

①微循环调节剂：具有抑制组胺和自由基产生、改善微循环的口服药物，目前常用的有地奥司明片、消脱止-M等。

②直肠黏膜保护剂：主要成分为复方角菜酸利氧化锌。制成栓剂外用，具有润滑肠道，在直肠黏膜上形成胶状覆盖，保护炎性或受损的黏膜，有止血、止痒和减轻肛管直肠黏膜充血，促进创面愈合的作用。

（2）外治　适用于各期内痔。

1）熏洗疗法　适用于各期内痔及内痔脱出或伴有脱肛者。具有活血止痛、收敛消肿等作用。常用方剂：五倍子汤、苦参汤、止痛如神汤等。以药物加水煮沸。先熏后洗，或用药液湿热敷。

2）外敷法　以药物直接敷于患处，具有消肿止痛、收敛止血、祛腐生肌等作用，常用的有消痔膏、五倍子散等。根据不同症状应选用不同的油膏、散剂。该法适用于各期内痔及手术后换药。

3）塞药疗法　适用于各期内痔。具有清热消肿、止痛止血等作用。常用药物：四黄膏、九华膏、银灰膏、黄连膏、生肌玉红膏、马应龙麝香痔疮膏（栓）、肛泰栓、痔疮栓等。

4）枯痔疗法　适用于较严重的内痔。如Ⅲ、Ⅳ期脱出肛门外的内痔。具有消痔枯脱作用，主要有枯痔散、灰皂散等。即以药物敷于痔核表面，使痔核干枯坏死，达到痔核脱落治愈的目的。因所用药物大都具有较强的腐蚀作用故涂药时应避免伤及周围正常组织，此法目前已少采用。

3.手术治疗

（1）手术原则　对于反复发作，症状明显者，经非手术治疗症状不缓解者，可采用手术治疗。一般为Ⅱ、Ⅲ、Ⅳ期内痔。肛门周围有急性脓肿或湿疮者；内痔伴有痢疾或腹泻患者；内痔伴有严重肺结核、高血压、糖尿病、心血管疾病、肝肾疾病或血液病的患者；临产期孕妇等均应视为手术禁忌。

（2）手术方法

1）内痔注射术

①硬化萎缩注射法

适应证：Ⅰ、Ⅱ、Ⅲ期内痔，及内痔兼有贫血者，混合痔的内痔部分。

禁忌证：对于外痔及有手术禁忌证的患者不宜采用。

常用药物：5%~10%石炭酸甘油、5%鱼肝油酸钠、4%~6%明矾液等。

操作要点：患者取侧卧位或截石位，一般不用麻醉，在肛门镜直视下用碘伏局部消毒，以皮试针筒（5号针头）抽取硬化萎缩注射液，于痔核上距齿线0.5cm处的黏膜下层，针头呈15°向上注射，每个痔核注射0.3~0.5ml。一般每次注射不超过3个痔核。注射后当天避免过多活动，并不宜排便，相隔7天可再重复进行1次注射，一般需要3~4次治疗。对止血有明显的效果。注射部位过浅会引起黏膜溃烂，过深则易引起肌层组织发生硬化。

②消痔灵注射法

适应证：Ⅰ、Ⅱ、Ⅲ期内痔，及内痔兼有贫血者，混合痔的内痔部分。

禁忌证：对于外痔及有手术禁忌证的患者不宜采用。

常用药物：消痔灵。

操作要点：患者取侧卧位或截石位，肛门部常规消毒后腰俞麻醉或局部麻醉后，在肛门镜下或将内痔暴露于肛门外，检查内痔的部位、数目，并作直肠指检，确定母痔区有无动脉搏动。黏膜用碘伏消毒。用不同浓度的消痔灵液分4步注射。第一，痔上动脉区注射：浓度为1∶1（即消痔灵注射液用1%普鲁卡因液稀释1倍），注射药量为1~2ml。第二，痔区黏膜下层注射：浓度为1∶1，在痔核中部进针，刺入黏膜下层后行扇形注射，使药液尽量充满黏膜下层血管丛中。注入药量以痔核弥漫肿胀为度，一般注射药量为3~5ml。第三，痔区黏膜固有层注射：当第二步注射完毕，缓慢退针，多数有落空感，可作为针尖退到黏膜肌层上方的标志，注药后黏膜呈水泡状，一般注射为1~2ml。第四，洞状静脉区注射：采用浓度1∶1的药液，在齿线上0.1cm处进针，刺入痔体的斜上方0.5~1cm后呈扇形注射，一般注射药量为1~3ml。一次注射总量控制在15~30ml。注射完毕后肛门内放入凡士林纱条，外盖纱布，胶布固定。本疗法是目前治疗内痔比较好的注射方法。

③坏死枯脱注射法

适应证：Ⅰ、Ⅱ、Ⅲ期内痔，及内痔兼有贫血者，混合痔的内痔部分。

禁忌证：对于外痔及有手术禁忌证的患者不宜采用。

常用药物：新六号枯痔注射液。

操作要点：患者取侧卧位或截石位，腰麻或局部麻醉，肛使门部充分暴露，用碘伏消毒，将内痔脱出肛门外，用止血钳于齿线上方将痔核夹住一部分拉出固定，右手持盛有枯痔注射液的注射器，在齿线上0.3~0.5cm处刺入痔核黏膜下层，缓缓将药液由低向高呈柱状注入痔核内，以使痔核稍微膨大变色为度。以此法将所有的内痔逐个进行注射后，再将痔核推回肛门内。

2）插药疗法（枯痔钉疗法） 枯痔钉具有强腐蚀作用，能使痔核干枯坏死，达到治愈的效果。本方法优点具有疗效好、痛苦少、操作简单等，枯痔钉的配方分有砒、无砒两种，但无论哪种配方，只要引起痔核无菌性炎症反应，纤维组织增生或干枯坏死，使痔萎缩或脱落，即可达到治疗效果。但对痔核呈灰白色（纤维化）、质较硬的Ⅲ期内痔疗效较差。

适应证：适用于各期内痔及混合痔的内痔部分。

禁忌证：对于外痔及有手术禁忌证的患者不宜采用。

操作要点：术前患者排空大便或灌肠1次。然后取侧卧或截石位，充分暴露肛门，将内痔缓缓脱出肛外，以左手食、中指按压和固定痔核，作表面消毒。右手拇、食指捏住枯痔钉的尾段，距齿线上0.3~0.5m处，沿肠壁纵轴成25°~35°方向旋转插入痔核中心，深约1cm，插钉数量视痔核大小而定，一般每痔1次插4~6根，间距0.3~0.5cm。剪去多余的药钉，但应使钉外露1mm以保持固定和防止插口出血。药钉插毕后，即可将痔核推回肛门内，同时塞入黄连膏。约7天痔核萎缩脱落。

3）结扎疗法　关于痔结扎疗法，最早始见于《太平圣惠方》。除丝线结扎外，也可用药制丝线、纸裹药线缠扎在痔核的根部，阻断痔核的气血流通，使痔核坏死脱落，创面修复自愈。结扎疗法虽是一种古老的方法，但具有科学基础，目前在临床上仍被广泛地应用。结扎疗法包括贯穿结扎法和胶圈套扎法两种。

①贯穿结扎法

适应证：适用于Ⅱ、Ⅲ、Ⅳ期内痔，对纤维型内痔更为适宜。

禁忌证：对于外痔及有手术禁忌证的患者不宜采用。

操作要点：局麻或腰俞麻醉，以碘伏常规消毒肛管及直肠下段，再用双手食指进行扩肛，使痔核充分暴露。用弯血管钳夹住痔核基底部，用左手向肛外同一方向牵引，右手用持针钳夹住已穿有丝线的缝针，将双线从痔核基底部中央稍偏上穿过。将已贯穿痔核的双线交叉放置，并用剪刀沿齿线剪一浅表裂口，再分端进行“8”字形结扎。结扎完毕后，用弯血管钳挤压被结扎的痔核，也可在被结扎痔核内注射少量消痔灵注射液，以加速痔核的坏死。最后将存留在肛外的线端剪去，再将痔核送回肛内，并用红油膏、八二丹少许涂入肛内，用纱布固定。

环形内痔宜采取分段结扎。先将环形内痔划分为几个痔块，在所划分的痔与痔的分界处用两把止血钳夹起黏膜，于中间剪开；同法处理其他几个痔核的分界处。然后用止血钳将痔块基底夹住，于齿线附近剪开一小口，用圆针丝线贯穿“8”字结扎。同法处理其他痔块。

②胶圈套扎法：本方法是通过特制的负压套扎器械将乳胶圈套入痔核根部，利用胶圈较强的弹性阻碍血循环，致使痔核缺血、坏死、脱落，达到治愈内痔的目的。该疗法具有操作简便、疼痛少、费用低的特点。

适应证：适用于Ⅱ~Ⅳ期内痔及混合痔的内痔部分。

禁忌证：对于外痔及有手术禁忌证的患者不宜采用。

操作要点：患者采取侧卧位或截石位，将肛门镜插入肛内，暴露痔核后，用消毒棉球清洁直肠下端痔核部位。将一次性套扎器安置于扎枪的上方槽内，用2个橡胶圈依次固定于套扎管的前部；手执套扎枪，伸入肛门镜暴露的痔核表面；扣动负压扳机，将痔核吸入套扎管内，然后再扣动套扎胶圈扳机，将橡胶圈紧置于痔核根部。如有多枚痔核，同法逐次操作。操作完成后，用消毒棉球再次清洁肛管下端手术野，取出肛门镜，手术完毕。

4）痔环切术　适用于严重的环形内痔伴有直肠黏膜脱垂者。其特点是可将环形的痔核完整地切除，黏膜断端对位缝合。但该手术创面较大，损伤严重，易引起肛门感染、肛门渗液、肛门狭窄等并发症，故目前极少使用。

5）吻合器痔上黏膜环切钉合术（PPH）　本法用吻合器经肛门环形切除部分直肠黏膜和黏膜下组织。适用于环状脱垂的Ⅲ、Ⅳ期内痔和反复出血的Ⅱ期内痔。术后应注意防止出血、肛门狭窄、坠胀、感染等并发症。

6）多普勒引导下痔动脉结扎术　本法是用多谱物专用探头，于齿线上方2~3cm探测到痔上方的动脉直接进行结扎，阻断痔的血液供应，以达到缓解内痔的目的。适用于Ⅱ~Ⅳ度的内痔。

4. 手术并发症的处理

（1）疼痛　轻度疼痛者，可以口服去痛片等；中等以上疼痛者，可口服曲马多、强痛定等；必要时也可安置镇痛泵，能持续、有效地缓解术后疼痛。术后也可用1%普鲁卡因10ml于中髎或下髎封闭（每侧5ml）。必要时肌内注射苯巴比妥钠0.1g等。

（2）尿潴留　消除患者精神紧张，嘱患者术后适量饮水，第一次小便后可多饮水，或用车前子15g泡煎代茶饮用；下腹部热敷或针刺关元、三阴交、中极，留针15~30分钟；或用1%盐酸普鲁卡因10ml长强穴封闭。若手术创面无明显渗血的，可松解或去除过多肛门内的敷料。如上述方法无效，应给予导尿。

（3）出血　内痔结扎不牢而脱落，或内痔枯萎脱落时可出现创面出血，甚至小动脉出血。对于创面渗血，可用凡士林纱条压迫止血，或桃花散外敷；对于小动脉搏动性出血，必须找到出血点，进行缝扎，彻底止血。如出血严重的，出血点不易找到者，可在创面周围注射部分硬化剂或用液氮冷冻，或用肛管等局部压迫止血。

（4）发热　因手术过程中部分组织损伤，或因组织坏死、吸收而引起的发热通常不超过38℃，除加强观察外，无须特殊处理。如为局部感染引起的发热，可选用清热解毒药或抗生素等治疗。

（5）水肿　以朴硝30g煎水熏洗，日1~2次；或用1∶5000高锰酸钾溶液等熏洗坐浴后外敷消痔膏。也可配合局部理疗等。

（七）预防与调护

（1）加强体育锻炼，避免久坐久站，坚持做提肛运动。

（2）注意劳逸结合，保持肛门周围清洁。

（3）注意饮食，多食蔬菜水果，多饮水。少食辛辣食物。

（4）保持大便通畅，养成每天定时排便的习惯，避免蹲厕过久。

（5）凡是能引起腹压增加的疾病，如痢疾、腹泻等，均应及时治疗。

（6）一旦确诊内痔后应及时、有效地诊疗，防止病情进一步发展。

二、外痔

（一）概述

外痔指发生于肛管齿线以下，由痔静脉丛扩大曲张或痔静脉破裂或反复炎症纤维增生而成的疾病。可发生在任何年龄，其特点是自觉肛门坠胀、疼痛，有异物感。临床根据其形态、病理变化、组织结构分为4种。即结缔组织外痔、静脉曲张性外痔、炎性外痔和血栓性外痔。

（二）病因病理及临床分类

1. 中医病因病机　中医学认为本病多与湿、热、瘀有关，局部气血运行不畅，筋脉阻滞，日久瘀结不散所致。

（1）气滞血瘀　局部气血瘀滞，肠道气机不畅，不通则痛。

（2）湿热下注　湿性重着，常犯于下，湿热蕴阻肛门，经络阻滞，瘀结不散而发为本病。

（3）脾虚下陷　年老、体弱多病者脾胃功能失常，中气不足，脾虚气陷，无力摄纳，导致肛门坠胀，肿物难以消退。

2. 西医病因病理　西医学认为外痔多是由于局部感染、损伤等因素导致直肠下静脉属支在齿线下方病理性扩张和血栓形成所致。

3. 临床分类

（1）炎性外痔　肛缘皮肤破损或感染，局部红肿、渗出或破溃，疼痛明显。

（2）血栓性外痔　肛缘皮下突发青紫色肿块，局部皮肤水肿。肿块初起尚软，疼痛剧烈，逐渐变硬，可活动，分界清晰，触痛明显，好发于肛门外截石位3、9点，以中年男性居多。

（3）静脉曲张性外痔　排便时或久蹲后肛缘皮下有柔软青紫色团块隆起，可伴有坠胀感，团块物经按压后可消失。

（4）结缔组织性外痔　肛门边缘处赘生皮瓣，逐渐增大，质地柔软，一般无疼痛，不出血，仅觉肛门有异物感，偶有感染肿胀时才觉疼痛，肿胀消失后赘皮依然存在。

（三）临床表现

1.病史　本病患者的病程可长可短，一般仅有肛门部坠胀感、异物感等，当病情进一步发展时可出现不同症状。

2.症状、体征

（1）炎性外痔　患者感肛门部灼痛，瘙痒，排便或活动时尤甚，检查见肛门皱襞充血、肿胀、触痛，并有少量渗出物。

（2）血栓性外痔　患者用力排便后，肛缘突起一圆形或椭圆形肿物。疼痛剧烈。检查见肛缘肿物，暗紫色。稍硬，触痛明显。

（3）静脉曲张性外痔　患者感肛门部胀痛不适，排便时明显。检查可见肛缘某一方位或绕肛缘有不规则肿物隆起，质软，皮色紫暗，皮下有扩大曲张的静脉丛。

（4）结缔组织性外痔　患者有肛门异物感或便后肛门不易清洁；因少量分泌物或粪便积存刺激，可伴有肛门潮湿、瘙痒。检查：初起肛门被襞肿大，有粪重和分泌物积存，色暗红，在肛缘呈单发或多发或不规则赘物（皮），质软或硬，触痛不明显。

（四）辅助检查

本病一般通过详细了解病史，局部视诊检查，观察其特征、大小及部位，触诊了解病变的质地、触痛程度等即可诊断。

如需进行手术治疗，应进行血常规、尿常规、肝肾功能、出凝血时间、心电图等检查等。必要时可针对性地进行相关系统的检查。

（五）诊断与鉴别诊断

1.诊断要点

（1）症状　以肛门部坠胀感、异物感为主，伴有肛周潮湿、瘙痒；急性发作时肛门局部可见肿胀、疼痛，排便等刺激后症状加重。

（2）体征　肛门边缘赘生皮瓣，质地柔软，无触压痛；急性发作时可见皮瓣明显肿大，疼痛剧烈，甚至血栓形成、破损渗出、味臭等。

2.鉴别诊断

（1）肛门周围脓肿　肛门周围肿块，色红，疼痛剧烈，发病3~5天后可有波动感，伴有发热，自溃或切排引流后肿退痛减，体温下降，易形成肛瘘。

（2）肛门周围囊肿　肛门周围局限性肿块，质地中等，按之有囊性感，边界清楚，表面光滑，与皮肤黏连，皮色如常，无疼痛；感染时红肿疼痛明显，并有豆渣样物。

（3）肛管癌　肿块质地坚硬，不能推动，且表面高低不平，溃烂时可有脓血、黏液、腐臭的分泌物；后期常见肛管狭窄，大便变细或排便困难。多见于中老年患者。

（六）治疗

1. 治疗原则　本病临床症状通常不明显，多以预防为主；对于无症状的外痔，一般无须特别治疗。若反复发作，甚至影响正常的学习、生活和工作者，采用手术治疗。手术时应尽可能保留“皮肤桥”，避免损伤过多而造成大面积的瘢痕，以防止术后肛门狭窄等后遗症的发生。

2. 非手术治疗

（1）内治

1）辨证论治

①气滞血瘀证

证候：肛缘肿物突起，排便时可增大，有异物感，可有胀痛或坠痛，局部可触及硬结；舌紫暗，苔薄黄，脉弦涩。

治法：理气化瘀。

方药：活血散瘀汤加减。

②湿热下注证

证候：肛缘肿物隆起，灼热疼痛或局部有分泌物，便干或溏；舌红，苔黄腻，脉滑数。

治法：清热利湿。

方药：槐花汤。

③脾虚气陷证

证候：肛缘肿物隆起，肛门坠胀，似有便意；神疲乏力，纳少便溏；舌淡胖，苔薄白，脉细无力。

治法：理气健脾。

方药：补中益气汤加减。

2）中成药及西药治疗　同“内痔”部分。

（2）外治

1）熏洗法　肿胀疼痛者可用止痛如神汤或苦参汤加减，先熏后洗。

2）敷药法　用痔疮膏或九华膏敷于患处，可与熏洗法配合运用。

3）塞药法　适用于各类外痔。有清热利湿、消肿止痛作用，常与熏洗法和外敷法结合使用，可提高疗效。

3. 手术治疗

（1）手术原则　本病以非手术治疗为主，经非手术治疗效果不明显者，可采用手术治疗。对于环状外痔者应分次或分段手术，尽可能保留更多的“皮肤桥”，避免肛管过度损伤。

（2）手术方法

1）单纯切除法　操作要点：取截石位或侧卧位，腰麻或局麻后，常规肛门消毒，用组织钳提起外痔组织，以剪刀绕其痔根作一梭形切口，切口上端必须指向肛门中心呈放射状，再用剪刀分离皮下曲张的静脉团及增生的结缔组织，将皮肤连同皮下组织一并切除，创面开放或缝合。术后用纱条填塞创面。每天便后可用1∶5000高锰酸钾液坐浴，常规换药至痊愈。

2）剥离切除法　操作要点：取截石位或侧卧位，腰麻或局麻后，常规肛门消毒，将外痔剥离至齿线附近，直接切除或结扎，应为梭形创面，边缘整齐。在两处手术区域之间应尽量保留皮桥，并适当延长切口，保持引流通畅，以免形成环形瘢痕，导致术后肛门出现狭窄。术后每天用纱条填塞创面至痊愈。

3）血栓外痔剥离术　操作要点：取侧卧位或截石位，腰麻或局麻后，常规肛门消毒。在肿块中央做梭形或放射状切口，用止血钳将血块彻底分离并切除。然后修剪伤口两侧皮缘，使创口敞开，或缝合。术后外盖纱布，胶布固定。常规换药，并注意保持肛周清洁至创面愈合。

4. 其他疗法　局部的微波照射、红外线理疗和热敷治疗等。

（七）预防与调护

本病初期治疗得当，保持大便通畅，注意局部卫生，避免过食辛辣刺激的食物，症状多可以控制和缓解。

三、混合痔

（一）概述

混合痔指内外痔静脉丛曲张，相互沟通吻合，使得内痔部分和外痔部分形成一整体者。多发生于肛门截石位3、7、11点处，以11点处更为多见。兼有内痔、外痔的双重症状，中医属“痔”范畴。

（二）病因病理

1. 中医病因病机　同“内痔”“外痔”部分有关内容。

2. 西医病因病理　混合痔的发生同时兼有内痔、外痔的致病因素。大都是由于内痔通过其丰富的静脉丛吻合支和相应部位的外痔静脉丛相互吻合并产生病理性肥大。

（三）临床表现

1.病史　本病患者病程往往较长。几年甚至是几十年。常反复发作。

2.特点　同时兼有内痔、外痔的症状和体征，如便血及肛门肿物（皮赘、静脉团、血栓、水肿等），肛门坠胀，异物感或疼痛，伴有肛门部分泌物、瘙痒等。肛门内在齿线上、下方同一方位出现团块状肿物，内痔与外痔相连吻合为一体，无明显界线，括约肌间沟消失（图8-1）。

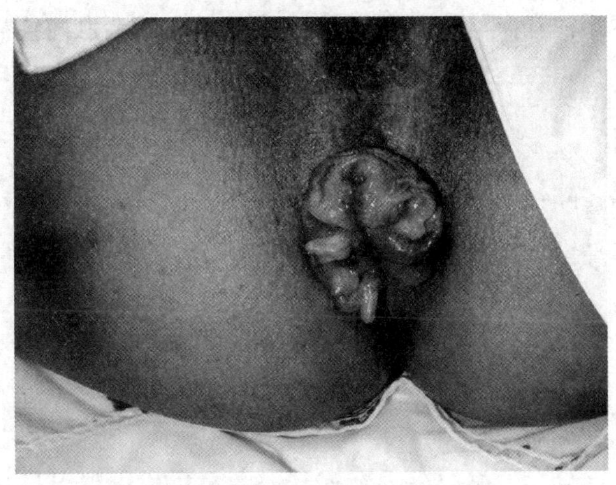

图8-1　混合痔环状脱出

（四）辅助检查

有关内容与内痔、外痔的实验室检查内容一致。

（五）诊断与鉴别诊断

与内痔、外痔相关内容基本一致。

（六）治疗

1.治疗原则　主要内容与内痔、外痔的治疗原则一致。对于轻度患者多以非手术治疗为主；而对于严重的环状混合痔则采用手术治疗。

2.非手术治疗　同"内痔""外痔"部分的相关内容。

3.手术疗法

（1）手术原则　手术过程中保留手术切口间正常的皮肤和黏膜组织，避免术后肛门狭窄。

（2）手术方法　外痔剥离内痔结扎术。

操作要点：取截石位或侧卧位，常规消毒，局部麻醉或腰俞麻醉，将混合痔充分暴露，在其外痔部分做"V"字形皮肤切口，用血管钳钝性剥离外痔皮下静脉丛至齿线稍上。然后用弯形血管钳夹住内痔基底部和外痔皮瓣，在内痔基底正中用圆针粗丝线贯穿作"8"字形结扎，在结扎线上方切除静脉丛及皮肤，修剪创缘，使在肛门部呈一放射状切口。同法处理其他痔核，创面外用桃花散，红油膏敷盖。术后当天禁止大便，以后每次便后用1∶5000高锰酸钾溶液或中药熏洗坐浴，然后常规换药。

混合痔的外痔静脉丛部分不明显的，可在外痔中间做一放射状切口，然后用止血钳剥除静脉丛，修剪两侧皮瓣，成一小"V"字形切口。外痔剥离时要选好切口，照顾外痔部分的整体关系，手术中注意保留适当的黏膜和皮肤，以防术后肛门狭窄。术后处理参见内痔贯穿结扎法。

（七）预防与调护

有关内容与"内痔""外痔"部分相同。

第二节　肛门直肠周围脓肿

一、概述

肛门直肠周围软组织或其周围间隙发生急、慢性化脓性感染并形成的脓肿，称为肛门直肠周围脓肿（perianal abscess），通称肛周脓肿。本病多见于20~40岁的青壮年，男性多于女性，婴幼儿也时有发生。临床上多数发病急骤，疼痛剧烈，伴有恶寒发热，自行破溃或手术切开引流后大多数形成肛瘘。本病相当于中医学的肛门周围痈疽，简称"肛痈"（图8-2）。

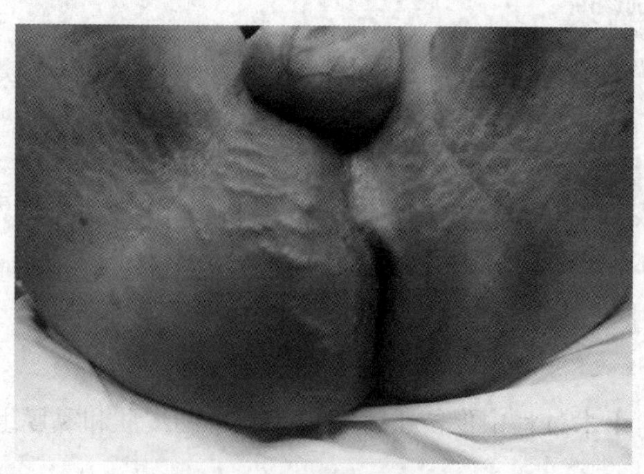

图8-2　肛门直肠周围脓肿

二、病因病理

（一）中医病因病机

中医认为本病的发生与气血的关系密切，气血壅滞不通是肛痈的基本病机。病因有虚实之分，实证多因过食醇酒厚味，湿浊不化而生，或由肛窦感染而发；虚证多因肺、脾、肾亏损，湿热乘虚下注而成，或病后体虚并发。具体病因包括饮食不节、房事太过、外感六淫、情志不和、负重远行、劳作辛苦、妊娠、虚痨久咳、便秘等。

1. 火毒蕴结 感受湿热毒邪，随血行注入下焦，蕴结于肛门，经络阻隔，瘀血凝滞，热盛化火，蕴结肉腐而成脓。

2. 热毒炽盛 过食醇酒厚味及辛辣炙搏之品。损伤脾胃，酿生湿热，湿热下注大肠，阻滞经络，气血壅滞肛门而形成肛痈。

3. 阴虚毒恋 素体阴虚，外感或内伤湿热毒邪，经络阻隔，凝滞气血则热盛肉腐成脓。

4. 正虚邪伏 房事太过，负重奔走，劳碌不停，妇女分娩用力，以致肺脾肾亏损，气血虚弱，气陷阻滞，湿热瘀毒下注，可导致肛痈。

5. 湿痰凝结 虚痨久咳，痰湿结聚肛门，气血壅塞不通，导致肛痈虚证。

（二）西医病因病理及临床分期分型

1. 病因 西医学认为本病的发生主要是局部感染，多是由肛窦炎和肛腺炎所引起。一般认为主要有以下因素。

（1）全身性疾病 糖尿病、白血病、再生障碍性贫血、营养不良等导致机体抗感染能力低下的疾病。

（2）性激素因素 肛腺的发育和功能主要受人体性激素调节，新生儿和婴幼儿、青年男性体内的雄性激素水平较高容易发生肛腺感染。

（3）免疫学因素 婴幼儿肛周脓肿的发病与肛管局部免疫功能不全有关。正常情况下，肛隐窝内潴留有肛腺分泌的黏液，当黏液绒毛功能不全或腹泻时使局部黏液被冲刷，局部防御力下降，肛隐窝的易感性增强，易导致发病。

（4）外伤原因 如贯穿伤，刀等锐器直接刺伤肛门直肠，或直肠内异物，或干结的粪便等使肛门直肠损伤均可造成感染，并向四周组织扩散，从而形成肛周脓肿。

（5）医源性因素 临床上属医源性因素引起的肛周脓肿也不少见。如内痔插枯痔钉或注射疗法，因操作不当或药剂不洁感染形成黏膜下或直肠周围间隙脓肿。乙状结肠镜检查，造成腹膜穿孔感染，引起直肠后间隙脓肿，局部麻醉感染而也可形成脓肿。

2.病理 本病发生的机制目前较公认的是中央间隙感染学说。直肠、肛管周围脓肿的感染灶多来自肛腺，因肛窦开口向上，粪便易进入或损伤肛窦而致感染。感染通过腺体的管状分支沿肛腺导管穿过内括约肌侵入内、外括约肌之间，形成肌间隙脓肿，亦称为中央间隙脓肿，系始发病灶。随后脓肿沿中央腱的纤维隔向各处扩散，向下至皮下间隙形成皮下脓肿；向上经括约肌间隙形成括约肌间脓肿；脓肿也沿此间隙向上至骨盆直肠间隙引起骨盆直肠间隙脓肿；或沿联合纵肌纤维向上、下、外三处扩散到肛管直肠周围间隙，形成各种不同部位的脓肿：沿下行的联合纵肌间隙可引发低位括约肌间脓肿；向外括约肌皮下部及浅部蔓延或直接经肛管皮下部蔓延可形成肛周浅部脓肿，这是最常见的脓肿；也可形成肛管后间隙脓肿，或向一侧或两侧坐骨直肠窝扩散形成单侧或马蹄形双侧坐骨直肠窝脓肿；经联合纵肌间隙向上蔓延到直肠纵肌与环肌间，可形成高位肌间脓肿，或骨盆直肠肌间脓肿。此外，亦可经淋巴管途径向各间隙扩散形成脓肿。当脓肿自行向黏膜、皮肤破溃，或经手术引流后，脓腔可缩小并形成肛瘘。也有极少数在炎症消散后愈合。

3.临床分期 肛周脓肿的病理改变分为3期。

（1）初期（炎性浸润期） 由于致病菌的作用，使局部组织的血流加快，血量增多而发生动脉性充血（即炎性充血）。随着炎症的发展。组织检塞加剧，使小血管扩张，血管壁的紧张度降低，通透性增高，血流逐渐缓慢，小静脉由扩张转变为静脉性充血（即瘀血）。由于炎性充血和瘀血使局部毛细血管内压力增高，血管壁的通透性增高，使得血液成分渗出到组织而形成炎性水肿，故局部肿胀。

（2）中期（化脓期） 炎性浸润期，白细胞向炎症病灶移动和集中，由于大量的白细胞的浸润并发生变性坏死，坏死组织被中性粒细胞水解液化形成脓液。

（3）晚期（破溃期） 由于浸润的白细胞和组织发生坏死、溶解、液化，在局部形成了充满脓液的囊粒，小的脓肿可自行吸收而消散，大的脓肿由于脓液较多而不易吸收，可自行破溃或需要切开排脓，破溃后脓腔逐渐由增生的肉芽组织代替。

4.临床分型

（1）病位分类法 根据脓肿发生的部位分为肛提肌以上脓肿（高位脓肿）和肛提肌以下脓肿（低位脓肿）两大类。

1）肛提肌以上脓肿 ①骨盆直肠间隙脓肿：在骨盆直肠间隙内形成的脓肿。②直肠黏膜下脓肿：在直肠黏膜下形成的脓肿。③直肠后间隙脓肿：在直肠后间隙内形成的脓肿。④高位马蹄形脓肿：两侧骨盆间隙脓肿与直肠后间隙相通。

2）肛提肌以下脓肿 ①坐骨直肠间隙脓肿：在坐骨直肠间隙内形成的脓肿。②肛周皮下脓肿：在肛周皮下形成的脓肿。③肛管后间隙脓肿：在肛管后间隙内形成的脓肿。④低位马蹄形脓肿：一侧坐骨直肠窝脓肿脓液经过肛门后间隙，蔓延到对侧坐骨直肠窝内。

（2）急慢性分类法 根据脓肿的致病菌和性质分为急性化脓性脓肿和慢性化脓性脓肿两大类。

1）急性化脓性脓肿 多为葡萄球菌、大肠埃希菌等感染引起。

2）慢性化脓性脓肿 多为结核杆菌感染引起。

（3）Eisenhammer分类法 根据肛隐窝与肛瘘的关系分为①原发性急性隐窝性肌间瘘管性脓肿（简称瘘管性脓肿），与肛隐窝与肛瘘有关。②急性非隐窝性非瘘管性脓肿（简称瘘管性脓肿），与肛隐窝与肛瘘无关。

三、临床表现

根据脓肿发生的部位深浅不同，其临床表现各异。肛提肌以上间隙的脓肿位置深，腔隙大，表现为全身感染症状重、局部症状轻，一般肛门周围多无异常，但直肠指诊可发现在直肠壁外有压痛、隆起或质韧肿物，甚至有波动感；肛提肌以下间隙的脓肿部位浅而易见，局部红肿热痛明显，全身症状轻。

1.低位肌间隙脓肿 低位肌间隙脓肿即肛门周围皮下脓肿，是最常见的脓肿，占肛周脓肿的40%~45%。多由肛腺感染经外括约肌皮下部向外或直接向外扩散而成。此型脓肿距肛缘较近，常位于肛门周围皮下，一般不大。肛门局部红肿，发硬，明显触痛。持续性胀痛，排便及活动后疼痛加剧。成脓则为鸡啄样跳痛感，触之有应指波动感。全身症状不明显。发病早期使用抗生素，炎症偶可消退；未经治疗时可自行破溃形成低位肛瘘，也可自行向肛管或直肠内排脓，形成“内瘘”，有时可扩展到一侧或两侧坐骨直肠窝。

2.坐骨直肠间隙脓肿 坐骨直肠间隙脓肿较为常见，占肛门直肠周围脓肿的15%~25%。此类脓肿除有少数是原发性血行感染或外伤感染引起外，绝大多数属于腺源性感染。多半是肌间感染引发肛管后部间隙感染向单侧或双侧坐骨直肠窝扩散形成的脓肿，也可能是低位肌间脓肿沿联合纵肌纤维伸入外括约肌的纤维性间隔蔓延而形成。初起时患者有模糊的肛门或直肠疼痛坠胀感，但全身症状为明显，倦怠、食欲不振，发热恶寒。随着炎症的增剧，臀部大片红肿，明显触痛，排便时疼痛剧烈，有时伴有反射性排尿困难。

3.肛管后间隙脓肿 肛管后间隙脓肿有深、浅两种。深部脓肿为肛管后深间隙感染化脓而成，浅部脓肿由肛管后浅间隙感染所致，位于肛尾韧带和皮肤之间。深部脓肿表现为肛门直肠后部钝痛和坠胀，排便时加剧。皮肤表面可出现肿胀，但因肛尾韧带间隔，故红肿不明显，肛门指诊时可触及肛管后上方饱满或呈柔软包块，有时可触及波动。可在后侧方出现脓肿并可穿破皮肤形成肛瘘，也可向一侧或两侧坐骨直肠窝扩张形成后部弯曲瘘或马蹄形瘘。浅部脓肿表现为肛门尾骨间皮肤红肿和疼痛，患者不敢端坐，排便时疼痛，可以穿破皮肤形成表浅的后部直瘘，偶可向坐骨直肠窝蔓延。

4.骨盆直肠间隙脓肿 骨盆直肠间隙脓肿是一种少见的类型，位于肛提肌以上，顶部为盆腔腹膜，位置深隐，感染常由直肠炎、直肠溃疡和直肠外伤所致，也可由肌间脓肿或坐骨直肠窝脓肿波及。发病缓慢，自觉直肠内有沉重坠胀感，有时排便不畅，排尿困难。肛门周围多无异常，直肠内指诊有灼热感，直肠壁饱满隆起，有压痛和波动感，局部穿刺可抽出脓液。此型脓肿可形成高位肌间非腺源性肛瘘，脓肿也可侵及直肠壁并最后向肠腔破溃而形成内瘘。

5.直肠后脓肿 直肠后脓肿位于骶骨前方、直肠后方，上为盆腹膜，下为提肛肌。这类脓肿可向上穿入盆腔，向下穿入坐骨直肠窝内，常由肛窦和肛腺感染引起，括约肌间脓肿、直肠损伤、直肠狭窄、直肠炎、坐骨直肠窝脓肿、尾骶骨炎等也可引起。其临床表现以全身感染症状为主，如恶寒、发热、头痛、疲倦和食欲下降，但直肠内常有重坠感，骶尾部有酸痛感并可放射到臀部及两大腿股部后方。体检时可发现尾骨与肛门之间深部有显著压痛，直肠指诊后方肠壁处有隆起、压痛和波动感。

6.直肠黏膜下脓肿 直肠黏膜下脓肿位于直肠黏膜和肌层间的结缔组织内，较少见，常由于肠腔内用药不当、痔核化脓或肛腺感染所致，一般较小，多位于直肠下部的后方或侧方。肛门外无症状，肛门内有坠胀感，排便、行走时疼痛加重。直肠指诊可扪及直肠壁上圆形隆起，有触痛和波动感，脓肿可向上下蔓延，常自行破溃，由肛窦或直肠黏膜穿入肠腔后形成内瘘。

7.高位肌间脓肿 高位肌间脓肿位于括约肌间隙上部，直肠环肌和纵肌之间，肛提肌上方。该病发病隐匿，患者常在脓肿破溃后有分泌物自直肠内排出时才有感觉。其症状之一是自肛管内排出脓液，直肠内偶有钝痛。肛周外观无特殊，直肠指诊在肛管上端或直肠下端可扪及一表面光滑的圆形肿块，边缘整齐，稍硬，有压痛或波动感。若肿块破裂，则可扪及破裂的开口。肛门镜检查时有时可看到开口。若在周围加压，还可见脓液自开口处流出。肛门镜检查一般可发现肛痈的肛内原发病灶，多在肛隐窝处，可见充血、肿胀或有脓液溢出。

四、辅助检查

1.一般检查 根据白细胞总数及分类计数，可判断感染的程度。术中行脓液细菌培养和药敏实验，同时行厌氧菌培养，通过药敏实验可为治疗提供依据。

2.B超检查 B超检查对肛周脓肿的早期诊断有重要意义，且操作简单、使用方便、无痛苦。可以准确地判断脓肿位置及大小、分布，对微小脓肿也可发现。腔内B超检查对高位肌间脓肿的位置、体积可以准确查出。对复杂性的肛周化脓性疾病，直肠腔内超声检查有助于确定脓肿、瘘道与括约肌和肛提肌的解剖关系，偶尔还能识别内口。肛周脓肿多表现为肛管直肠周围软组织低回声或液暗区，为圆形或椭圆形，亦有不规则形者，边界模糊不清；低回声区有时可见血管，后壁回声增强。

3. X线检查 如高位脓肿定位不准确，可先穿刺抽脓，然后向脓腔内注入造影剂进行摄片，有助于了解脓肿的位置、深浅、大小、形状和扩散途径。

4. 病理学检查 取脓腔壁进行病理学检查可明确病变性质，如疑有特异性感染或恶性肿瘤，有助于检查。

五、诊断与鉴别诊断

肛门直肠周围脓肿在诊断上应明确两点：一是脓肿与括约肌的关系；二是有无内口及内口至脓腔的通道。

（一）诊断要点

（1）男女老少均可发病，以青壮年居多。

（2）本病的临床特征一是肛门直肠处疼痛、坠胀，局部红肿热痛，或破溃流脓，或有脓自肛门流出；二是有与肛门局部症状相应的全身症状，如全身不适，恶寒、发热或寒热交作，食欲欠佳，大便秘结，小便短赤等，但一般单纯、低位脓肿局部症状较重。

（3）在肛缘周围出现局限性的红肿热痛的炎症病灶，多半可以确认为肛门周围脓肿，但位置较高的肌间脓肿皮肤表面炎症不明显，常需结合肛门指诊，少数情况需要穿刺抽吸脓液。

（4）必要的辅助检查如直肠腔内B超可以帮助诊断。

（二）鉴别诊断

1. 肛门周围皮肤感染 肛门周围毛囊炎和疖肿等皮肤感染范围局限，顶端有脓栓，容易识别。肛周皮下脓肿局部疼痛虽然明显，但与肛门直肠无关，与肛窦无病理联系，一般无坠胀感，对排便影响不大。臀部疖肿病灶多限于皮下，且一般距肛门较远，破溃后不形成肛瘘。肛旁皮脂腺囊肿感染也可见肛旁红肿热痛，但追问病史一般在感染前局部即有肿物，呈圆形，表面光滑，肿块中央有堵塞的粗大毛孔形成的小黑点，本病肛内无原发内口，故肛内无压痛点，溃后也不形成肛瘘。

2. 骶前囊肿和囊性畸胎瘤感染 成人骶前囊肿和隐匿性骶前囊肿感染也常误诊为肛管后脓肿。详细询问病史一般能发现某些骶前肿物的迹象。较小的畸胎瘤症状与直肠后脓肿早期相似，但指诊直肠后肿块光滑、分叶，无明显压痛，有囊性感；X线检查时将直肠推向前方或一侧，可见骶骨与直肠之间的组织增厚和肿瘤，内有不定型的散布不均的钙化阴影和尾骨移位。

3. 肛周结核性脓肿 少数骶髂关节结核、耻骨坐骨结核可以出现在肛周，一旦发生混合感染就容易与肛周脓肿混淆。结核性脓肿属“寒性脓肿”，初现时没有明确的炎症，病程长。病史清楚，有全身症状、骨质变化，炎症与肛门直肠无病理联系。

4.肛门会阴部急性坏死性筋膜炎　该病为肛门或会阴部、阴囊部由于细菌感染而使肛门部周围组织大面积坏死，形成瘘管。该病病变范围广，发病急，常蔓延至皮下组织及筋膜，向前侵及阴囊部，但肛门内无内口。

5.化脓性汗腺脓肿　该病多在肛门与臀部皮下，脓肿较浅而病变范围广，病变区皮肤变硬，急性炎症与慢性瘘管并存，脓液黏稠，呈白粉粥样，有臭味。肛管直肠内无内口。

6.克罗恩病　克罗恩病发生肛周脓肿占肛周脓肿的20%左右，肛门常有不典型的肛裂与瘘道。局部肿胀、发红，多白溃，但无明显疼痛及全身症状。

六、治疗

（一）治疗原则

肛周脓肿的治疗在于早期切开引流，这是控制感染的关键。近年来又主张一次性切开术，但应掌握手术适应证。手术时应注意切口的部位、方向和长度等，并保持引流通畅。

（二）非手术治疗

1.内治

（1）辨证论治

1）火毒蕴结证

证候：肛门周围突然肿痛，持续加剧，伴有恶寒、发热、便秘、溲黄。肛周红肿，触痛明显，质硬，表面灼热，舌红苔薄黄，脉数。多见于脓肿早期。

治法：清热解毒，消肿止痛。

方药：仙方活命饮加减。

2）热毒炽盛证

证候：肛门肿痛剧烈，可持续数天，痛如鸡啄，夜寐不安，伴有恶寒发热，口干便秘，小便困难，肛周红肿，按之有波动感或穿刺抽脓。舌红苔黄，脉弦紧。多见于脓肿中期。

治法：清热解毒，透脓托毒。

方药：透脓散加减。

3）阴虚邪恋证

证候：肛门肿痛、灼热，表皮色红，溃后难敛，伴有午后潮热，心烦口干，夜间盗汗，舌红少苔，脉细数。多见于脓肿晚期。

治法：养阴清热，祛湿解毒。

方药：青蒿鳖甲汤合三妙丸加减。

4）正虚邪伏证

证候：素体虚弱，疮形平塌，皮色紫暗不鲜，按之不热，触之痛轻，脓成缓慢，或溃后久不收口，脓水清稀；纳食不香，腹胀便溏，舌质淡，苔薄白或白厚，脉沉细。

治法：益气补血，托毒敛疮。

方药：托里消毒散加减。

5）湿痰凝结证

证候：结块散漫绵软无头，不红不肿，肛门酸胀不适；日久暗红，微热成脓，溃后脓水稀薄如败絮，淋漓不尽，疮面灰白，不敛；伴纳呆腹胀，舌淡红，苔白腻，脉滑。

治法：燥湿化痰消肿。

方药：二陈汤合百合固金汤加减。

（2）中成药治疗　常用的有犀黄丸、一清胶囊等。

（3）西药治疗　根据不同的致病菌株选用敏感的抗生素进行抗感染治疗，可选用磺胺类、青霉素、链霉素、四环素、庆大霉素、卡那霉素等治疗，并适当补充维生素C等增强抵抗力。如果为结核性脓肿还应配合抗结核药治疗。

2.外治

（1）熏洗法　方选苦参汤，煎水1500~2000ml，先熏后洗。

（2）外敷法　初期，可用金黄散或黄连膏外敷患处，每天1次。属虚证者，以冲和膏外敷。溃脓后期，用提脓丹或九一丹外敷，化腐提脓，祛腐生肌，敛疮收口。

（3）微波疗法　局部用圆形辐射器，间隔10cm。输出功率：浅层用40~60W，深层用70~90W，每天1次，每次10分钟。适用于早期脓肿切开排脓后的创面。

（三）手术疗法

1.手术原则　若脓肿已形成，多以手术疗法为首选。脓肿切开引流是治疗肛管直肠周围脓肿的主要方法，一旦诊断明确，即应切开引流。

适应证：肛管直肠周围脓肿脓已成者。

禁忌证：肛管直肠周围脓肿脓未成者；或伴有痢疾者；或腹泻患者；伴有恶性肿瘤者；伴有严重肺结核、高血压、糖尿病、心脑血管疾病、肝脏疾患、肾脏疾患或血液病的患者；临产期孕妇等。

2.手术方法　手术方式因脓肿部位的不同而异，分述如下。

（1）低位肌间隙脓肿　操作要点：如为单纯性脓肿，可取截石位或侧卧位，局麻或腰麻，于肛缘1.5cm以外脓肿最明显处做放射状切口切开皮肤至皮下，勿深入肌层，以免切断括约肌，修剪皮瓣使之成梭形，扩大创口，放出脓液后深入食指探查脓腔大小，分离脓腔纤维隔，最后用油纱条放入脓腔引流。如脓腔与肛窦相通，可在切开脓肿后用探针仔细探查内口，然后切开瘘管，适当切除皮肤和皮下组织，内口周围组织也要稍加切除，使引流通畅。如内口较深，瘘管通过肛管括约肌，可采用挂线疗法。以上手术优点是脓肿一期愈合，不易形成肛瘘。但在急性炎症期找内口有困难时，不应盲目寻找，以免炎症蔓延或形成假道。

（2）坐骨直肠间隙脓肿　操作要点：坐骨直肠间隙脓肿易蔓延，应早期手术。一般用腰麻，行侧卧位或截石位，在压痛明显处用粗针头先做穿刺，抽出脓液后在该处做一前后方向切口，一般切口应离肛门2.5cm以外，以免损伤肛管括约肌。切开脓腔，伸入食指将脓腔内纤维隔分开，排出脓液，然后切除少许边缘皮肤和皮下组织，以利引流。脓腔内填入油纱条引流。在切开引流时要注意脓液引流量，凡超过90ml者多表示脓肿可能已累及对侧坐骨直肠间隙，或已累及肛提肌上骨盆直肠间隙，要仔细探查。注意不要强行离断厚的间隔，以免大出血及破坏脓腔壁。

（3）骨盆直肠间隙脓肿　操作要点：手术切口同坐骨直肠间隙脓肿，但稍偏后且略长。腰麻后取截石位或左侧卧位，肛周常规消毒，先用长针头穿刺抽出脓液，以确定脓肿部位。勿拔出针头，于肛门后外方距肛缘约2.5cm处做前后方向弧形切口，切开皮肤与皮下。然后用血管钳自切口沿针头方向伸向脓肿部位，同时左手食指于直肠内做引导，探查脓肿位置并做引导，另一手持弯血管钳经过皮肤切口，穿过肛提肌进入脓腔，按前后方向撑开排出脓液，再用右食指插入脓腔，分开肛提肌纤维，扩大引流，冲洗脓腔后放入软橡皮管或烟卷引流，并用安全针固定，防止其滑入脓腔内。

（4）直肠后脓肿　操作要点：切开引流与坐骨直肠间脓肿基本相同，但其切口更偏向后方。腰麻后患者取截石位，常规消毒肛周及肛管，于肛门后正中距肛缘2.5cm做纵切口，切开皮肤及皮下，用血管钳经切口向直肠后钝性分离，穿过肛尾韧带进入脓腔，横向张开血管钳，扩张肛尾韧带和脓腔，再用手指扩大切口，分离脓腔间隔，使脓液引流通畅。安置橡皮管引流，纱布包扎。

（5）高位肌间脓肿　操作要点：在腰麻或局麻下用二叶张开式肛门镜显露脓肿，一般不直接在脓肿处切开引流，以防出血。最好在齿线上先找到内口，然后自内口处插入一有槽探针，向上2~2.5cm自黏膜外穿出；再用另一细探针一端先系紧两根粗丝线，沿有槽探针处进入，用该丝线将两侧的黏膜及肌层结扎，这可导致组织坏死，约4~5天脓肿完全开放。若内口未找到，则在脓肿下端黏膜处做一小的刺伤，然后用上法切开。若脓肿已破裂，开口能容纳一指尖，则已达到引流目的，若开口小则需扩大引流。若此脓肿与肛周脓肿或坐骨直肠间原脓肿同时存在，则先处理后者，最后用上法切开高位肌间脓肿。术后应定期作直肠指诊或肛门镜检查，以了解有无残留脓肿存在。

（6）直肠黏膜下脓肿　操作要点：截石位，一般无须麻醉，肛周皮肤及直肠内黏膜消毒，将肛门镜或窥阴器轻轻纳入肛内，在黏膜突起处（即脓肿部位）以穿刺针穿刺抽吸脓液（注意勿穿刺过深）。固定肛门镜，除针头。改用手术刀纵向挑开直肠黏膜，放出脓液。用血管钳分离脓肿以利充分引流，术毕填塞油纱条引流。

3. 手术并发症处理

（1）疼痛　对于轻度疼痛者，可给予口服散利痛；中等以上程度疼痛者，可口服强痛定、曲马多等，必要时也可安置镇痛泵。如影响睡眠时可口服安定5mg或肌内注射苯巴比妥0.1g等。

（2）小便困难　患者术后适量饮水，或车前子代茶饮，下腹部热敷或针刺三阴交、关元、中极。

（3）发热　可选用清热解毒的中药或抗生素治疗。

七、预防与调护

（1）忌食辛辣、油炙煎炒、肥腻、酒等刺激性食物，防止便秘和腹泻。

（2）注意肛门清洁卫生，锻炼身体，增强抗病能力。

（3）积极预防和治疗痢疾、肠炎、肛裂、肛窦炎、肛腺炎、肛乳头炎、直肠炎、痔等肛门直肠疾病，防止感染形成脓肿。

（4）肛门会阴部损伤应及时处理。

（5）如肛门部位有坠胀、灼热刺痛、分泌物等症状，应早期治疗。

（6）患病后应注意卧床休息，减少活动，积极配合治疗。

第三节　肛瘘

一、概述

肛管直肠因肛门周围间隙感染、损伤、异物等病理因素形成的与肛门周围皮肤相通的一种异常通道，称为肛管直肠瘘，常称为肛瘘。其临床表现特点为肛门硬结、局部反复破溃流脓、疼痛、潮湿、瘙痒。肛瘘是一种常见的肛门直肠疾病，且复发率较高。可发生于不同性别、年龄，以20~40岁青壮年为主。婴幼儿发病者亦不少见。男性多于女性，男女比例为（5~6）: 1。中医学称为肛漏。

二、病因病理

（一）中医病因病机

中医学认为本病多为肛痈溃后久不收口，湿热余毒未尽；或痨虫内侵，肺、脾、肾三脏亏损；或因肛裂损伤日久染毒而成。病因包括外感风、热、燥、火、湿邪，饮食醇酒厚味、劳伤忧思、便秘、房劳过度等，导致机体阴阳失调，经络壅塞，气血不畅，正气内伤，毒邪乘虚而入；或机体脾胃功能受损，内生湿热，湿热下注，郁久不化，热腐成脓，穿肠穿臀，日久成漏。

1. 湿热下注 本证多见于肛瘘早期。湿热未清，瘀久不散，热盛肉腐成脓，则肛门流脓，脓质稠厚，肛门灼热，气血壅塞则肛门胀痛不适。

2. 正虚邪恋 本证多见于肛瘘后期。由于病久正气已虚，湿热留恋，故肛周溃口，按之较硬，溃口时溃时愈，时有脓液从溃口流出，肛门隐隐作痛，可伴有神疲乏力。

3. 阴液亏损 本病多见于结核性肛瘘。由于痨中内侵，肺、脾、肾阴液亏竭，邪乘下位，郁久肉腐成脓，溃后成瘘。可伴有潮热盗汗、心烦口干。肛周溃口周围常呈堤状，颜色淡红。

（二）西医病因病理及临床分类

1. 病因 西医认为肛瘘是肛门直肠周围脓肿的后遗疾患。肛周脓肿成脓后，经肛周皮肤或肛管直肠黏膜破溃；或切开排脓，脓液充分引流后，脓腔随之逐渐缩小，脓腔壁结缔组织增生，使脓腔缩窄，形成或弯或直的管道，即成肛瘘。肛瘘的病因学说大致归纳为以下几类。

（1）肛腺感染 是目前公认的形成肛瘘的最主要原因。95%以上的肛瘘皆由此引起。肛窦炎导致肛腺管开口充血水肿，肛腺内分泌物排出不畅，从而引起感染扩散。肛管后侧是肛腺相对集中及大便时冲击力最大的区域，故临床上肛管后侧肛腺感染最多见，占60%~80%。

（2）肛门损伤、异物 手术、外伤、注射、灌肠、肛门镜检查等损伤肛管直肠，细菌侵入伤口引起感染。此类肛瘘的内口即是损伤处，与肛窦无关。

（3）特殊感染 结核、放线菌等引起肛门直肠感染。

（4）中央间隙感染 有学者认为细菌侵入肛周组织的门户不是肛窦，而是破损的肛管上皮；不是沿肛腺形成括约肌间脓肿，而是在中央间隙内最先形成中央脓肿，继而向四周蔓延形成肛瘘。但这一理论还有待临床实践证实。

（5）其他因素 糖尿病、白血病、再生障碍性贫血等全身疾病，多发性直肠息肉、直肠癌、克罗恩病、骶前囊肿、溃疡性结肠炎等局部疾病；骨源性感染、皮肤源性感染、血源性感染等；此外还有性激素、免疫因素等。

2.病理　肛瘘一般是由内口、瘘管、外口三部分组成。内口多为原发性感染病灶，绝大多数位于肛管齿线处的肛窦部位；外口多是继发性，在肛门周围皮肤上，可为一个或多个；瘘管是指连接内外口之间的纤维性管道，可有一条或多条，但主瘘管常为一个。瘘管可以穿过内外括约肌和肛提肌向直肠、肛管间隙穿通。大多数肛瘘可触及或探及瘘管管道走向。

肛瘘久治不愈多与下列因素有关。

（1）内口存在　原发内口继续感染，直肠内的污染物不断从内口进入感染病灶，异物刺激脓腔，使炎症不易消退，分泌物不断从外口溢出，经久不愈。

（2）解剖因素　肛门括约肌纵横交错，肌肉的舒张、收缩可致瘘管管腔的塌陷闭合而引流不畅。

（3）引流不畅　皮肤外口暂时闭合及瘘管的行径迂曲，括约肌的收缩、痉挛、慢性炎症及反复感染致局部病灶管壁纤维化，管道狭窄，致引流不畅；直肠内压升高使肠液、细菌甚至粪便残渣注入内口，导致瘘管炎症复发，分泌物蔓延到其他间隙形成新的脓腔、支管和继发性外口。

3.临床分类

（1）按病源　分化脓性肛瘘和结核性肛瘘。

（2）按病变程度　①低位单纯性肛瘘：仅有1条管道，且在肛管直肠环以下。②低位复杂性肛瘘：具有2条以上管道，位于肛管直肠环以下，具有2个以上外口或内口（图8-3）。③高位单纯性肛瘘：只有1条管道，穿越肛管直肠环或位于其上。④高位复杂性肛瘘：管道有2条以上，位于肛管直肠环以上，且有2个以上外口或内口（图8-4）。

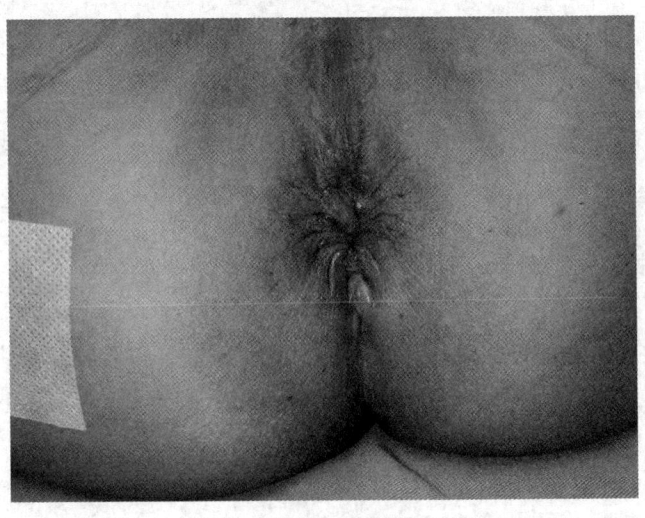

图8-3　低位肛瘘

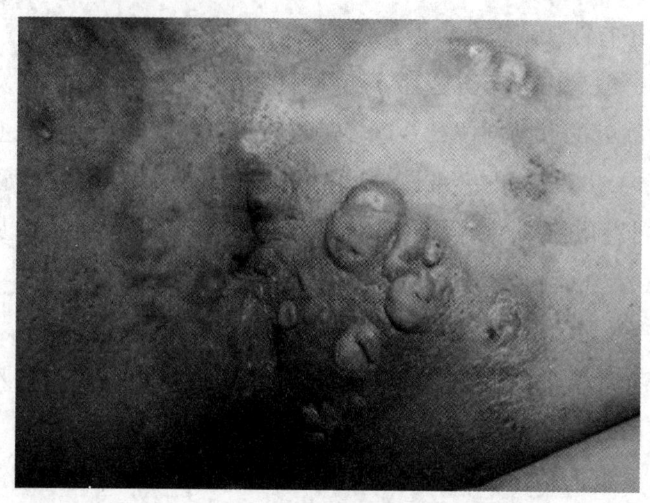

图8-4 复杂性肛瘘

此外，瘘管主管在肛提肌以下，呈环形或半环形的称为低位马蹄形肛瘘；瘘管主管在肛提肌以上，呈环形或半环形的称为高位马蹄形肛瘘。马蹄形肛瘘内口多在截石位6点（称后马蹄形）或12点（称前马蹄形）。

（3）Parks分类法　根据瘘管与肛门括约肌的解剖关系分类。

①括约肌间肛瘘：多为低位肛瘘，约占70%。瘘管只穿过肛门内括约肌，位置较低。内口多位于齿线部位，外口常只有1个，距离肛门3~5cm。

②经括约肌肛瘘：可以为低位或高位肛瘘，约占25%。瘘管穿过肛门内、外括约肌，位置稍高。内口多在齿线处，外口常不止1个。

③括约肌上肛瘘：为高位肛瘘，少见，约占5%。瘘管向上穿过肛提肌，达肛管直肠环以上水平，然后向下经过坐骨直肠窝穿透皮肤。内口多在齿线处，外口距肛门较远。

④括约肌外肛瘘：最少见，约占1%。瘘管穿过肛提肌直接与直肠相通，这种肛瘘多非腺源性感染，而是由于克罗恩病、肠癌或外伤所致，因此在治疗时。需要注意其原发病灶。

三、临床表现

（一）病史

有肛周感染、损伤等病史，病程长短不一，反复发作，以青壮年患者居多。

（二）一般症状

1.流脓　脓液的多少、性质与瘘管的长短、粗细、内口的大小等有关。一般初期流脓较多，质稠、味臭、色黄，随时间延长脓液减少，或时有时无，呈间歇性流脓。若忽然脓液增多，提示有急性感染或有新的管腔形成。单口内瘘脓液与血相混合，常由肛门流出。结核性肛瘘脓液多而清稀，色淡黄，呈米泔水样，可有干酪样坏死物。

2.疼痛　若瘘管引流通畅，一般不感疼痛，仅感觉肛门坠胀不适，行走时加重。若外口暂闭合，或引流不畅，脓液积聚，可出现局部胀痛或跳痛。若内口较大，粪便进入瘘管，则引起疼痛，尤其排便时疼痛加重。内盲瘘脓液不能引流时常出现直肠下部和肛门部灼热不适，排便时疼痛。黏膜下瘘常引起肛门坠胀疼痛，向腰骶部放射。

3.瘙痒　分泌物反复刺激，肛周皮肤潮湿、瘙痒，甚至引起肛门湿疹，出现皮肤丘疹后表皮脱落。长期不愈可致皮肤增厚呈苔藓样变。

4.排便不畅　一般肛瘘不影响排便。高位复杂性肛瘘或马蹄形肛瘘因慢性炎症刺激引起肛管直肠环纤维化，或瘘管围绕肛管形成半环状纤维条索，影响肛门括约肌收缩而出现排便不畅。

（三）体征

通常在肛门周围皮肤上有外口；在肛门直肠周围软组织中（间隙）因瘘管穿过而有肿块、索状物或硬结；在齿线处可发现充血或肿胀的黏膜，或因炎症刺激变硬的肛窦，即内口。

1.视诊　观察肛瘘外口的数目、形态、位置和分泌物。

（1）外口的数目　一般仅有一个外口，考虑为单纯性肛瘘；有多个外口，则为复杂性肛瘘。最先穿破的外口为原发性外口，原发性外口常与主管道和内口相通。若两个外口左右分居，中间有索状物相连者，常为马蹄形肛瘘；若多个外口之间互不相通，或无条索相连，应考虑多发性肛瘘。

（2）外口形态　外口平坦，肉芽不高出皮肤，其瘘管多位置表浅。若外口肉芽高突，其瘘管一般较深，形成瘘管时间较长，多为肛腺感染引起的肛瘘。若外口宽大，形状不整齐，有潜行性空腔，皮肤色暗，多为结核性肛瘘。

（3）外口位置　肛门直肠周围间隙感染一般是沿肛门括约肌走行及淋巴回流方向扩散蔓延，故肛瘘外口位置与瘘管走行、内口位置之间有一定规律性。经肛门两侧坐骨结节做一横线，如外口在横线之前，距肛门缘不超过4cm，则其管道较直，内口多在对应位置的齿线上；如外口距肛门缘超过4cm或外口在横线之后，则管道多弯曲向后，内口多位于后正中齿线上。一般外口距肛门近者管道较浅，距肛门远则管道较深。必须指出的是本方法只适用于肛窦感染引起的肛窦，并且外口应为原发外口。总结经验，外口与内口的分布规律一般如下：①一个外口在横线前，离肛门不超过5cm，其内口多在横线前部齿线处与外口呈放射状相对应。超过5cm的多行走弯曲，内口在后正中线附近。②外口在肛门横线后半部，瘘管多半弯曲，内口常在肛门后正中齿线附近。③左右两侧都有外口，均在横线前部，多数是左右两侧各有一个相应内口，呈两条放射状对应的瘘管。④横线前后两侧都有外口，多数是内口的。⑤几个外口都在横线前半部的内口，多只有1个在前半部。几个外口在后半部的内口只有1个在后正中处。但这只是一般的规律，临床所见常常是复杂多变的，要全面进行分析才能准确地定位。

2.触诊 肛瘘管道穿行于肛周各间隙软组织中或括约肌间，因慢性炎症刺激常会形成纤维化条索。故在肛周皮肤上常可触及索状物、肿块或硬结。

（1）肛外触诊 了解肛门外瘘管走向深浅。以食指从外口开始向肛缘检查，轻摸可触到明显索条状瘘管，说明瘘管较浅，重压才能感到索条状物或不甚明显，表示瘘管较深。如瘘管走向弯曲，内外口不在相对部位，是弯曲瘘；索条较直，内外口在相对部位，为直瘘。

（2）肛内触诊 辨别瘘管走向和深浅后，食指循其走向伸入肛门触摸内口，如在齿线触到硬节或凹陷，应疑是内口。初步确定内口后，再从内口向直肠黏膜触摸，如直肠壁附近有分支瘘管应检查其长短和部位。肛内触诊还应检查括约肌松紧及其功能。

3.肛门镜检查 检查时在原发内门处一般见到有黏膜充血、水肿、瘢痕、凹陷或结节等，有时还可见脓液自内口溢出；挤压管道或从外口注入染色剂，可见脓液、染色剂自内口溢出。同时注意肛管直肠内有无瘢痕、炎症、出血点、分泌物、结节、溃疡、内痔及肥大乳头等。

4.探针检查 探针检查的目的是弄清瘘管走行方向及内口部位。先将探针从外口顺瘘管走向探入，另食指伸入肛内接触探针尖端，确定内口部位。如瘘管弯曲，可将探针弯曲成与瘘管相似弯度，有时能顺利探入内口。如管道弯曲度过大或有分支不易探通，可注入亚甲蓝溶液或龙胆紫溶液检查，或在手术中边切开瘘管边检查内口。探针是检查和治疗肛瘘的一种重要工具，应备有粗细不同、软硬不等探针，以适应不同类型瘘管。使用探针时必须轻柔，避免强力，以防造成人为假道。

5.染色检查 在肛内放置一块清洁的纱布卷，然后将染色剂从外口缓慢注入瘘管，使瘘管壁和内口染色，显示瘘管的范围、走向、形态、数量和内口位置。临床上常用染色剂为2%亚甲蓝。

6.瘘管牵拉法 在麻醉情况下钳夹肛瘘外口向外牵拉，手指触摸肛管齿线位、有牵动感伴有内陷，即可断定内口的位置。同时还可观察到肛门皮肤的变形，确定瘘管的走行情况。

（四）全身症状

一般肛瘘多无明显的伴发症状。并发脓液潴留时可有恶寒、发热等症状，复杂性肛瘘患者反复发作，长期流脓血，可出现身体消瘦、精神萎靡等。结核性肛瘘患者伴有其他部位活动性结核病灶，可出现两颊潮红、低热等症状。

四、辅助检查

（一）一般检查

对于拟手术治疗的患者，术前常规应做以下检查：血常规、尿常规、便常规、肝肾功能、出凝血时间、心电图、胸片等。

（二）特殊检查

1. 碘油造影　碘油造影可以显示瘘管走向、分支、空腔分布及内口位置，瘘管与直肠的关系及瘘管与周围脏器的关系。用硅胶管从外口缓慢将对比剂（造影剂）注入瘘管内，遇阻力稍后退，并在外口处做一金属环标记。由外口注入碘化油等对比剂，边注药边观察，满意时行X线正侧位摄片。

2. 病理学检查和细菌检查　对病情反复发作，久治不愈者，应对可疑病例取脓液做细菌学检查或术中取部分病变组织进行病理检查，以早期确定肛瘘有无癌变，是否结核性肛瘘等。

3. 直肠腔内超声　该法可测定肛瘘的范围、内口位置及管道、支管分布。在检测括约肌损伤程度及诊断克罗恩病引起的肛瘘等方面有显著的优势。

4. 螺旋CT　螺旋CT多用于复杂性肛瘘的临床辅助检查。螺旋CT高级图像处理软件可以直观、立体地从任意角度显示瘘管病变二维、三维形态图像，以及瘘管和周围组织的相互关系。

5. MRI　可用于复杂性肛瘘的临床辅助检查。可以直观地显示瘘管病变走向及与周围组织的相互关系。

五、诊断与鉴别诊断

（一）诊断要点

（1）有肛周脓肿病史或肛门部外伤病史，病灶有外口、瘘道、内口。

（2）病情常反复发作，病程较长，最长者可达几十年。

（3）主要症状有流脓、肛周潮湿、瘙痒、疼痛、排便不畅等。

（4）局部肛门视诊可见肛周硬结，或破溃口，时有分泌物自破溃口流出；肛门外指诊可触及自外口向肛内走行的条索状物，肛内指诊可触及齿线上内口处硬结及凹陷；肛门镜检查可见内口处黏膜充血，或有分泌物自内口溢出。

（二）鉴别诊断

1. 化脓性汗腺炎 一种皮肤及皮下组织的慢性炎症，多见于肥胖患者。是最易被误诊为肛瘘的肛门皮肤病。化脓性汗腺炎的病变在皮肤及皮下组织，病变范围广泛，可有无数窦道开口，呈结节性或弥漫性，但窦道均浅，不与直肠相通，切开窦道后无脓腔和瘘管。

2. 肛门周围毛囊炎和皮肤疔肿 该病初期局部红肿、疼痛，以后逐渐肿大，中央形成脓栓，脓出渐愈，病变浅表，不与肛门相通。

3. 肛门会阴部急性坏死性筋膜炎 肛门及会阴部、阴囊部由于细菌感染而出现肛门部周围大面积坏死，有的可形成瘘管。此病变范围广，发病急，常蔓延至皮下组织及筋膜，向前侵犯阴囊部，肛内无内口。

4. 骶髂骨坐尾骨病变 发病缓慢，无急性炎症，破溃后流清稀脓液，创口凹陷，久不收口；有纳差、低热、盗汗等症；瘘口距肛门较远，与直肠不相通；X线片可见骨质破坏或增生。

5. 骶尾部畸胎瘤 该病是一种先天性疾病，因胚胎发育异常引起，多在青春期20~30岁发病。病变位于骶前间隙，可单囊或多囊，腔内有胶冻样黏液。囊肿较大时直肠指诊可发现骶前膨隆，有囊性肿物，表面平滑、界限清楚；探针检查可向骶骨前肛门后方向深入，深者可达10余厘米；X线摄片，可见骶骨和直肠之间有间隙增宽，囊肿腔内壁光滑，呈梨形或多囊分叶形，内有不定形的散在钙化阴影，一般不与直肠相通；术中可见腔内有毛发、骨质或牙齿等。病理检查可确诊。

6. 克罗恩病 该病多伴有腹痛、腹泻、体重减轻，须做进一步全消化道检查确诊。

7. 晚期肛管直肠癌 溃烂后可形成肛瘘，特点是肿块坚硬，分泌物为脓血，恶臭，持续疼痛，菜花样溃疡。病理学检查可见癌细胞，不难与肛瘘鉴别。

六、治疗

（一）治疗原则

非手术治疗主要是控制感染，减轻症状；手术治疗的目的在于清除感染的肛腺，将瘘管及感染异物清除。由于手术会损伤肛门括约肌，手术时一定要正确处理，特别是对病变累及肛管直肠环的肛瘘，应尽量保存括约肌和肛管直肠环的完整性，减少肛门失禁等后遗症。

（二）非手术治疗

非手术治疗主要是通过药物治疗控制感染，减轻症状，控制病情的发展，但不能彻底治愈。

1. 内治

（1）辨证论治

1）湿热下注证

证候：肛周流脓、脓质黏稠，色黄白，局部红肿热痛，按之自溃口有条索状物通向肛内；伴纳呆少食，或有呕恶，渴不欲饮，大便不爽，小便短赤，形体困重；舌红，苔黄腻，脉滑数或弦数。

治法：清热利湿。

方药：二妙丸合加减。

2）正虚邪恋证

证候：肛周流脓，质地稀薄，肛门隐隐作痛，溃口皮色暗淡，时溃时愈，按之质地较硬，或有脓液从溃口流出，且多有条索状物通向肛内；伴神疲乏力；舌淡，苔薄，脉濡。

治法：托里透毒。

方药：托里消毒饮加减。

3）阴液亏虚证

证候：肛周溃口凹陷，周围皮肤颜色晦暗，脓水清稀如米泔水样，局部无硬索状物扪及；伴有形体消瘦，潮热盗汗，心烦不寐，口渴，食欲不振；舌红少津，少苔或无苔，脉细数。

治法：养阴清热。

方药：青蒿鳖甲汤加减。

（2）中成药治疗　常用黄柏胶囊、补中益气丸等。

（3）西药治疗　用于肛瘘急性感染期，常用针对革兰阴性菌的抗生素或广谱抗生素，如磺胺类药物、庆大霉素及第二代、三代头孢菌素或喹诺酮类等。厌氧杆菌常用甲硝唑、替硝唑等治疗。

2. 外治

（1）熏洗法　常选用具有清热解毒、理气活血、利湿杀虫、软坚散结、消肿止痛、收敛生肌、祛风止痒作用的中药，煎汤熏洗肛门部，清洁肛门或手术创面，可减轻患者的痛苦，提高疗效。常用的熏洗代表方有止痛如神汤、祛毒汤、苦参汤、硝矾洗剂等。

（2）敷药法　选用适当的药物和剂型，敷于患处，达到消炎止痛、促进局部肿痛消散或穿破引流、祛腐生肌的目的。常用的有油膏和掺药。

1）油膏　适用于外口闭合或引流不畅，局部红肿热痛者。常用的油膏如九华膏、如意金黄膏、黄连膏、鱼石脂软膏等。

2）掺药　将药物研成粉末，按制剂规则配伍而成，直接撒布于患处，或撒布于油膏上敷贴，或黏附于纸捻上，插入瘘管内。常用的掺药有两类。①提脓祛腐药：适用于脓肿溃后脓水未净，腐肉已脱，或瘘管引流不畅者，常用方如九一丹、八二丹、七三丹等。②生肌收口药：适用于肛瘘术后腐肉已脱，脓水将尽者，能促进肉芽组织和上皮生长。常用方如生肌散等。

（3）冲洗法　将管腔或瘘道中的脓液冲洗干净，并使其引流通畅。冲洗时可将抗生素等药物注入管腔或瘘道，起到控制感染、促进肉芽生长及闭合管腔的作用。适用于肛瘘局部肿胀、疼痛、外口分泌物多者，或在肛瘘手术后应用。常用冲洗剂为过氧化氢、生理盐水、抗生素溶液等。注意过氧化氢冲洗时避免冲入直肠壶腹内，以防产生黏膜刺激症状。

（三）手术治疗

1. 手术原则　肛瘘不能自愈，必须手术治疗。手术成败的关键在于正确寻找内口，处理内口，消灭死腔，通畅引流，保护肛门括约肌功能，使创面自基底向上逐渐愈合。根据瘘管的深浅、曲直及其与肛管直肠环的关系，选择不同的手术方式。

2. 手术方法

（1）肛瘘切开术

适应证：适用于低位肛瘘或作为高位肛瘘管位于肛管直肠环以下部分的辅助方法。

禁忌证：肛门周围有皮肤病的患者；有严重肺结核、梅毒和身体极度虚弱者；癌症并发肛瘘者；凝血障碍疾病；临产期孕妇。

操作要点：取截石位或侧卧位，腰俞麻醉或局部浸润麻醉。先在肛门内塞入一块盐水纱布卷，用球状冲洗注射器从管外口注入1%~2%亚甲蓝或龙胆紫溶液，如纱布染色有助于寻找内口，也便于手术时辨认瘘管走向。将有槽探针从瘘管外口插入，内口探出，沿探针方向切开皮肤、皮下组织及瘘管外壁，完全敞开瘘管。如管道弯曲不能一次探出，应边探边切，逐步切开探针表面组织，直到整个管道完全切开为止。瘘管全部敞开后；用刮匙尽量将瘘管壁上染色的坏死组织和肉芽组织刮除，修剪创缘皮肤和皮下组织，形成一口宽底小的创面，仔细止血，创面填塞红油膏纱条，外垫纱布，宽胶布压迫或丁字带固定。

（2）肛瘘挂线术

1）单纯挂线术

适应证：低位单纯性肛瘘、婴幼儿肛瘘、妇女前侧肛瘘等。

禁忌证：同肛瘘切开术。

操作要点：取侧卧位或截石位，常规消毒，局部浸润麻醉，探针一端系橡皮筋，另一端自外口探入，手指伸入肛内可作引导，将探针沿管道经内口拉出，橡皮筋亦随之引出肛外。切开挂线区皮肤。橡皮筋收紧，丝线结扎橡皮筋使橡皮筋嵌于皮肤切口内。传统挂药线的方法可不切开皮肤，将线结扎即可。高位肛瘘挂线参见切开挂线法。若以药线挂线，将药线收紧，打一两个活结，以备以后紧线；亦可将药线的一端穿入另一段线内，由肛门牵出，使线绕瘘管周围成为双股线，然后收紧，打一活结。每隔1~2日紧线一次，直至挂线脱落。

2）切开挂线引流术　近年来，在充分发挥中医挂线疗法优点的前提下，吸收外科学的成果，补充了挂线疗法的不足，形成了低位肛瘘切开、高位挂线的“切开挂线疗法”，这一疗法已成为国内治疗肛瘘广泛采用的手术方法。

适应证：瘘道主管贯穿外括约肌深层或耻骨直肠肌以上。

禁忌证：同肛瘘切开术。

操作要点：常规消毒麻醉，将探针从外口探入，左手食指引导从内口探出，切除内外口之间的皮肤，然后引入胶圈给予结扎。

3）切缝挂线内口引流术　本术式又称高位挂线低位切缝内口引流术。

适应证：高位单纯性肛瘘、高位复杂性肛瘘、高（低）位马蹄形肛瘘。

禁忌证：同肛瘘切开术。

操作要点：取截石位，常规消毒麻醉，在肛管内放入盐水纱条卷，从外口缓慢注入染色剂（亚甲蓝加双氧水，或单用亚甲蓝或龙胆紫），寻找并确定内口及管道走行。从外口做弧形或放射状切口，切除皮条约1cm，暴露管道，清除坏死组织，修整皮瓣，双氧水或生理盐水冲洗后给予缝合固定，通过直肠内的管道给予挂线。修整引流口，保证引流通畅，放入油膏纱条，塔形纱条加压固定。

（3）肛瘘切除术

适应证：适用于低位肛瘘，能清楚触及条索状管壁者。

禁忌证：同肛瘘切开术，高位肛瘘不宜行切除术。

操作要点：常规消毒麻醉，注入染色剂亚甲蓝，仔细观察肛窦黏膜下层的颜色变化寻找内口。再用探针从外口轻轻插入，经内口穿出，沿探针并与括约肌垂直方向切开皮肤及瘘管壁。剪除外口肉芽组织、染色管壁、内口和瘘管周围的底部组织。修剪创缘，充分止血，固定。

肛瘘切除术的另一方法是当探针从内口穿出后提起探针，用剪刀从瘘管的底部完整剪除瘘管。

（4）多切口引流术

适应证：低位马蹄形肛瘘或已纤维化的马蹄形肛瘘（前后均可）。

操作要点：椎管内麻醉或骶管麻醉，取截石位，探查确定内口，沿瘘管走行方向在肛周作2~4个切口，切口距肛缘1.5cm以上，切口深度直达瘘管所在位置，刮匙清除管道内坏死组织，放入引流条，主管跨越括约肌部分切断部分括约肌，彻底处理内口。

七、预防与调护

（1）经常保持肛门清洁，养成良好的卫生习惯。

（2）发现肛痈宜早期治疗，一次性手术治疗可以防止后遗肛瘘。

（3）肛瘘患者应及早治疗，避免因外口阻塞而引起脓液积聚、排泄不畅，引发新的支管。

第四节　肛裂

一、概述

发生于肛管皮肤的全层纵行裂开并形成感染性溃疡者，称为肛裂。肛裂是一种常见病，仅次于痔疮。本病青壮年多见，男女发病之比约为1：2.5。临床特点以肛门部周期性疼痛、出血、便秘为主要特点。肛裂的部位一般在肛门前后正中位，尤以后位6点多见。中医称本病为“肛裂”或“裂肛”。

二、病因病理

（一）中医病因病机

中医学认为本病多是由血热肠燥或阴虚津亏，导致大便秘结，排便努挣，引起肛门皮肤裂伤，湿毒之邪乘虚进入皮肤经络，局部气血瘀滞，气血运行不畅，破溃之处缺乏气血营养，经久不敛而发病。

1.血热肠燥　常因饮食不节，恣饮醇酒，过食辛辣厚味，以致燥热内结，耗伤津液，无以下润大肠，则大便干结；临厕努挣，使肛门裂伤而致便血。

2.阴虚津亏　素有血虚，血虚津亏生燥，肠道失于濡润，可致大便燥结，损伤肛门而致肛裂；阴血亏虚则生肌迟缓，疮口不易愈合。

3.气滞血瘀　气为血之帅，气行则血行，气滞则血瘀。热结肠燥，气机阻滞而运行不畅，气滞则血瘀阻于肛门，使肛门紧缩，便后肛门刺痛明显。

（二）西医病因病理及临床分期

1.病因　西医学认为长期的便秘及机械性损伤是导致肛裂的首要因素，肛管后壁承受压力大及肛管外括约肌浅部供血不良等解剖因素，手术及化学性损伤，均与肛裂的发生关系密切。

（1）解剖学因素　肛门外括约肌浅部起自尾骨，向前至肛门后方，呈“Y”形成左右两条肌束，沿肛管两侧包绕至前方汇合，因而在肛管前、后方形成相对薄弱的区域；肛提肌的大部分包绕在肛管两侧，对肛管两侧有强有力的支持作用。直肠末端自后向前与肛管相连，形成肛直角，排便时肛管前后方尤其是后壁承受更大的压力，容易损伤。再加上肛管后多为韧带组织，血供差，弹性弱，容易破裂，一旦损伤不易修复，逐渐形成溃疡而成肛裂。

（2）局部损伤　局部损伤是形成肛裂的直接原因。粪便干结，异物，分娩，排便时过于用力，肛门指诊或手术不当均可造成肛管皮肤损伤，继发感染而成肛裂。

（3）感染　局部感染被认为是慢性肛裂形成的主要因素。感染多原发于肛窦，但也可原发于肛周皮肤。粪便所产生的氨与汗水中的氢离子协同对肛周皮肤可产生强烈的刺激作用，导致感染发生。肛门损伤，湿疹皮炎、肛门瘙痒、肛窦炎、肛乳头炎、直肠炎等慢性炎症会引起肛管皮肤弹性降低，脆性增加，容易损伤。

（4）内括约肌痉挛　肛裂患者有过度的内括约肌收缩增强活动，反射性的内括约肌收缩是肛裂不易愈合的主要原因之一。

（5）肛管狭窄　由于先天畸形、外伤或手术造成肛管狭窄，当干硬粪便通过时容易造成肛管皮肤撕裂损伤，细菌侵入感染后形成溃疡，日久形成肛裂。

2.肛裂的病理改变

（1）肛管裂口　肛管上有梭形裂开溃疡面。

（2）肛乳头肥大　裂口上端有肥大的肛乳头。

（3）裂痔　裂口下缘皮肤受炎症刺激和淋巴回流障碍，形成的赘皮外痔，又称哨兵痔。

（4）皮下瘘　位于肛裂下的潜在性瘘管。

（5）肛窦炎　位于裂口上端的肛隐窝炎。

3.临床分期

（1）三期肛裂分类法　Ⅰ期肌裂：肛管皮肤浅表纵裂。溃疡边缘整齐，基底新鲜色红，触痛明显，创面富于弹性。Ⅱ期肛裂：有肛裂反复发作史，创缘不规则，增厚，弹性差。溃疡基底部呈紫红色或有脓性分泌物。Ⅲ期肛裂：溃疡边缘发硬，基底色紫红，有脓性分泌物。上端邻近肛窦处肛乳头肥大，创缘下端有哨兵痔，或有皮下瘘管形成。

（2）二期分类法

1）急性（早期）肛裂　发病时间较短，仅在肛管皮肤见到小的溃疡，创面新鲜无硬结，裂口边缘整齐底浅，呈红色并有弹性，无乳头肥大和皮赘。

2）慢性（陈旧性）肛裂　早期肛裂未经适当治疗。创口反复感染，形成较深较大的溃疡，创缘不整齐，缺乏弹性，创面可见环状内括约肌纤维，肉芽呈灰白色。溃疡基底因炎症刺激而使结缔组织增生，栉膜增厚变硬形成栉膜带，妨碍括约肌松弛。裂口上端齿线附近并发肛窦炎、肛乳头炎，形成单口内瘘及肛乳头肥大。裂口、栉膜带、哨兵痔、单口内瘘、肛窦炎、肛乳头肥大的病理改变是陈旧性肛裂的特征。

三、临床表现

（一）病史

患者多有大便困难病史，病情反复发作，以青年女性居多。

（二）症状

1.疼痛 肛门疼痛是肛裂的主要症状，其诱因多为便秘。用力排便导致肛管裂开，呈刀割样疼痛或灼痛，排便后数分钟内疼痛减轻或消失，称为疼痛间歇期。便后约半小时出现反射性内括约肌痉挛收缩而引起剧烈疼痛，往往持续数小时，多能逐渐缓解，形成周期性疼痛。因剧烈的肛门疼痛使患者产生恐惧感而不愿排便。进而使大便存积，从而加重便秘，进一步又加重肛裂。

2.便血 大便时出血，色鲜红，滴血或粪便上有血丝，手纸带血。感染后可见脓血及黏液。

3.便秘 便秘与肛裂互为因果，两者互相影响。肛裂患者多有便秘史，大便干硬。排便时撕裂肛管皮肤而继发感染。肛裂的疼痛又可导致患者主观上对排便产生恐惧感，使粪便在直肠内停留过久，水分被吸收而干结，再排便时引起疼痛更加剧烈，由此产生恶性循环。

4.瘙痒 肛裂溃疡面或伴发的肛窦炎、肛乳头肥大等，炎症产生的分泌物可引起肛门瘙痒。

（三）体征

1.局部视诊 肛管局部可见有一纵行梭形裂口或椭圆形溃疡。初期溃疡颜色鲜红、底浅，边缘无明显增厚，无哨兵痔形成。后期肛裂患者的溃疡创面颜色灰白、底深，边缘增厚明显，可形成哨兵痔。

2.指诊 由于肛门括约肌痉挛，指诊时可引起剧烈疼痛，一般患者不宜施行指诊或指诊前使用麻醉剂。初期肛裂指诊可在肛管内触及边缘稍有凸起的纵行裂口；后期肛裂可扪及裂口边缘隆起肥厚、坚硬，并常能触及肛乳头肥大；可触及皮下瘘道，在肛缘裂口下端轻压可有少量脓性分泌物溢出。

3.肛门镜检查 一般患者不宜施行肛门镜检查，或进行肛门镜检查时使用一定的麻醉剂。初期肛裂的溃疡边缘整齐，底色红。后期肛裂的溃疡边缘不整齐，底深，呈灰白色，溃疡上端的肛窦呈深红色，并可见到肥大的肛乳头。

四、辅助检查

肛裂一般通过询问相关病史及局部视诊，可明确诊断；但需手术治疗时，常可进行如下实验室检查。

1.一般检查　血常规、尿常规、肝肾功能、出凝血时间、心电图、超声波和X线检查。

2.肛管压力测定　肛裂患者的肛管静息压明显高于正常人，并且肛裂患者有着较正常人明显增强的肛管收缩波。

3.肛管直径测量　即以肛管直径测量仪测量肛裂患者肛管直径。

五、诊断与鉴别诊断

（一）诊断要点

1.主要症状　疼痛、便血和便秘。

2.指诊　由于肛门指诊可引起肛裂患者疼痛加剧，一般不宜施行，或进行指检前使用一定的麻醉剂。

3.肛门镜检查　一般不宜施行，或检查前使用一定的麻醉剂。I期肛裂的溃疡边缘整齐，底色红，Ⅱ、Ⅲ期肛裂的溃疡边缘不整齐，底深，呈灰白色，溃疡上段的肛窦呈深红色，并可见肛乳头肥大。

（二）鉴别诊断

肛裂的鉴别诊断见表8-1。

表8-1　肛裂的鉴别诊断

项目	疼痛	出血	便秘	溃疡	瘙痒	伴随症状
肛裂	周期性	有	有	梭形溃疡	偶有	伴裂痔、肛乳头肥大
肛门皲裂	轻	有	有	无	明显	伴肛周皮肤病
肠管结核性溃疡	轻	有	无	不规则潜行溃疡	偶有	伴结核病史，溃疡底部呈污灰色，苔膜
肛管皮肤癌	持续性	有	有	不规则溃疡，边缘隆起，底部凹凸不平，表面覆盖坏死组织	偶有	伴特殊臭味
克罗恩病并发肛裂	轻	有	无	不规则溃疡，底深、边缘潜行，裂口周边皮色青紫	偶有	伴贫血、腹疼、腹泻、间歇性低热和体重减轻等
溃疡性结肠炎并发肛裂	轻	有	无	肛裂较浅，多见于肛门两侧	偶有	伴脓血便、腹泻、腹痛
肛管上皮缺损	有	有	有	未愈合创面或肛管全周或部分环状瘢痕	偶有	伴肛门病手术史

六、治疗

（一）治疗原则

软化大便，保持大便通畅，止痛，解除括约肌痉挛，阻止恶性循环，以促进溃疡愈合为目的，区别不同病变进行合理施治。急性早期肛裂可采用保守治疗，如保持大便通畅、局部用药等。Ⅱ、Ⅲ期或慢性陈旧性肛裂伴狭窄者考虑手术治疗。

（二）非手术治疗

1.内治 以润肠通便为主，在大便通畅的前提下，再结合其他治疗。

（1）辨证论治

1）血热肠燥证

证候：大便二三日一行，质地干硬，便时肛门疼痛剧烈，大便时滴血或手纸染血，血色鲜红，裂口色红，肛门部灼热瘙痒；腹满胀痛，小便短赤；舌质偏红，苔黄燥，脉弦数。

治法：泄热通便，滋阴凉血。

方药：凉血地黄汤加减。

2）阴虚津亏证

证候：大便干燥，数日一行，便时疼痛，点滴下血，肛管裂口深红，口干咽燥，五心烦热，纳差，或头昏心悸；舌红，苔少或无苔，脉细数。

治法：补血养阴，润肠通便。

方药：润肠丸加减。

3）气滞血瘀证

证候：肛门刺痛明显，便时便后尤甚，肛门紧缩，肛管裂口色紫暗，肛外有裂痔，便时可有肿物脱出；舌黯，苔薄，脉弦或涩。

治法：理气活血，润肠通便。

方药：六磨汤加减。

（2）中成药治疗 常用的中成药有槐角丸、化痔丸、麻仁丸等。

（3）西药治疗 对症处理为主，口服容积性泻剂软化大便，养成有便即排的习惯，并给予止痛、止血、消炎等对应处理。

2.外治

（1）熏洗法 此法常用具有活血止痛、收敛消肿的五倍子汤、苦参汤、止痛如神汤等熏洗或坐浴。便前坐浴可使肛门括约肌松弛，以减轻粪便对裂口的刺激；便后坐浴可洗净粪渣，保持局部清洁，改善局部血液循环，减轻肛门括约肌痉挛，缓解疼痛，促进溃疡愈合。

（2）敷药法　此法适用于新鲜单纯性肛裂，可用具有消肿止痛、收敛止血、去腐生肌作用的九华膏或白玉膏等外敷。或用含有表面麻醉剂的软膏如太宁软膏等适量涂抹患处，直至创面愈合。

（3）塞药法　该法是将具有保护黏膜、润滑肠道、止痛止血作用的各种栓剂塞入肛内，在体温的作用下融化后直接作用于患处，消除和改善症状，如太宁栓、痔疮栓等。

（三）非药物治疗

1.局部封闭法　该法是用麻醉药物和长效止痛注射液或其他复方制剂注射到肛裂周围，阻断恶性循环的刺激，即解除疼痛和括约肌痉挛，使创面得到修复。有长效止痛注射液封闭法、酒精封闭法、激素封闭法、复方枸橼酸液封闭法等。

2.扩肛法　适用于Ⅰ～Ⅱ期肛裂，无裂痔、肥大肛乳头及皮下瘘等并发症者。取截石位或侧卧位，局部常规消毒，在局麻或骶麻下，术者以戴手套的两手食指交叉，涂液状石蜡油掌面向外扩张肛管，再伸入两中指，呈4指扩肛，持续3~5分钟。在扩肛中要着力均匀，不可粗暴。扩肛后局部敷九华膏。

3.针刺法　取承山、长强、白环俞等穴位。得气后留针2~5分钟，每日1次，7天一疗程。针刺法有止痛、止血、缓解括约肌痉挛功效，适用于肛裂早期。

4.穴位封闭法　用复方亚甲蓝长效止痛注射液行长强穴封闭，一般注射5~10ml，如注射1次不愈者，7日后可再注射1次。

5.腐蚀法　可用10%硝酸银溶液或硝酸银棒涂抹溃疡，然后用生理盐水冲洗，直至创面愈合；或先用5%石炭酸甘油涂擦后再用75%酒精擦去，或用七三丹祛腐，以后改用黄连膏外敷，可减轻疼痛、降低肛管静息压、增加肛管血供。

6.烧灼法　该法是用高热烧焦溃疡面，使之形成焦痂，脱落后逐渐形成新鲜创面而达到治疗目的。可用烙铁或用电灼器，或用二氧化碳激光等烧灼或切割。

7.肉毒杆菌毒素局部注射法　该法是通过肉毒杆菌抑制乙酰胆碱的释放，使局部肌肉松弛，降低肛管内压及肛管张力，促进肛裂愈合。方法是在肛裂两侧的外括约肌处各注射0.1ml经稀释的肉毒杆菌毒素然后配合坐浴等疗法。

此外，还可通过理疗改善局部血液循环，促进溃疡愈合。

（四）手术治疗

1.手术原则　经非手术治疗无效且反复发作者，应予以手术治疗。手术的目的在于解除肛门狭窄和括约肌痉挛，促使裂口愈合，去除已发生病理改变的组织。

适应证：适用于伴发有哨兵痔、肛乳头肥大等有病理性改变的陈旧性或Ⅱ、Ⅲ期肛裂；肛裂伴有肛管狭窄者。

禁忌证：肛门周围有严重湿疹者；伴有痢疾或腹泻者；伴有恶性肿瘤者；伴有严重肺结核、高血压、糖尿病、心脑血管疾病、肝脏疾患、肾脏疾患或血液病的患者；临产期孕妇等。

2. 手术方法

（1）肛裂切除术　操作要点：患者取侧卧位，常规消毒铺巾，局麻后沿肛裂溃疡正中纵行切开，上至齿线，下达溃疡口外端0.5~1cm，切口深度以切开溃疡中心、切断部分括约肌至手指无紧缩感为度，此时肛管可容两指。同时将哨兵痔、肛乳头肥大、皮下波及感染的肛管组织一并切除，并修剪创缘，包扎固定。术后换药至痊愈。

（2）肛裂切开挂线术　操作要点：肛周及肛管常规消毒，铺巾。先切除裂痔及肥大肛乳头。肛裂溃疡面外缘皮肤做一放射状小切口，长约1.5cm。右手持球头探针从切口插入穿过外括约肌皮下部及内括约肌，在左手食指于肛内引导下，寻找病变肛窦处。左手食指抵住探针头轻轻从裂口上端肛窦处穿出，将带有橡皮筋的丝线圈挂在球头探针上，然后退针，引线至肛外。切开内、外口之间的皮层及硬化的栉膜带组织，修建皮瓣呈梭形。将橡皮筋内外两端合拢拉紧、钳夹。钳下丝线结扎。外用塔形纱布压迫，胶布固定。

七、预防与调护

（1）保持大便通畅，干硬粪便形成后不要用力排出，应用温盐水灌肠或开塞露注入肛内润滑排便。

（2）及时治疗肛窦炎。

（3）肛门指检和肛门镜检查时，忌粗猛用力而损伤肛管。

（4）肛门手术时要引流通畅。

（5）及时治疗炎症性肠病，防止并发肛裂。

第五节　直肠脱垂

一、概述

直肠脱垂是指直肠黏膜、直肠全层及部分乙状结肠向下移位的一种慢性疾病。任何年龄的人群都可以发生，一般以小儿和老人多见，男性多于女性。其中小儿多为直肠黏膜脱垂，青壮年多为直肠全层脱垂，50岁以上女性及老年患者多为直肠、部分乙状结肠脱垂。下移的直肠壁在肛管直肠腔内称内脱垂；下移到肛门外称外脱垂。中医称为“脱肛”。本章主要讨论“直肠外脱垂”。《五十二病方》中所记载的“人州出不可入者”是世界上最早对于直肠脱垂及其还纳方法的记载。脱肛之名首出《神农本草经》,《针灸甲乙经》亦有“脱肛者，肛门脱出也”，这是世界上对直肠脱垂最早的命名（图8–5）。

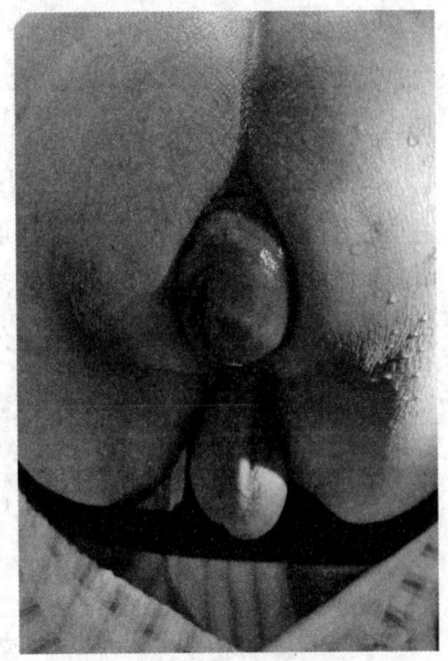

图8–5　直肠脱垂

二、病因病理

（一）中医病因病机

中医学认为本病的发生与肺、脾、肾功能失调有直接的关系。各种原因导致的肺、脾、肾虚损均可引发本病。小儿多因先天不足，形体未充，发育不全，便秘、腹泻而发。也有因脏腑本虚、复感外邪，或饮食不节，内盛湿热，下注大肠而发者。老人脏气不实，妇女产育过多，久痢、久泻、酒食伤脾等，致脾虚气陷，肾气不足，固摄无力，大肠外脱。

1. 气虚下陷　肺脾气虚，肺气虚则大肠失守而脱，脾气虚则升举无力，大肠失托而下陷。

2. 肾气不固　先天禀赋不足，肾气不足；年老体弱，肺脾肾亏虚，以致脾气虚，提升无力，肾气不充而关门不固，导致直肠滑脱不收，肛门下坠。

3. 气血两虚　气血亏虚，大肠久失温煦滋养而脱出。

4. 湿热下注　湿热内蕴，下注大肠，迫使直肠脱出嵌顿不能还纳。

（二）西医病因病理及临床分类

1. 病因　直肠脱垂的病因目前尚不明确，一般认为发病可有以下几种因素。

（1）解剖因素　小儿骶尾弯曲度较正常浅，直肠呈垂直状，当腹内压增高时直肠失去骶骨的支持，易于脱垂。某些成年人直肠前陷凹处腹膜较正常低，当腹内压增高时，肠袢直接压在直肠前壁将其向下推，易导致直肠脱垂。

（2）年老体弱因素　体质虚弱，年老久病，或营养不良，骨盆直肠间隙与坐骨直肠间隙内脂肪减少；或者多次分娩，骨盆及肛门肌肉张力减退，松弛无力，致使直肠周围组织失去对直肠支持固定作用，造成直肠脱垂。

（3）长期腹内压力增加　长期便秘、腹泻、慢性咳嗽、气喘、尿路结石、前列腺肥大等均可使腹压持续增加，直肠下移造成脱垂。

（4）脱出性疾病诱发　由于Ⅱ～Ⅲ期内痔、直肠息肉等经常脱出，牵拉直肠黏膜下移，容易引起黏膜与肌肉层分离造成直肠黏膜脱垂。

（5）肛管直肠部神经、肌肉损伤　外伤或手术不慎损伤腰骶部神经或严重破坏了肛管直肠环组织，使肛门括约肌松弛无力，直肠肛管向下移位，造成直肠黏膜、直肠及肛管脱垂。

2. 病理　直肠脱垂的典型病理解剖特征：①Douglas陷凹加深。②直肠与骶骨岬分离，呈垂直状态。③乙状结肠冗长。④肛提肌分离。⑤肛门括约肌松弛。

3. 临床分类　本病分类方法较多，一般有以下几种。

（1）古典分类法　直肠脱垂的分类，见表8-2。

表8-2　直肠脱垂的分类

体征	部分脱垂	完全脱垂	内脱垂	脱垂嵌顿
年龄	儿童常见	成人及老人	老人及成人	小儿
脱出长度	3~5cm，可自行回纳	5cm以上，不能还纳	不脱出	脱出达10~40cm，手法不能还纳
回纳	肛门松弛	轻或无	重	肛门括约肌痉挛
触诊	黏膜柔软，摸不到弹性的直肠皱襞	可摸到弹性直肠皱襞	有弹性能活动	有弹性皱襞
直肠镜检	黏膜松弛，充血水肿		黏膜堆积充血不见肠腔	—
脱出形状	呈放射状，色淡红。无出血	环层状皱襞螺旋状淡红色	—	圆锥形糜烂水肿、充血、色暗、渗出

（2）现代分类法　现在诊断标准如下。

一型：不完全性直肠脱垂，即直肠黏膜脱垂。表现为直肠黏膜层脱出肛外，脱出物呈半球形，其表面可见以直肠腔为中心的环状的黏膜沟。

二型：完全性直肠脱垂，即直肠全层脱垂。脱垂的直肠呈圆锥形，脱出部分可以直肠腔为中心，呈同心圆排列的黏膜环形沟。二型根据脱垂程度分为三度。

Ⅰ度为直肠壶腹内的肠套叠，即隐性直肠脱垂，排粪造影呈伞状阴影。

Ⅱ度为直肠全层脱垂于肛门外，肛管位置正常，肛门括约肌功能正常，不伴有肛门失禁。

Ⅲ度为直肠和部分乙状结肠及肛管脱出于肛门外，肛门括约肌功能受损，伴有肛门不全性或完全性失禁。

三、临床表现

（一）病史

有长期便秘或腹泻的病史，特别是老人或中年经产妇。

（二）主要症状

1.脱出　直肠脱出肛门外是本病主要症状。早期排便时直肠黏膜脱出，便后可自行复位。随着病情的发展，逐渐不能复位，需用手复位，久之直肠全层或部分乙状结肠脱出，严重者咳嗽或打喷嚏、排矢气时，均可脱出肛外。多因工作劳累或久行、久站、久坐，使症状诱发或进一步加重，常伴有肛门括约肌松弛。

2.出血　一般无出血症状，当大便擦伤黏膜时有滴血或粪便带血，或手纸擦拭时有少量出血，色鲜红。

3.肛门潮湿　由于肛门括约肌松弛，收缩无力，分泌物沿肛管流出，或反复脱出，复位困难，脱垂部分暴露时间较长，容易受刺激，致使分泌物增多。

4.瘙痒　由于黏膜经常脱出在外，致使直肠黏膜充血、水肿糜烂，渗液刺激肛周皮肤，造成皮肤炎症，出现瘙痒。

5.坠胀和疼痛　由于黏膜下垂，反复脱出，脱出的长度和宽度逐渐增加，致使直肠或结肠套叠，压迫刺激肛门部，出现坠胀感，严重者可有腹部或下腹部钝痛，其痛多向下肢放射，引起尿频。

6.嵌顿　如果肛门直肠黏膜脱出，未能及时复位，局部静脉回流受阻，继而发生黏膜充血水肿，导致脱出部分嵌顿。随着嵌顿时间的延长，黏膜颜色逐渐暗红色，甚至出现浅表黏膜糜烂坏死，或脱垂段因肛门括约肌收缩而绞窄坏死。

（三）体征

1.黏膜或肠管脱出　直肠黏膜脱出，脱出物为淡红色，有放射状纵沟，触之柔软，有弹性，易出血；直肠全层脱出，脱出物呈圆锥状、淡红色，可见环状有层次感的黏膜皱襞，触之较厚，无弹性，肛门松弛；部分乙状结肠套入直肠与肛管直肠一起脱出的严重直肠脱垂，脱出物呈圆锥状，触之很厚，肛门极度松弛甚至失禁。

2.肛管外翻　部分乙状结肠套入直肠与肛管，直肠肛管一起脱出的严重直肠脱垂或者发病的时间较长的直肠全层脱出，可有肛管外翻。

四、辅助检查

本病通过询问病史，对脱出物的视诊一般即可确诊。隐性直肠脱垂则需进行直肠、乙状结肠镜检查和X线摄片等才能发现。

五、诊断与鉴别诊断

1.诊断要点　有长期便秘或腹泻的病史。主要症状为脱出、出血、潮湿、瘙痒、坠胀、疼痛甚至嵌顿等，诊断一般比较明确。

2. 鉴别诊断 直肠脱垂的鉴别诊断见表8-3。

表8-3 直肠脱垂的鉴别诊断

病名	症状	体征	确诊手段
直肠脱垂	肛门松弛	直肠脱出，活动受限	外观、触诊
内痔脱出	常有便鲜血	痔核脱出、源自齿线	外观、肛镜
肠套叠	腹痛明显	结肠、乙状结肠套叠征象	气钡双重对比造影
直肠内脱垂	便秘	黏膜松弛、堆积于肛内	肛镜、排粪造影
直肠黏膜外翻	分泌物多	痔环切后遗症征象	肛门手术病史，外观

六、治疗

（一）治疗原则

本病早期可采用辨证论治，可一定程度上缓解症状；二型或Ⅱ度以上的患者一般需手术治疗。药物保守治疗可以减轻出血、肛门潮湿等兼证。

（二）非手术治疗

1. 内治

（1）辨证论治

1）脾虚气陷证

证候：便时肛内肿物脱出，轻重不一，色淡红，伴有肛门坠胀，大便带血，神疲乏力，食欲不振，甚则有头晕耳鸣，腰膝酸软。舌淡，苔薄白，脉弱。

治法：补气升清，升举固托。

方药：补中益气汤加减。

2）湿热下注证

证候：肛内肿物脱出，色紫暗或深红，甚则表面部分溃破，糜烂，肛门坠痛，肛内指检有灼热感。舌红，苔黄腻，脉弦数。

治法：清热泻火，行气利湿。

方药：止痛如神汤加减。

（2）中成药治疗

1）补中益气丸 益气升提，用于气虚下陷之脱肛。

2）麻仁润肠丸 润肠通便，用于脱肛兼有大便秘结者。

（3）西药治疗 西药无治疗本病的特效药，只是用于改善症状。如运用抗生素治疗局部感染等。

2.外治

（1）熏洗法　可选用苦参汤或止痛如神汤加减，先熏后洗，每日2次。

（2）敷药法　可用马勃、木贼烧灰存性，共研为细末，混合均匀。将药末撒布患处，使之还纳复位。

（3）复位法

1）儿童脱垂的复位法　将患者俯卧于医生膝盖上，以手指缓慢地将脱出的直肠纳入肛门内，清洁肛周的皮肤。稍大的儿童可采用膝胸位按同法复位，然后用吊带将纱布垫固定在肛门两侧，阻止肛门下移。

2）直肠全层脱垂复位法　患者取侧卧位，用手指压迫脱垂的顶端，持续加压，手指应随脱出的直肠进入肛门，使脱垂的直肠复位。若脱出时间较长，脱出部位充血水肿，用一般方法不能复位时，应采用局麻下复位。常在截石位3、6、9点局部麻醉，肛门松弛后，配合手法均能复位。

（4）注射疗法　将药物注射于直肠黏膜下层，使黏膜与肌层粘连；注射到直肠周围间隙，使直肠壁与周围组织粘连固定。此法对儿童效果良好，对成人配合肛门紧缩手术也可治愈。

1）直肠黏膜下点状注射术　适用于Ⅰ度直肠脱垂。

操作步骤：患者取屈膝侧卧位，常规消毒铺巾，以抽好硬化剂的针管套齿科5号针头，在脱出的直肠黏膜下层散在性点状注射。各点之间保持间距在0.5~1cm，每点注射量以黏膜充盈隆起，毛细血管显露清晰为度，术毕还纳直肠，肛内塞入九华膏，加压包扎。

2）直肠黏膜下柱状注射术　适用于直肠远端内套叠，直肠远端黏膜内脱垂，中段直肠内套叠。

操作步骤：充分扩肛，使肛管容纳4指以上。钳夹松弛的直肠黏膜：用组织钳夹持截石位3、6、9点直肠黏膜，以长弯止血钳沿直肠纵轴夹持松弛的直肠黏膜，长度以排粪造影所测长度为准，一般为7cm，电刀烧灼钳上直肠黏膜。折叠缝合：自齿线上0.5cm用2/0铬制肠线绕钳向上连续缝合，共计3行。注射硬化剂：1∶1消痔灵注射液，于各纵行缝叠黏膜柱之间的黏膜下层进行柱状注射，总量一般为15~20ml。术后处理：术后禁食3天，第4天开始进流质饮食，以后逐渐恢复普通饮食；术后给予抗生素治疗5天。术后第5天予灌肠协助排便。

3）直肠周围间隙注射术　适用于Ⅱ度直肠脱垂。

操作步骤：常规消毒铺巾。骨盆直肠间隙注射：于截石位3点肛门外侧1.5cm处进针，以左手食指置入肛内做引导，用7.5cm穿刺针头和20ml注射器，进针遇到阻力，即达肛提肌，当通过肛提肌有明显落空感时，即达骨盆直肠间隙，左右各注药约8ml。直肠后间隙注射：在尾骨尖到肛缘的中点进针，在左手食指引导下进针4~5cm，证实未穿入肠壁及骶前筋膜，边注药、边退针、剂量为15ml。术中严格无菌操作，注意注药范围及注药量的变化。肛门正前方因离腹膜较近且有重要器官，一般不宜注药。术后处理：同直肠黏膜下柱状注射术。

（三）手术治疗

1.手术原则 直肠脱垂手术的目的在于纠正脱垂、避免大便失禁和便秘。直肠脱垂的手术分为两大类：经腹部或经会阴部手术。一般来说，对于全身情况较好的成人完全性直肠脱垂的患者可选择经腹手术，而全身情况差或老年患者或急性嵌顿脱垂患者应考虑经会阴手术。

2.手术方法

（1）经腹手术

1）Pemberton-Stalker直肠固定术

适应证：直肠脱垂程度较轻者。

禁忌证：高龄，体弱或伴有严重疾患不能耐受经腹手术者。

操作要点：①取下部正中切口，自耻骨联合至脐孔。②进腹后显露低而深的Douglas陷窝，提起乙状结肠和直-乙结肠段，沿直-乙结肠系膜根部左侧切开后腹膜，并向下延伸至Douglas陷窝。③进入骶前间隙，紧贴直肠背侧分离直肠至盆底，尾骨尖平面。④提起直肠，在直肠后把切开的右侧后腹膜边缘缝合于左侧后腹膜和骶骨上。⑤将直肠上提拉紧，缝合固定在骶岬上，逐层关腹。

2）Repstein直肠固定术

适应证：适用于大多数直肠脱垂和直肠内套叠的患者。

禁忌证：同Pemberton-Stalker直肠周定术。

操作要点：①取下部正中切口，自耻骨联合至脐孔。②进腹后显露低而深的Douglas陷窝，提起乙状结肠和直-乙结肠段。沿直-乙结肠系膜根部切开两侧腹膜，直至直肠前会合。③提起乙状结肠和直乙结肠，从骶岬上进入骶前间隙，紧贴直肠背侧分离盆底，并超越尾骨尖。紧贴直肠切断双侧侧韧带，并结扎双侧直肠中动静脉。④取直径1cm的Teflon人造血管一根，长5cm纵向剖开，上提、拉紧直肠将人造织物包绕于直肠，并缝合于直肠前壁和两侧壁，并将织物左右两端固定于两侧骶岬。⑤盆底腹膜重建，抬高，乙状结肠系膜和后腹膜间隙缝闭，腹壁分层缝合。

（2）经肛门手术

1）直肠黏膜柱状结扎术

适应证：Ⅰ~Ⅱ度直肠脱垂。

禁忌证：同本书中内痔结扎术。

操作要点：①常规消毒术区，铺无菌巾。再次消毒直肠腔。②牵开肛管，寻找齿线。把齿线上方约0.5cm的直肠黏膜作为手术的下端，把直肠黏膜脱垂的最上端作为手术的上端。③用大弯钳从手术的下端到上端纵行夹起直肠黏膜，基底部夹起少量浅肌层，大圆针（带7号线）于弯钳下行“两针一线”式贯穿结扎或做连续缝合结扎，待结扎牢靠后切除钳上直肠黏膜。同法处理2~4处即可。术毕肛内放置九华膏纱条。

2）直肠黏膜环切、肌层折叠缝合术　改良Delorme术。

适应证：高位直肠内脱垂，深度达8cm以上者。

禁忌证：同直肠黏膜纵行折叠、硬化剂柱状注射术。

操作要点：①待麻醉后，常规消毒铺巾。充分扩肛，使肛管可容纳4指以上。

②用拉钩牵开肛门，于齿线上0.5cm处黏膜下层环形注射去甲肾上腺素注射液与生理盐水混合液（浓度为1∶200000）。于齿线上1~1.5cm处用电刀环行切开直肠黏膜。③用组织钳夹住近段直肠黏膜切缘，并向下牵拉，然后用组织剪沿黏膜下层向上锐性游离直肠黏膜，显露直肠壁的肌层，游离黏膜管的长度依术前排粪造影所显示直肠内脱垂的深度而定。④用4号丝线垂直折叠缝合直肠环肌层，一般缝合4~6针。在距游离的直肠黏膜管最高点下方2cm处，用电刀切断直肠黏膜管。用2/0铬制肠线间断缝合直肠黏膜，首先缝合3、6、9、12点，然后再将其余黏膜缝合。肛管直肠远端放置包裹油纱条的橡胶管。

（3）经会阴手术

1）肛门紧缩术

适应证：直肠脱垂并发肛门松弛，不完全失禁者。

禁忌证：肛周急性炎症，泻、痢、便次增多者。

操作要点：常规消毒铺巾，于肛门后侧2厘米处。沿左右肛缘作“V”形切口。切口长短按肛门松弛程度而定。如肛门松弛可插入3指以上者。可紧缩1/2；3指以下者，紧缩1/3。切开皮肤及皮下组织。将皮瓣游离至齿线并向上牵拉，暴露肛尾韧带、外括约肌皮下部及肛管后三角；将外括约肌缝合2针，闭合肛管后一角，缝合皮肤“V”形切口。然后再将向上的游离皮瓣作“Λ”形切除。止血后肛门内放凡士林纱条引流，外盖无菌纱布。伤口5~7日拆线，术后可服抗感染药物。

2）肛门环缩术（Thierch手术）

适应证：适用于肛门收缩无力或肛门已松弛的直肠脱垂，尤其老年体弱不适合较大手术者。该术式常用在治疗直肠脱垂时的辅助性处理。如单独应用疗效差。

禁忌证：同直肠脱垂黏膜柱状结扎术。

操作要点：常规消毒会阴部皮肤及肛管直肠腔，用尖刀在肛门前、后距肛缘2~3cm处各作一纵行小切口，长0.4~0.5cm。手指进入肛门作引导，用动脉瘤针或大弯止血钳，从后侧切口皮下引入医用塑料管绕肛周皮下，以肛门可纳食指为度，并拢塑料管两端，双重丝线结扎。小切口缝合1针，半年后酌情拆除环缩管。

七、预防与调护

本病的病机以虚为主，所以增强脏腑功能在直肠脱垂的预防中尤为重要，此外应积极治疗能引起脱垂的慢性疾病。

（1）锻炼身体，增强体质，经常做提肛运动。

（2）劳逸结合。避免久站，久立及劳累。

（3）调理大便，防止便秘及腹泻。

（4）养成良好的排便习惯，尤其儿童不能如厕时间过长。

（5）妇女产后应充分卧床休息。避免过早负重劳动。如有会阴撕裂及时治疗。

（6）积极治疗易增大腹压的疾病。如咳嗽、气喘、腹胀等。

（7）已患直肠脱垂者，应注意局部卫生。及时将脱出肠段还纳复位。防止病情加重。

第六节　肛门直肠狭窄

一、概述

肛门直肠狭窄指肛管和直肠由于炎症、损伤等某种原因造成的肠径缩小，肠道变窄，粪便通过受阻，排出困难。患者多伴有肛门疼痛，便次增多，粪便变形伴有脓性或黏液性分泌物，严重者可出现进行性便秘、腹胀、腹痛或肠梗阻。临床根据狭窄的部位不同，分为肛管狭窄和直肠狭窄。狭窄分为先天性和后天性两种，先天性狭窄是先天性肛门直肠发育异常的一种，本章所述的是后天获得性肛门直肠狭窄，不是一种单独存在的疾病，而是各种肛肠疾病和损伤的结果。中医称本病为“肛门狭窄”。

二、病因病理

（一）中医病因病机

中医认为本病是由于湿热下注或气滞血瘀导致肛门开关不利，传输功能失调所致。

1.湿热蕴结　湿邪重浊，黏滞趋下，附于大肠肛门，阻滞气机，肛门开关不利，湿浊秽物积于大肠，久积化热，湿热黏滞，肠腑传化受阻，排便困难，时有热结旁流、肛门灼热。

2.气滞血瘀　情志不舒或外伤误治、失治，致气机郁滞，气滞则肠道血行不畅，血液瘀积，瘀血阻滞肛门、直肠而发病。故见排便困难，肛门坠胀疼痛。

（二）西医病因病理及临床分类

1.病因　西医学认为，肛门直肠狭窄（后天获得性）通常是各种肛肠疾病和损伤的直接结果。

（1）外伤　会阴部外伤、烧伤、火器伤、化学伤等均可以引起肛管直肠狭窄。由于会阴、肛管直肠的解剖特点，损伤后容易引起感染，在组织修复过程中纤维组织增生，瘢痕形成，引起肛门直肠狭窄（图8–6）。

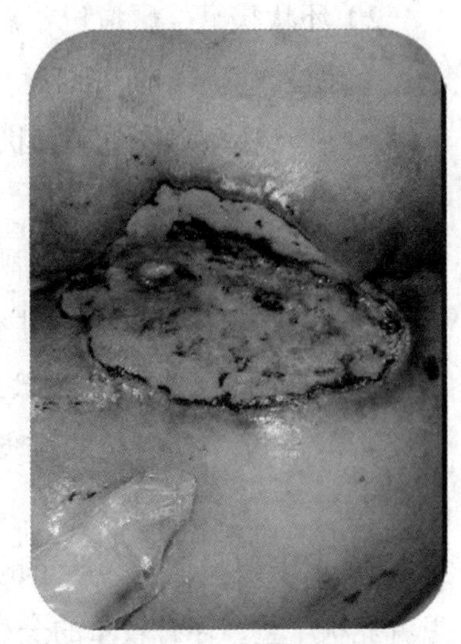

图8–6　肛门直肠狭窄

（2）医源性损伤　肛门部手术、外用腐蚀性药物治疗不当等常可造成肛门直肠狭窄。如内痔或环状混合痔切除过多的黏膜与皮肤；激光、红外线、微波等治疗时损伤正常组织过多；枯痔散、枯痔钉等使用不当；硬化剂药液注射过深，损伤黏膜或进入肌层等都有可能造成肛管直肠周围广泛炎症，形成瘢痕，造成狭窄。

（3）炎症　直肠肛门部的各种急、慢性炎症和溃疡，可使直肠壁及肛门周围形成瘢痕，挛缩造成肛门直肠狭窄。

（4）肿瘤　包括良性和恶性肿瘤。因肿瘤迅速生长导致压迫，或肿瘤浸润、感染致肠腔狭窄。

（5）肌肉痉挛　肛门、直肠部各种原因引起的刺激，引起痉挛性肛门狭窄。

2.病理　肠黏膜和肠壁全层在炎症或损伤后的组织修复、炎症愈合过程中发生一系列炎细胞浸润、纤维组织增生、瘢痕组织形成等变化，导致肛门直肠不同程度狭窄。环形狭窄者其病变多以黏膜层为主，而肠腔的管状狭窄则提示肠壁全层受累。

3.临床分类

（1）按狭窄性质分类

1）良性狭窄　由先天发育异常、创伤、感染和医源性损伤等因素引起的狭窄。

2）恶性狭窄　由恶性肿瘤引起的狭窄。

（2）按狭窄部位分类

1）肛门狭窄　又称低位狭窄，狭窄部位位于肛管。

2）直肠狭窄　狭窄部位位于直肠内，多在齿线上2.5~5cm处或直肠壶腹部。狭窄区在距肛门4~7cm以内的直肠，称为中位狭窄；狭窄区在距肛门7cm以上者称为高位狭窄。

（3）按狭窄形态分类

1）线性狭窄　瘢痕占据肛门、肛管或直肠腔道的一部分，呈线状或半环状，不构成环，又称为镰状狭窄。

2）环状狭窄　瘢痕位于肛门、肛管或直肠腔道全周，腔道变小，形成环状，其上下长度不超过2cm。

3）管状狭窄　狭窄呈管状，狭窄上下长度超过2cm。

（4）按狭窄程度分类

1）轻度狭窄　多为线状狭窄或肠外肿瘤压迫部分肠腔所致。症状较轻，以排便不顺畅为主，肛门指诊时，可通过术者食指，但麻醉下两指不能通过。

2）中度狭窄　多呈环状或管状狭窄。狭窄孔径在1cm左右，术者食指通过困难，但小指能通过。有明显的排便困难和不畅，伴有狭窄所致的全身症状或不完全肠梗阻症状。

3）重度狭窄　多为严重的环状或管状狭窄。狭窄孔径小于1cm，术者小指不能通过。患者症状严重，伴有较重的全身症状及不完全性、慢性结肠梗阻症状。

三、临床表现

（一）病史

患者有肛管直肠手术、损伤或炎症病史，或局部注射，腐蚀栓剂等用药史。

（二）症状

1. 排便困难　粪便不易排出，且便形细小或扁平，有棱状。

2. 便意频数　因粪便难以排尽而积聚，刺激肠壁感受器而引起便意频频。

3. 疼痛　因肠管狭小，粪便通过困难，排便时用力努责，很容易造成损伤，引起肛门或直肠疼痛。

4. 肛周潮湿　患者多有肛门潮湿，或有肠液或血液流出，排气时引起粪水溢出等，以致肛门皮肤皲裂。

（三）体征

（1）肛门紧、小，肛门括约肌痉挛。

（2）肛管直肠瘢痕形成。

（3）直肠指诊时食指通过困难或不能通过，可摸到坚硬的纤维带，或环形狭窄。摸到坚硬的纤维带，或环形狭窄。

四、辅助检查

肛管直肠狭窄一般通过询问相关病史，经过局部视诊和指检可明确诊断，但在手术治疗时，常可进行如下实验室检查。

1.一般检查　常有血常规、尿常规、肝肾功能、出凝血时间、心电图、超声波和X线胸片检查等。

2.直肠腔内B超、盆腔B超、CT检查　有助于直肠及其邻近器官肿瘤的诊断。

3.病理学检查　可确定局部病变的性质。

4.X线下消化道造影　可了解狭窄范围和程度。

5.细菌培养检查　可确定特异性感染所致的肛管直肠狭窄，如结核性、阿米巴性、菌痢性等。

6.其他　可疑性病引起者，应行血清梅毒试验、冷凝集试验等检查。

五、诊断与鉴别诊断

（一）诊断要点

对肛管直肠环狭窄的诊断，应首先确立有无狭窄，进一步确定其性质是良性或恶性，其程度和范围，以确定其治疗方案。

1.病史　患者一般有肛门直肠外伤、手术、烧伤、注射、药物腐蚀史；或炎症性肠病、传染病接触史、个人冶游史等病史。

2.常见的症状　排便困难、便意频数，腹胀、脓血便、肛门疼痛、里急后重、消瘦等。

3.腹部检查　可见腹胀、肠型、手术瘢痕等。

4.肛门指诊　对发现狭窄及确定狭窄部位、范围、形状、质地等有决定性意义。

5.乙状结肠镜和电子结肠镜　部分患者可见狭窄部位。

（二）鉴别诊断

1.肛裂　周期性疼痛、排便时加剧，出血，色鲜红，在肛裂溃疡周围可见皮赘物，以青年女性居多。

2.直肠肿瘤　早期多无明显症状，偶有粪便带血、腹泻。形成直肠狭窄往往已到晚期，直肠指诊触及质硬、固定、高低不平或菜花样的肿块，内镜可见直肠病灶，确诊需病理检查。

3.性病性淋巴肉芽肿　系病毒性感染，病变主要在生殖器和腹股沟淋巴结。患者以女性为主，有性病接触史，常伴有肛门刺激症状，便脓血、黏液，可并发肛瘘，狭窄一般在齿线上方，质硬但表面光滑，呈苍白色，肛门口呈开放状，补体结合试验及病毒检查阳性。

4.溃疡性直肠炎 直肠多发性溃疡在愈合过程中，可形成广泛的肉芽肿和大量瘢痕而导致直肠狭窄。这类患者往往有慢性反复发作的腹泻病史。

5.日本血吸虫性肠病 慢性日本血吸虫病晚期，直肠壁内有大量虫卵沉着，肉芽肿形成或纤维化，形成质地坚硬、凹凸不平的狭窄区。患者多有疫水接触史。粪便卵孵化或肠黏膜活检压片可找到虫卵。

六、治疗

（一）治疗原则

以改善和缓解症状为治疗目的。轻度狭窄患者先考虑保守治疗，保守治疗无效或中重度狭窄患者可考虑手术治疗。

（二）非手术治疗

1.内治

（1）辨证论治

1）气滞血瘀证

证候：大便困难，便条变细，肛门有紧缩感，刺痛或胀痛，排便时加重，伴有腹胀、肠鸣；舌紫暗或有瘀斑，苔黄或白，脉弦。

治法：行气活血，化瘀软坚。

方药：桃红四物汤加减。

2）湿热蕴结证

证候：排便困难，便条扁细，腹泻与便秘交替出现，小腹坠胀，里急后重，肛门灼热；舌红，苔黄腻，脉滑数。

治法：清热利湿。

方药：槐花汤。

（2）中成药治疗 常用的有润肠丸、麻仁丸等。

（3）西药治疗 对炎性疾病或各种损伤伴感染的患者，采用针对原发病因的治疗。内服液状石蜡，以改善排便困难。

2.外治

（1）灌肠法 对肛门直肠轻度狭窄者，可用清热利湿、解毒通便作用的中药汤剂灌肠，以缓解症状。对溃疡性结肠炎、血吸虫病、阿米巴病者可采用抗生素保留灌肠，必要时也可加用激素以减少瘢痕形成，促进愈合。

（2）敷药法　具有消肿止痛、活血化瘀作用。常用五倍子散、九华膏、痔疮膏等，根据不同的症状选用不同的油膏、散剂、以药物直接敷于患处。

（3）塞药法　将栓剂塞入肛内，依靠体温将其溶化，直接敷于肛管直肠皮肤黏膜，起到清热消肿、止痛止血作用。常用的药物有痔疮栓、太宁栓。

（4）理疗　红外线照射和微波透热治疗，对轻度狭窄有一定疗效，一般每天1次，每次20~30分钟，连续4~6周。

3.其他疗法

（1）注射软化剂　对局限性瘢痕可用醋酸氢化可的松1ml加1%普鲁卡因2~3ml，局部注射于瘢痕区，5~7天1次，6~10次为一疗程。

（2）扩肛疗法　适用肛管半环形或环形狭窄者。嘱患者取侧卧位和截石位，用络合碘消毒肛周皮肤后，用手指扩肛，术者以食指轻轻纳入肛内，以患者觉痛能忍耐为度，初次进入头节，渐次可进入中节、末节而患者无痛苦即可。也可用肛门镜或扩肛器进行扩肛，每次扩3~5分钟。开始每天扩肛一次，以后间隔时间逐渐延长每周1~3次，直至狭窄消失，排便正常，肛内可纳入2指，不再复发为止。扩肛时应缓慢，勿用暴力。

（三）手术治疗

1.手术原则　以缓解和改善症状为目的。

2.手术方法

（1）肛门狭窄切开扩张术

适应证：肛门和肛管轻、中度狭窄。

禁忌证：①严重的心、肝、肾疾患及糖尿病、高血压患者。②凝血功能障碍与瘢痕体质。

操作要点：①常规络合碘消毒肛周3遍，铺无菌孔巾，待肛门松弛后消毒肛内。②在肛门后正中线，从齿线至肛缘外1.5~2.0cm呈放射状切开肛管皮肤，可做1~3切口，并切断部分内括约肌及外括约肌皮下部，以使肛内能纳入2~3指为度。两侧楔形切除部分瘢痕，以顺利通过1指为度，在切口中线横行缝合1针，以利止血。③肛门内放置油纱条包裹的排气管，覆盖敷料，丁字胶布固定。

（2）肛管狭窄　Y-V成形术

适应证：齿线以下各种肛管狭窄。

禁忌证：①严重的心、肝、肾疾患及糖尿病、高血压患者。②凝血功能障碍与瘢痕体质。

操作要点：①常规络合碘消毒肛周3遍，铺无菌孔巾，待肛门松弛后消毒肛内。②在肛门前后正中位纵行切开狭窄环至皮下层，前端进入肛管，尾端分叉呈Y形，并切除切口周围瘢痕组织。③在切口正中点向下游离皮瓣，并在后位切断内括约肌下部及外括约肌皮下部。④将皮瓣尖端部拉入肛管，与切口前端对合，使皮瓣覆盖全部创面而无张力，并用2~0肠线及丝线，间断缝合黏膜及皮肤，使Y形切口变为V形切口。如肛门狭窄严重者，可在前侧做同样手术，但不再切断括约肌。⑤肛内放置油纱条包裹的橡胶管，以利压迫止血，覆盖敷料，丁字胶布固定。

（3）直肠狭窄挂线术

适应证：直肠下端部分狭窄。

禁忌证：①严重的心、肝、肾疾患及糖尿病、高血压患者。②凝血功能障碍与瘢痕体质。

操作要点：①常规消毒后，铺无菌孔巾，待肛门松弛后消毒肛内，并行指诊探查狭窄部位，备好球头探针，并在探针尾端缚扎一橡皮筋。②在直肠狭窄处用两把组织钳钳夹住黏膜，将球头探针从狭窄下缘穿入，穿过基底，从狭窄上缘穿出，拉出探针，引入橡皮筋，再将橡皮筋两端拉紧结扎。根据直肠狭窄的范围，也可同时几处挂线。

七、预防与调护

（1）肛管皮肤弹性较差，肛管直肠手术时一定要尽量保存肛管皮肤，选择合理的术式和切口角度。

（2）养成良好的排便习惯，保持大便通畅。

（3）注意保持肛门清洁，排便后可用温水清洗肛门。

（4）注意合理饮食，多饮水，多进食新鲜蔬菜、水果。

第七节　肛门损伤及异物

一、直肠肛管损伤

（一）概述

直肠肛管损伤的发生率占腹部外伤的0.5%~5.5%。直肠肛管损伤常具有如下特点：①直肠内容物为成形粪便。细菌含量较多，一旦损伤，极易感染，对患者危害大；②直肠下端周围组织间隙多，内有较多的疏松脂肪组织，血运差，易感染且易向周围组织扩散。后期并发症多，治疗困难；③常伴有其他组织器官的损伤。因本病发病率低，在严重复合伤时，常因忙于救治休克和其他脏器伤而易致漏诊。中医称本病为“谷道损伤”，并发感染可参照中医“肛痈”辨证论治。

（二）病因病理

1.中医病因病机 中医认为直肠肛管损伤后，经脉阻断，气滞血瘀，故疼痛。败血壅遏，糟粕积滞，肠毒侵袭，则生湿生热。湿热火毒郁于肌肤不得外泄，则火毒蔓延，故见肿势扩大、红肿炊热、疼痛剧烈；热盛则肉腐，肉腐则为脓，故溃破流脓；火毒内蒸，灼液耗津，则见头痛、发热、口渴；肠燥津亏，则便秘溲赤。后期因湿性黏滞，湿热久恋，湿蕴热伏，难以清除，故肿痛流脓反复发作；加之日久耗伤气血，无力托毒，而脓腐难祛、新肉难生，故脓肿肿势平塌，脓液清稀，疮口愈合缓慢，甚至形成肛漏；脾虚失其运化，气血亏虚，机体失养，故神疲纳差、面色少华、形瘦体弱。

2.西医病因病理及分期分型

（1）病因 ①跌坐于尖锐物，或刀刺植入会阴、肛门和下腹所造成，常伴有尿道、阴道和膀胱损伤，甚至损伤结肠和小肠。②弹头、弹片及各种飞行物引起的火器伤，多见于战时。经直肠周围组织穿入肠腔，常合并有其他损伤，一般伤口小，伤道深。③周围器官手术时损伤，如子宫、阴道和膀胱的手术时误伤。④内镜插镜或息肉切除时引起，或钡剂灌肠时因患者肠壁套叠受压过久，压力过大，可致穿孔。⑤骨盆骨折移位时撕破，或骨片刺伤。⑥分娩时造成会阴与直肠的撕破等。⑦其他：吞下尖锐异物，或由肛门插入的异物，可直接损伤肛管直肠；由肛门灌入腐蚀性物质可损伤肛管直肠；直肠性交也可造成肛管直肠损伤。

（2）病理 病理改变与损伤的程度、部位、范围、时间和有无合并其他脏器损伤而异。轻者仅有黏膜撕裂和肌层裂开，重者可以出现肌层全层破裂和广泛的括约肌损伤。若伴大血管或骶前静脉丛损伤，可引起大出血休克，甚至死亡。

腹膜返折以上的直肠损伤初起可以引起粪性腹膜炎，合并细菌感染后出现化脓性腹膜炎。腹膜返折以下直肠损伤，由于该段直肠无浆膜覆盖，其周围为疏松脂肪和淋巴组织，周围间隙较多。一旦损伤达肌层或透过肌层，由于粪便的污染，局部感染严重，很快向周围间隙扩散，致周围间隙感染。直肠周围间隙较大，加之厌氧菌混合感染和粪便污染，如处理不当，极易发生广泛坏死和脓毒血症，甚至死亡。炎症局限或控制后，仍然可形成肛门直肠周围瘘、直肠膀胱瘘或直肠阴道瘘等并发症；伴肛门括约肌损伤的患者，后期可发生肛门狭窄、肛门畸形、大便失禁等。

（3）分期与分型

1）按解剖位置分类 ①腹膜返折以上的损伤；②腹膜返折以下、肛提肌以上的损伤；③肛提肌以下的肛管括约肌及周围皮肤损伤。

2）按直肠损伤按程度分级 Ⅰ级，部分直肠壁受损致血肿或裂伤；Ⅱ级，直肠裂伤小于其周径的50%；Ⅲ级，裂伤超过其周径的50%；Ⅳ级，直肠全层破裂并伤及会阴部；Ⅴ级，直肠损伤且其血供阻断。

3）按损伤性质分类　①挫伤（血肿）；②撕裂伤：未穿孔（非全层）；穿孔（全层，但未完全横断）；大块损毁（撕脱、断裂、组织丢失，横断达3/4以上）。

（三）临床表现

1.腹膜返折以上的直肠损伤　即腹膜内直肠损伤，轻度腹膜内直肠损伤常无显著的临床特征，仅感下腹部不适及肛门部流出少量血液和血性液体，直肠指诊可有指套染血。严重的腹膜内损伤可表现为急性腹膜炎症状，尤以下腹部为主，可伴恶心、呕吐、发热和便血，直肠指诊有时可触及破溃位置。

2.腹膜返折以下的直肠损伤　即腹膜外直肠损伤。肠壁破损后，其内容物可污染直肠周围间隙。轻度腹膜外直肠损伤无明显的临床症状，仅下腹部不适及肛门部少量出血，腹部常无阳性体征，直肠指诊可触及直肠溃口，局部有压痛及肿胀，指套染血。

3.肛管损伤　包括肛提肌以下肛管、肛门括约肌及肛门周围皮肤损伤。以开放性损伤为主，伤后疼痛非常明显，该部位位置表浅，严重时可直接使肛门部裂口、肛门出血。

4.复合性损伤　上述损伤同时存在，其临床表现可同时具有上述各种肛管直肠损伤的症状，但是由于相互影响，常不典型。在诊断肛管直肠损伤时，不要简单确定发现的损伤是唯一的，要排除其他部位是否有合并损伤，以免漏诊。

（四）辅助检查

1.直肠指诊　诊断肛管直肠损伤的最重要的检查方法。直肠指诊常可发现肛管直肠损伤的裂口大小、部位和数量，即使不能发现裂口，如果发现指套有血迹，应怀疑有直肠肛管损伤的可能。

2.肛门镜检查　对于怀疑的患者可进行检查。损伤位置低者可发现直肠损伤的裂口、部位和数量。

3.腹部X线检查　腹部X线摄片如果发生骨盆错位，刺向直肠，要考虑是否有肛管直肠损伤的存在。

4.CT检查　CT检查除可能发现直肠的裂口外，若腹膜外直肠损伤可以发现直肠周围气体、腹膜后血肿的存在，这是直肠损伤的有力证据。

5.纤维结肠镜检查　如果高度怀疑肛管直肠损伤，特别是直肠损伤的存在，但是未发现明确证据者，可考虑行纤维结肠镜检查。但是注意不要灌肠，以防加重腹腔感染，进镜时尽量少注气，动作需轻柔，以防扩大直肠裂口。一旦明确，立即退镜，不可试图插入回盲部。

6.直肠腔内超声　可以发现直肠后的血肿和脓肿，还可以发现肛管损伤时肛门括约肌损伤的长度、部位。

（五）诊断及鉴别诊断

1.诊断

（1）病史　有明确的受伤史，包括医源性损伤。

（2）症状　①下腹痛，逐渐加重。②便血，有时伴有肛门坠胀。③发热、肛周红肿热痛等感染的征象。

（3）体征　①下腹部腹膜刺激征。②肛周压痛，直肠指诊时疼痛，或可触及裂口，指套有血迹。③腹腔穿刺到血性液体或粪臭味混浊渗液。

2.鉴别诊断　腹膜返折以上直肠损伤，易于与结肠损伤相混淆。注意有无合并损伤，最常见的为骨盆骨折，或颅脑损伤、胸部和腹腔内其他脏器等损伤、四肢骨折等。根据既往史、损伤史及手术探查一般可以识别。如骨盆分离试验与挤压试验阳性、会阴部瘀斑提示骨盆骨折。尿内有血液或伴粪便，或尿由肛门流出，均提示合并膀胱或尿道损伤。同时有阴道损伤时，则大便可自阴道溢出。

（六）治疗

1.治疗原则　积极抗休克和止血治疗。生命体征平稳后控制感染，早期清创，修补缺损，有效引流，必要时粪便转流。

2.保守治疗　常用于行清创、缺损修补和有效引流后使用。如果伤后8小时内，生命体征稳定，没有大的合并伤，为单纯血肿或挫伤且肛门括约肌功能良好者，或I级直肠损伤者，可先保守治疗。应密切观察病情变化，一旦出现高热、会阴部痛等病情加重征象时应及时转手术治疗，以免引起不良后果。

（1）内治

1）辨证论治

①血瘀热结证

证候：伤后肛门周围刺痛肿胀，可见皮肤青紫，固定不移，甚者痛引少腹，拒按，低热不恶寒，舌质淡红，苔薄黄，脉弦涩。

治法：活血化瘀，解毒止痛。

方药：少腹逐瘀汤加减。

②火毒蕴结证

证候：肛门周围红肿疼痛，持续加重，伴有恶寒、发热，大便秘结，小便黄赤，伤口或肛门渗暗红色液，肛周触痛明显，可扪及质硬块物，表面焮热，舌红，苔黄，脉弦滑数。

治法：清热解毒，消肿散结。

方药：仙方活命饮、黄连解毒汤加减。

③热毒炽盛证

证候：肛门肿痛剧烈，甚者腹痛，持续数天，痛如鸡啄，难以入寐，伴寒战高热，口干便秘，小便赤涩，伤口有脓液渗出，舌红、苔黄，脉滑数。

治法：清热解毒透脓。

方药：透脓散加减。

④正虚邪恋证

证候：肛门肿痛，皮色暗红，伤口外渗脓血稀薄，疮口难敛，纳差，神疲体瘦，面色少华，舌淡红，苔薄黄、脉细弱或虚数。

治法：扶正托毒。

方药：四妙汤加减。

2）西医治疗　术前治疗。①常规治疗：积极术前准备，禁食，胃肠减压，留置导尿，吸氧，监测生命体征、止血补液等。②药物治疗。抗休克：伴有休克症状者，术前须积极抗休克治疗，必要时输血。抗生素治疗：应用足量针对厌氧菌、革兰阴性菌的广谱、高效抗生素，主张联合用药。补充足量的液体，纠正水电解质紊乱，调节酸碱平衡紊乱。

（2）外治

1）熏洗法　选方止痛如神汤，煎汤1500~2000ml，先熏后洗。

2）外敷药　早期可用如意金黄散或黄连膏外敷患处，每天1次。后期用提脓丹或九一丹外敷，化腐提脓，祛腐生肌，敛创收口。

（3）非药物治疗（后期伴有肛门失禁者）

1）肛门括约肌锻炼　嘱患者收缩肛门（提肛），每天提肛500次左右，每次坚持数秒钟。

2）针灸治疗　主穴：提肛、长强。配穴：肾俞、命门、百会、足三里、三阴交、关元。

3. 手术治疗

（1）手术原则　除腹膜内直肠针尖状的小穿透伤可行保守治疗外，直肠肛管损伤原则上应手术治疗。

（2）手术方法　安全的手术方法是在损伤的直肠近端行结肠造瘘术，使粪便转流，同时对破损肠壁进行修补。也可按损伤的部位和范围、损伤后至治疗前相隔的时间等不同因素采用不同的方法。

（七）预防与调护

（1）在行肠镜或手术时，谨慎操作，避免医源性损伤的发生。

（2）手术后加强护理，正确换药，加强营养支持，促使伤口愈合，防止并发症。

二、大肠内异物

（一）概述

大肠内异物指各种异物进入大肠后，造成肠壁、肛管及周围组织的损害，临床上比较少见，其发病率仅占消化道异物的3%~5%。一般异物可自行排出体外，部分异物可在大肠狭窄部或弯曲处发生刺伤或梗阻，其中最常见的部位为肛管直肠部。如损伤肠壁引起括约肌痉挛，可致患者腹胀腹痛、肛门痛、便血、肛门堵塞感。

本病属于中医“大肠内异物”范畴，梗阻者参照“肠结”，感染化脓者参照“肠痈”。

（二）病因病理

1. 中医病因病机　中医认为大肠属六腑之一，具有受纳、传化、排泄功能，传化物而不藏，实而不能满，以通为用。异物填塞肠腑致腑气闭阻、升降失调，导致肠道失其通降功能。腑气滞塞则腹胀腹痛、大便不行，浊气在上则恶心呕吐。或误吞异物，或经肛门异物，刺伤、擦伤大肠或肛门，营卫气血受伤、经脉阻断、败血瘀阻、异物存留，糟粕外邪直入肠腑，脏腑蕴毒，化热酿脓。

2. 西医病因病理及分期分型

（1）病因　①吞食所致。误吞不可消化的物体，如动物骨头、大量带皮瓜子、枣棱、枣核、药瓶、义齿等。②肛门塞入。包括医源性、意外事件等导致的异物入肛。③内源性。此类型较少见，如消化道形成的粪石、巨大胆结石等聚集在乙状结肠或直肠。

（2）病理　①进入消化道的异物可停留（或卡）在回盲瓣、乙状结肠、肛管等消化道生理性狭窄或转角处；直肠会阴曲（肛直角）在矢状面上接近直角，极易嵌顿异物，不消化异物都可引起嵌入，刺伤，甚至引起肠穿孔或堵塞。②因异物形状不同，塞入肛门后因括约肌痉挛收缩，不能自行排出。此时患者会反复抠、挖，探肛以试图取出异物，致使异物在肛管上口直肠内反复冲撞摩擦造成损伤。局部压迫和异物刺激肠壁时间过长而引起黏膜出血等损伤。持续不能排出者，可致低位肠梗阻发生。③具有棱角的异物可能刺破肠壁引起大出血、肠穿孔，多并发感染，腹膜返折以上的肠壁被穿破可出现弥漫性腹膜炎；腹膜返折以下的肠壁被穿破常并发肛管周围软组织急性蜂窝组织炎。

（3）分期与分型

1）分型　①刺伤型：由于异物锐利，轻者刺伤直肠、肛管引起疼痛。重者可致结直肠穿孔，有剧烈腹痛，腹部压痛、反跳痛等腹膜刺激征表现。②梗阻型：由于异物进入大肠狭窄段不能排出而发生堵塞，肛门不能排便排气，致腹胀，腹痛，肠鸣音增强，并常有肛内疼痛、出血等。③无症状型：有异物吞服史，但无疼痛、便血等不适，能随大便自然排出。

2）分期　①急性期：异物吞服或塞入时间小于48小时，肛内疼痛剧烈、便血，或肛门停止排便排气，腹痛、腹胀持续性加剧。②亚急性期：异物吞服或塞入时间大于48小时，肛门刺痛、灼痛，有堵塞感，排便时加剧，里急后重感，有少量鲜血便或脓性分泌物。

（三）临床表现

1.症状

（1）局部症状　肛门刺痛、灼痛、堵塞感、里急后重、呈持续性加剧，排便时症状加重，可引起肛周红肿，形成脓肿。

（2）便血　鲜红或暗红色，极少数可造成大出血。

（3）腹痛　可有腹痛、腹胀、恶心、呕吐、停止排便排气等低位肠梗阻症状，严重者有寒战、高热、意识障碍。

2.体征　直肠指检可发现低位异物。结肠内较大异物有时可于腹部扪及，腹部压痛、反跳痛提示有肠壁损伤及感染。腹部膨隆、肠鸣音亢进提示有肠道梗阻，合并肠穿孔时有腹肌紧张、压痛及反跳痛。

（四）辅助检查

1.肠镜检查　可发现肠腔内异物。

2.X线检查　对肠内金属异物和骨性异物的诊断有重要意义，不仅可定位，还可明确异物在肠腔内的方向，有助于治疗方法的选择。

3.B超检查　非金属异物可用此方法。

（五）诊断及鉴别诊断

1.诊断

（1）病史　一般有吞服不可消化物体或经肛门异物插入史。

（2）临床表现　患者可无明显症状，也可有腹痛，伴有肠腔堵塞者可出现肠梗阻症状，经肛门流出黏液性或脓性分泌物，或肛内刺痛、胀痛等，可伴便血，出血量一般不多。

（3）专科检查　直肠指诊、腹部体格检查可以协助诊断。

2.鉴别诊断

（1）肛裂　肛管上皮非特异性放射状纵形溃疡。肛管前后位发生较多，患者常有便秘，便后有滴血及周期性疼痛。无异物吞服或塞入史，检查可见肛裂溃疡面。

（2）肛门旁皮下脓肿　脓肿发生于肛周的皮下组织，常继发于肛隐窝感染。局部红肿热痛明显，无便血，直肠指诊无异物发现，肛管、直肠异物刺伤后。局部感染，亦可继发肛门旁皮下脓肿。

（六）治疗

1.治疗原则　以取出或排出异物为目的，经肛门排出困难时，要尽早手术。

2.保守治疗

（1）内治

1）辨证论治　一般在异物取出后使用。

①气滞血瘀证

证候：肛门刺痛、灼痛、排便时剧痛，有少量鲜血便，肛管紧缩，触痛明显，舌淡红，苔白或黄，脉弦涩。

治法：理气散瘀，清热祛风。

方药：止痛如神汤合金铃子散加减。

②湿热蕴结证

证候：肛门肿痛灼热、里急后重，便秘溲赤，舌红，苔黄腻，脉弦数。

治法：清热解毒利湿。

方药：黄连解毒汤合三妙丸加减。

③热盛酿脓证

证候：腹痛或肛周疼痛，跳痛明显；发热，心烦口渴，坐卧不便，尿黄，便结；舌红，苔黄，脉滑数。

治法：清热解毒、透脓托毒。

方药：五味消毒饮合透脓散加减。

④热结腑实证

证候：腹胀腹痛拒按，持续性加剧，或腹部触及痛性包块，或有腹部反跳痛。发热、恶心、呕吐，大便秘结，舌红，苔黄燥，脉洪数。

治法：通腑泄热。

方药：大黄牡丹皮汤加减。

2）西医保守治疗　大便干结、排出困难者口服液状石蜡油等润肠药。若异物较小、钝圆，无肠梗阻和穿孔征象，可先试服缓泻剂促其排出。异物取出后，酌情使用抗生素及止血药物。直肠肛管刺伤者可甲硝唑注射液、氧氟沙星注射液保留灌肠，局部抗感染。

（2）外治　直肠肛管异物取出后，可予以痔疮栓、太宁栓等上药。或给予中药汤剂进行熏洗、坐浴。

（3）非药物治疗

1）饮食调节　如误食一些小的、圆钝的异物如纽扣、钱币等，多吃含纤维素食物（如韭菜、青菜等）以包裹异物，并促进肠蠕动排出异物。

2）心理治疗　精神异常者应予以心理治疗。

3. 手术治疗　肛门直肠异物取出术

适应证：肛管、直肠中下段异物刺植入或嵌塞。

禁忌证：严重的心、肝、肾、血液病及肺结核、糖尿病、高血压未及控制者。危急重症例外。

操作要点：①麻醉后，络合碘棉球常规消毒肛周，铺无菌巾单，消毒直肠下段肠腔后扩肛。②不同类型和形态异物，方法应灵活应用。异物在肛门口，可直接取出。金属片、鱼刺、骨片等锐性异物直位刺植入肠壁者，可用肛门拉钩避开异物后拉开肛门，暴露异物末端，用血管钳夹住反向拔出异物。异物纵向刺植入者，将异物顺肠腔纵轴取出，避免刮伤组织。异物横位卡住者，可用肛门拉钩沿着异物刺植入方向拉开肛门，使异物一端退出肠壁后，立即用血管钳钳住异物，将异物取出。如异物较长或术野暴露不满意，可用2把血管钳夹住异物两端，用剪刀将异物剪断后取出。如异物为大量果仁等，可用血管钳或卵圆钳将异物逐一取出。如异物为玻璃瓶、灯泡等，表面光滑，加之直肠内大量黏液，难以抓持者，特别是异物大头朝向肛门者，取出难度较大。可取软质丝线网，以血管钳送入直肠，使任一网眼套住异物上缘，向外牵拽取出；如未成功，可用整块胶布或纱布包裹异物后，破碎异物，分块取出。异物较大者，助手可协助按压患者下腹部，向外推挤异物。肛门口狭小难出，可切开肛门后位括约肌及切除部分尾骨。异物较长者可先夹住异物远端，然后顺肠腔纵轴及骶尾角方向取出。③生理盐水冲洗创口，拭干，观察有无残留。黏膜擦伤或浅的撕裂伤，可用油纱压迫止血；合并肛窦或直肠黏膜下脓肿者同时作切开引流，局部冲洗；创面出血较多者，可酌情缝合止血，肛内纳入痔疮栓，无菌敷料加压包扎，术毕。

（七）预防与调护

（1）进食时应细嚼慢咽，防患于未然。有植入牙或牙口不好及小儿吃坚硬、带皮、有棱食物时更应多加注意。

（2）使用肛门测温计或内窥镜时应防止器械折断、遗留。发现消化道异物后，不宜盲目使用峻泻药，以免发生严重后果。

（3）对心理异常者进行必要的性知识宣教。

目标检测

参考答案

单选题

1.内痔好发于膀胱截石位（　　）

A.1、3、5点处　　B.2、5、6点处

C.3、5、7点处　　D.3、6、9点处

E.3、7、11点处

2.肛裂“三联征”是指（　　）

A.内痔、外痔、肛裂　　B.肛裂、内痔、前哨痔

C.内痔、外痔、前哨痔　　D.肛裂、前哨痔、相应位置的肛乳头肥大

E.肛裂、外痔、前哨痔

3.混合痔的临床特点（　　）

A.既有内痔又有外痔　　B.内痔并有血栓外痔

C.内痔部分与外痔部分结合　　D.内痔合并静脉曲张性外痔

E.内痔部分与外痔部分沟通融合形成一个整体

4.临床上最为多见的痔是（　　）

A.内痔　　B.血栓性外痔

C.结缔组织外痔　　D.炎性外痔

E.混合痔

5.肛隐窝炎的并发症是（　　）

A.肛口肿胀　　B.肛口疼痛

C.肛口出血　　D.肛乳头炎

E.肛口潮湿

6.下列各项中，除哪项外，均与肛隐窝炎有关（　　）

A.肛乳头肥大　　B.直肠息肉

C.肛周脓肿　　D.肛瘘

E.肛乳头炎

7.肛裂疼痛的特点是（　　）

A.持续性钝痛　　B.持续性刺痛

C.搏动性跳痛　　D.周期性疼痛

E.持续性胀痛

8. 最常见的肛管直肠周围脓肿是（　　）

A. 肛周脓肿　　B. 坐骨直肠窝脓肿

C. 骨盆直肠脓肿　　D. 直肠后窝脓肿

E. 高位肌间脓肿

9. 内痔环切术常有的后遗症是（　　）

A. 肛瘘　　B. 肛门狭窄

C. 肛门失禁　　D. 便秘

E. 腹泻

10. 手术后肛门失禁的主要原因是由于损伤了（　　）

A. 外括约肌　　B. 耻骨直肠肌

C. 内括约肌　　D. 联合纵肌

E. 肛管直肠环

（常双庆　黄志芳　刘珊珊　林云斌）

书网融合……

本章小结

第九章　炎症性肠病

学习目标

1.通过本章学习，重点把握溃疡性结肠炎和克罗恩病的诊断、中医证型及治疗。

2.学会运用所学知识，评估溃疡性结肠炎和克罗恩病的病情，制订并实施相应的中医治疗措施。

3.培养学生勇于探索、勤于钻研的学习精神。

情境导入

情境描述　患者，女，23岁，平素精神紧张。近一年来出现大便次数增多，4~6次/日，大便稀溏，兼有右下腹部胀痛，痛则欲泻，便后痛减，舌淡，苔薄，脉弦。医院行结肠镜检查见：节段性、非对称性的黏膜炎症。病理活检结果提示：肠壁组织全壁性炎性反应改变、非干酪性肉芽肿改变。

讨论　1.西医诊断是什么？

2.中医诊断及辨证分型是什么？

3.需要与什么疾病进行鉴别？

第一节　溃疡性结直肠炎

一、概述

溃疡性结直肠炎（ulcerative colorectitis，UC），是一种以结直肠黏膜连续性、弥漫性炎症改变为特征的慢性非特异性肠道炎症性疾病，属病因不明的炎症性肠病（inflmmatory bowel disease，IBD）的范畴。临床主要表现为腹泻、黏液脓血便、腹痛等。目前，认为本病属于自身免疫性疾病范畴。

本病在欧美国家较常见，近年来，亚非地区发病率有逐年增高趋势。本病可发生于任何年龄，以20~50岁为多见。男女发病率无明显差别。

中医古籍中没有关于溃疡性结直肠炎病名的记载，根据本病临床表现特点，多属于中医“休息痢”的范畴。

二、病因病理

（一）中医病因病机

中医学认为本病多因外感时邪、饮食不节、情志内伤、素体脾肾不足所致。基本病理因素包括湿热、湿浊、气滞、血瘀。本病病位在大肠，涉及脾、肝、肾、肺诸脏。湿热蕴肠、气滞络瘀为基本病机。脾虚失健为主要发病基础，饮食不节常是主要发病诱因。本病多为本虚标实之证，活动期以标实为主，主要为湿热蕴肠，气血不调；缓解期以本虚为主，运化失健，本虚多呈脾虚，亦有兼肾亏者。病程日久，在证候转化过程中易出现脾肾阳虚、湿浊内蕴之虚实夹杂之证。

1.大肠湿热证 大肠湿热证多见于活动期，湿热、积滞之邪壅滞大肠，气血壅滞，出现腹痛、腹泻、便下黏液脓血、可伴肛门灼热、里急后重、身热、小便短赤、口干口苦、口臭等。

2.脾虚湿蕴证 素体脾胃因先天不足，或饮食不当，或外邪侵袭，导致脾胃功能受损，运化失常，水谷精微运化停滞而泄泻。临床表现为大便溏薄、黏液白多赤少或为白冻、腹痛隐隐、脘腹胀满、食少纳差、肢体倦怠、神疲懒言。

3.寒热错杂证 本病慢性发作期多为虚实夹杂，病机特点表现为湿热与脾虚并存，临床表现下痢稀薄、夹有黏冻、腹痛绵绵、四肢不温、腹部灼热感、烦渴等。

4.肝郁脾虚证 患者情志内伤，肝失疏泄，横逆犯脾，脾胃功能失调，气滞于内，湿阻于中，日久生热，湿热蕴结，壅阻气机，侵袭肠腑发为本病。临床表现腹痛即泻、泻后痛减，常因情志或饮食因素诱发大便次数增多。

5.脾肾阳虚证 泄泻日久，迁延不愈，脾气虚弱，经久寒从中生，伤及脾阳，水湿不化，寒湿下注，经久损及肾阳，肾阳虚衰，不能温养脾胃而进一步致运化失常。临床表现久泄不止、夹有白冻，甚则完谷不化、滑脱不禁、形寒肢冷，腹痛喜温喜按，腹胀、食少纳差，腰膝酸软等。

6.阴血亏虚证 久泄则致脾虚，不能化生水谷精微，后天失养，气血生化无源，损伤阴血，日久可至阴血亏虚。临床表现排便困难、大便夹少量黏液脓血、腹中隐隐灼痛，午后低热、盗汗、口燥咽干、头晕目眩、心烦不安等。

（二）西医病因病理

1. 病因　溃疡性结直肠炎的病因及发病机制，至今尚不清楚。目前认为本病的发生与多种致病因素的综合作用有关，包括免疫因素、环境因素及遗传因素等，其中免疫因素可能是主要原因。目前有很多假说，其中自身免疫损害学说在近年来受到广泛的重视。

（1）免疫因素　免疫功能的异常被认为是溃疡性结肠炎发病的内在因素。某些具有遗传易感性的特定人群，始发以及持续存在的抗原刺激因素，可使机体组织抗原的构型发生改变。当外来抗原再次攻击肠道，机体通过分子模拟的交叉免疫反应机制，将自身组织细胞的抗原误作为靶细胞抗原来攻击，促炎与抗炎因子平衡的破坏，可造成肠道上皮组织持久损伤而最终形成肉眼和镜下溃疡性结直肠炎病理变化。需要指出的是，体液免疫、细胞免疫、免疫复合物在本病的发病过程中的作用是相互关联的。

（2）肠道环境因素　肠道菌群整体或其产物在炎症性肠病的发病中起到重要作用。肠道菌群失调、肠道微生态发生改变都会成为溃疡性结直肠炎致病或加重的因素。

（3）遗传因素　溃疡性结直肠炎的发病有着明显的家族和种族聚集现象。患者近亲（父母、兄弟姐妹、子女）患病率高于其他人群。不同种族间的发病率也有着明显差异。现在普遍认同溃疡性结直肠炎的发病与遗传易感性密切相关，但具体哪些基因或基因序列与溃疡性结直肠炎发病相关尚不清楚。

（4）感染因素　由于本病发病前常有感染史，且应用抗生素能取得一定的治疗效果，但迄今未找到致病的细菌、病毒或真菌。肠内菌群的消长与溃疡性结肠炎的加重、缓解密切相关。肠道内正常细菌在特定的条件下可成为继发因素，加重肠道的病变。

（5）精神因素　心理因素刺激可通过改变胃肠动力、内脏敏感性等加重胃肠道症状，长期处于持续性负性情绪中会使溃疡活动和症状加重，另一方面溃疡性结肠炎发病后配合采用精神疗法常可收到一定效果。但是神经-精神改变与本病之间的因果关系尚有争议。

（6）饮食因素　过多摄入红肉、高脂肪和高糖饮食都与本病的发生有一定关系。饮食结构的改变饮食搭配不合理、饮食偏西化、不规律饮食都被归结为近年来我国溃疡性结直肠炎发病率攀升的主要原因；相反，摄入益生菌、鱼类和饮食纤维对本病能起到一定的防治作用。

2. 病理及分期

（1）病理特点　溃疡性结直肠炎的病理改变是非特异性的。病变多累及直肠、乙状结肠，并向近端发展，甚至波及整个结肠，少数病例还可累及回肠末端。

病变早期有黏膜弥漫性炎症，可见水肿、充血与局灶性出血，黏膜面呈现弥漫性细颗粒状，组织变脆，触之易出血。黏膜与黏膜下层有淋巴细胞、浆细胞、嗜酸性粒细胞及中性粒细胞浸润。因肠腺隐窝底部聚集大量中性粒细胞，可形成小的隐窝脓肿。当隐窝脓肿融合、溃破，黏膜随即出现广泛的浅小不规则溃疡。这些溃疡可沿结肠纵轴发展，逐渐融合成不规则的大片溃疡。由于结肠病变一般限于黏膜与黏膜下层，很少到达肌层，所以并发结肠穿孔者少见。少数爆发性或重症患者的病变涉及全结肠，可发生中毒性结肠扩张。

结直肠炎症在反复发作的慢性过程中会导致大量新生的肉芽组织增生，常出现炎性息肉。黏膜因不断破坏和修复，其正常结构丧失，纤维组织增生，有腺体变形、排列紊乱、数目减少等萎缩性改变。由于溃疡愈合而瘢痕形成，黏膜肌层与肌层肥厚，使结肠变形缩短、结肠袋消失，甚至有时肠腔狭窄。少数患者有结肠癌变，以未分化型多见，恶性程度高，预后较差。

（2）分期　根据病理特点分期，可分为活动期与缓解期。①活动期：固有膜内呈现弥漫性的慢性炎细胞、中性粒细胞、嗜酸性粒细胞浸润；隐窝急性炎性细胞浸润，尤其是上皮细胞间有中性粒细胞浸润，隐窝炎性改变，甚至形成隐窝脓肿，可有脓肿溃入固有膜；隐窝上皮增生，杯状细胞减少。可见黏膜表层糜烂，溃疡形成，肉芽组织增生。②缓解期：中性粒细胞消失、慢性炎性细胞减少；隐窝大小形态不规则，排列紊乱；腺上皮与黏膜肌层间隙增大；潘氏细胞组织转化。

三、临床表现

（一）病史

溃疡性结直肠炎最常发生于青壮年期，反复发作，病程较长，有恶变倾向。

（二）症状

溃疡性结直肠炎临床表现为持续或反复发作的腹泻、黏液脓血便伴腹痛、里急后重和不同程度的全身症状，病程多在4~6周以上。可有皮肤、黏膜、关节、眼、肝胆等肠外表现。

黏液脓血便是溃疡性结直肠炎最常见的症状。超过6周的腹泻病程可与多数感染性肠炎相鉴别。

（三）体征

轻者除左下腹稍有压痛外，无其他体征。重者可有发热、全腹压痛、反跳痛、肌紧张等，可伴有肠鸣音亢进。部分患者可触及痉挛的乙状结肠或降结肠。

（四）并发症

1. 中毒性巨结肠　中毒性巨结肠常见于急性发作和重型溃疡性结直肠炎。它是由于炎症波及结肠肌层及肌间神经丛，以及肠壁张力低下所致肠壁呈阶段性麻痹，肠内容物和气体大量积聚，从而引起急性结肠扩张、肠壁变薄、易发生肠穿孔。发生部位以横结肠、乙状结肠多见。急性发作时可施行钡灌肠检查，而应用抗胆碱药物及低钾血症常为中毒性巨结肠的诱因。临床表现为症状加重，腹胀、压痛、反跳痛，肠鸣音减弱并消失，白细胞计数升高。X线腹部平片可见肠腔加宽、结肠袋消失，病情进一步发展有发生肠穿孔的可能。

2.肠穿孔　肠穿孔多在中毒性巨结肠的基础上发生。由于常应用激素或免疫抑制剂治疗，肠穿孔后，腹部炎症、中毒症状和体征不显著，应警惕。

3.结肠大出血　结肠大出血系指出血量大而需要输血支持的急性出血，常由溃疡累及大血管及凝血障碍所致。

4.息肉　息肉发生率为10%~40%，以直肠、降结肠、乙状结肠多见，多是由于长期的炎症刺激演变而成。一般为假性息肉，随炎症痊愈而消失。部分可癌变，癌变者多来自腺瘤样息肉。

5.癌变　本病的癌变率较一般人群高10~20倍。本病伴发癌变与病变范围和病程有关。80%发生于病史超过10年者。据报道，病程10年左右的癌变率为3%~10%，之后每增加1年，癌变率增加2%，病史达40年者则癌变率可高达65%。

6.直肠及肛周病变　溃疡性结直肠炎的局部并发症包括痔、肛裂、肛周脓肿、肛瘘、直肠黏膜脱垂等。在腹泻严重的患者中，这些并发症容易发生。

7.胃肠外并发症　溃疡性结直肠炎患者除上述临床表现外，亦可合并胃肠外并发症，多见于病程长、病损较重的患者。常见并发症如下。

（1）口腔病变　大约20%的溃疡性结直肠炎患者合并口腔病变，包括口疮样溃疡、出血性溃烂、舌炎、巨舌和口腔念珠菌病。

（2）皮肤病变　以结节性红斑多见，坏疽性脓皮病次之。坏疽性脓皮病为溃疡性结肠炎特有的并发症，与肠内病损程度相平行，发病率约为2%。

（3）关节炎　溃疡性结直肠炎的常见肠外并发症，发生率约为8%。国内统计溃疡性结肠炎并发关节炎达28%，以双膝关节受累最多见，踝关节及肘关节次之。本病抗“O”因子及类风湿因子均阳性，体温正常。本病随肠内病变恶化或好转，关节症状亦随之加重或减轻。

（4）眼疾病　包括虹膜炎、葡萄膜炎、角膜溃疡等，发病率约为5%，以巩膜外层炎最常见。

（5）肝胆系统　溃疡性结直肠炎常有肝功能受损表现，患胆囊结石、脂肪肝可能性比正常人群高。原发硬化性胆管炎在溃疡性结直肠炎和克罗恩病患者中均可发生。

（6）肾盂肾炎　有间质性肾炎、慢性肾盂肾炎、急性肾小管坏死、输尿管瘤、输尿管梗阻和肾结石。

（7）血栓并发症　较严重的并发症，是导致溃疡性结直肠炎患者死亡的三大原因之一。

（8）其他　贫血、心肌炎、胰腺萎缩、内分泌障碍和生长发育迟缓等。

四、辅助检查

1. 一般检查　溃疡性结直肠炎血常规可有不同程度的贫血表现，活动期白细胞计数升高。半数病例ESR增快，急性期和重症患者CRP等炎症指标明显升高。可出现低钾血症、低钠血症、低蛋白血症等营养障碍表现。粪便检查可见大量的红细胞、白细胞和黏液。

2. 结肠镜检查　结肠镜检查并活检是溃疡性结直肠炎诊断的主要依据。病变多从直肠开始，呈连续性、弥漫性分布。有如下表现。①黏膜血管纹理模糊、紊乱、充血、水肿、脆性增加、易出血，有脓性分泌物附着，亦常见黏膜粗糙，呈细颗粒状。②病变明显处可见弥漫性、多发糜烂或溃疡。③慢性病变者可见结肠袋囊变浅、变钝或消失，假息肉及桥形黏膜等。

3. X线检查　溃疡性结直肠炎可采用X线钡剂灌肠检查。溃疡性结直肠炎的轻型或早期病变X线检查为正常，一般表现为病变肠段张力增高、蠕动增强，或局部钡剂柱中断、黏膜皱襞紊乱。

疾病发展到相当程度时，主要改变为①黏膜粗乱和（或）颗粒样改变；②肠管边缘呈锯齿状或毛刺样，肠壁有多发性小充盈缺损；③肠管短缩，结肠袋囊消失呈铅管样。应注意严重病变时不宜进行钡剂灌肠检查，以免加重病情或造成中毒性巨结肠。结肠镜检查可以取代钡剂灌肠检查。无条件行结肠镜检查的单位可行钡剂灌肠检查。

4. 病理活检　镜下取活检或者手术切除病变组织活检符合上述活动期或缓解期改变。

5. CT扫描　腹部CT断层可发现肠壁增厚、肠腔狭窄以及瘘管、窦道和腹部淋巴结肿大。

五、诊断与鉴别诊断

（一）诊断

1. 溃疡性结直肠炎诊断标准　排除细菌性痢疾、阿米巴痢疾、慢性血吸虫病、肠结核等感染性结肠炎，以及缺血性结肠炎、放射性结肠炎、孤立性直肠溃疡、结肠克罗恩病后，可按下列标准诊断。

（1）具有上述典型临床表现者为临床疑诊，安排进一步检查。

（2）同时具备上述结肠镜和（或）放射影像学特征者，可临床拟诊。

（3）如再具备上述黏膜活检和（或）手术切除标本组织病理学特征者，可以确诊。

（4）初发病例如临床表现、结肠镜以及活检组织学改变不典型者，暂不确诊溃疡性结肠炎，应予随访。

2.分型　区别于以往初发型、慢性复发型、暴发型和慢性持续型的分型方法。《炎症性肠病诊断与治疗的共识意见》把UC简单分为初发型和慢性复发型。

（1）初发型　初发型系指无既往史而首次发作者，临床症状轻重不等，可以转变为慢性复发型和慢性持续型。

（2）慢性复发型　慢性复发型为最多见的类型。治疗常有长短不等的缓解期，一般历时3~10周的发作期交替发生。多数患者对5-氨基水杨酸（5-ASA）有显著疗效，预后较好。复发可分为偶发（≤1次/年）、频发（≥2次/年）和持续型（UC症状持续活动，不能缓解）。

以往所称之暴发型结肠炎系指临床症状严重并伴有全身中毒性症状，可以并发中毒性巨结肠、肠穿孔、脓毒血症等并发症。该型因概念不统一而易造成认识的混乱。现将其归入重度UC中。

3.严重程度分级　一般可分为轻度、中度及重度三个级别。

（1）轻度　患者腹泻每天4次以下，便血轻或无，无发热、脉搏加快或贫血，血沉正常。

（2）中度　中度介于轻度与重度之间。

（3）重度　患者腹泻每天6次以上，明显黏液血便，体温在37.8℃以上，脉搏每分钟90次以上，血红蛋白<100g/L，红细胞沉降率>30mm/h。

4.病变范围　按病变范围可分为直肠、左半结肠、广泛结肠受累三型，见表9-1。

表9-1　溃疡性结肠炎病变范围的蒙特利尔分型

分型	分布	结肠镜下所见炎症病变累及的最大范围
E1	直肠	局限于直肠，未达乙状结肠
E2	左半结肠	累及左半结肠（脾曲以远）
E3	广泛结肠	广泛病变累及脾曲以近乃至全结肠

完整的诊断应包括疾病的临床类型（初发型、慢性复发型）、严重程度（轻度、中度和重度）、病情分期（活动期、缓解期）、病变范围（直肠、左半结肠和广泛结肠）、肠外表现和并发症（大出血、穿孔、中毒性巨结肠和癌变等）。

（二）鉴别诊断

1.克罗恩病　克罗恩病又称节段性结肠炎，也属炎症性肠病。常缓慢发病，腹泻症状轻，粪便稀软，少有便血，便秘多见，腹痛多位于右下腹或脐周，常见肛周病变和瘘管。

内镜检查可见病变为节段性分布，常见为右侧结肠和回肠，其余结肠也可累及，直肠和乙状结肠较少有病变。病变肠段有溃疡，溃疡周围黏膜正常，可见鹅卵石样增生改变。钡剂灌肠X线检查可见肠腔狭窄，肠袋形状不对称等。病理检查以淋巴组织肉芽肿样增生为主。

2. 慢性细菌性痢疾 有急性细菌性痢疾病史，粪便及结肠镜检查取脓性分泌物培养：痢疾杆菌的阳性率较高，抗菌药物治疗有效。

3. 阿米巴痢疾 胃肠外常可有阿米巴肝脓肿发现。粪便检查可找到阿米巴滋养体或包囊。结肠镜检查溃疡较深，边缘潜行，溃疡间结肠黏膜正常，于溃疡处取活检或取渗出物镜检，可发现阿米巴的包囊或滋养体。抗阿米巴治疗有效。结肠镜检查与病理活检常可鉴别。

4. 血吸虫病 有疫水接触史，肝脾肿大。粪便检查可发现血吸虫卵，孵化毛蚴阳性。结肠镜检查可见肠黏膜有黄色颗粒状结节，肠黏膜活检可发现血吸虫卵。结肠镜检查与病理活检常可鉴别。

5. 结直肠癌 结直肠癌发生于直肠者，行直肠指诊可触及直肠下段包块，纤维结肠镜取活检可确诊，X线钡剂灌肠检查对鉴别诊断有价值。

6. 肠激惹综合征 肠激惹综合征由结肠功能紊乱所致。粪便可有大量黏液但无脓血，常伴有神经官能症。X线钡剂灌肠及结肠镜检查无器质性病变。

六、治疗

（一）治疗原则

综合治疗，控制发作，减少复发，防治并发症。

（二）非手术治疗

1. 一般治疗

（1）休息　活动期应卧床休息，精神过度紧张者可适当选用镇静剂。

（2）饮食　应以易消化、少纤维、富有营养的食物为宜，避免牛奶及乳制品。饮食治疗的目的在于减少对肠道的刺激，补充足够的营养。

2. 内治法

（1）辨证论治

1）大肠湿热证

证候：腹痛，腹泻，便下黏液脓血，肛门灼热，里急后重，身热，小便短赤，口干口苦口臭，舌质红，苔黄腻，脉滑数。

治法：清热化湿，调气行血。

方药：芍药汤加减。

2）脾虚湿蕴证

证候：大便溏薄，黏液白多赤少，或为白冻，腹痛隐隐，脘腹胀满，食少纳差，肢体倦怠，神疲懒言，舌质淡红，边有齿痕，苔白腻，脉细弱或细滑。

治法：健脾益气，化湿助运。

方药：参苓白术散加减。

3）寒热错杂证

证候：下痢稀薄，夹有黏冻，反复发作，腹痛绵绵，四肢不温，腹部有灼热感，烦渴，舌质红或淡红，苔薄黄，脉弦或细弦。

治法：温中补虚，清热化湿。

方药：乌梅丸加减。

4）肝郁脾虚证

证候：腹痛即泻，泻后痛减，大便稀溏，或黏液便，嗳气不爽，食少腹胀，舌质淡红，苔薄白，脉弦或弦细。

治法：疏肝理气，健脾和中。

方药：痛泻要方合四逆散加减。

5）脾肾阳虚证

证候：久泄不止，夹有白冻，甚则完谷不化，滑脱不禁，形寒肢冷，腹痛喜温喜按，腹胀，食少纳差，或腰酸膝软，舌质淡胖，或有齿痕，苔薄白润，脉沉细。

治法：健脾补肾，温阳化湿。

方药：理中汤合四神丸加减。

6）阴血亏虚证

证候：排便困难，大便夹少量黏液脓血，腹中隐隐灼痛；午后低热，盗汗，口燥咽干，或头晕目眩，心烦不安，舌红少津，少苔或无苔，脉细数。

治法：滋阴清肠，养血宁络。

方药：驻车丸加减。

（2）中成药治疗

1）香连丸　口服，每次3~6g，每天2~3次，小儿酌减。适用于大肠湿热证。

2）参苓白术丸　口服，每次6g，每天3次。适用于脾虚湿蕴证。

3）乌梅丸　口服，每次2丸，每天2~3次。适用于寒热错杂证。

4）固肠止污丸（结肠炎丸）　口服，每次4g（浓缩丸），或每次5g（水丸），每天3次。适用于肝郁脾虚证。

5）补脾益肠丸　口服，每次6g，每天3次，儿童酌减，重症加量或遵医嘱。30天为1

个疗程，一般连服2~3个疗程。适用于脾虚证。

6）固本益肠片　口服，每次8片，每天3次，小儿酌减或遵医嘱。30天为1个疗程，连服2~3疗程。适用于脾虚或脾肾阳虚证。

（3）西药治疗

1）氨基水杨酸制剂　包括传统的水杨酸柳氮磺吡啶（SASP）和其他各种不同类型的5-氨基水杨酸（5-ASA）。临床上常用的代表药物有SASP、美沙拉嗪等，一般SASP为首选药物。适用于轻型或重型经肾上腺糖皮质激素治疗已缓解者。SASP在发作期每天4~6g，分次口服；待病情缓解后改为每天2g，分次口服，维持1~2年；也有主张上述维持量用2周，停药1周，如此交替用1~2年，可防止复发。美沙拉嗪口服：发作期2~4g/d，缓解期1.5g/d，分次口服或顿服。用药期间须观察磺胺的副作用，如恶心、呕吐、皮疹、白细胞计数减少及溶血反应。

2）肾上腺糖皮质激素　足量氨基水杨酸制剂治疗后（一般为2~4周）症状控制不佳者，尤其是病变较广泛者，应及时改用激素。按泼尼松每天0.75~1mg/kg（其他类型全身作用激素的剂量按相当于泼尼松剂量折算）给药。症状缓解后开始逐渐缓慢减量至停药，注意快速减量会导致早期复发。暴发型或重型患者，静脉激素药物为首选治疗，甲泼尼龙40~60mg/d，或氢化可的松300~400mg/d，剂量加大不会增加疗效，但剂量不足会降低疗效。

3）硫唑嘌呤类药物　为免疫抑制剂，适用于用于激素依赖者、氨基水杨酸制剂不耐受慢性发作者。临床常用药物有硫唑嘌呤（AZA）和6-巯基嘌呤（6-MP），欧美推荐的目标剂量为每天1.5~2.5mg/kg，一般认为亚洲人剂量宜偏低为每天1mg/kg，副作用主要是骨髓抑制和继发感染。

4）抗生素　对急性暴发型及重型者为控制继发感染，可用庆大霉素、氨苄西林、甲硝唑等治疗。

5）英夫利西单抗（IFX）　当激素和上述免疫抑制剂治疗无效或激素依赖或不能耐受上述药物治疗时，可考虑IFX治疗。

3.外治法　对病变局限在直肠或直肠乙状结肠者，强调局部用药（病变局限在直肠用栓剂、局限在直肠乙状结肠用灌肠剂）。口服与局部用药联合应用疗效更佳。①常用的栓剂有柳氮磺胺嘧啶栓、美沙拉嗪栓等。②辨证施治，取中药煎剂保留灌肠。对腹泻、便血严重的患者可加入氢化可的松适量肛滴灌肠，一旦症状改善，改用中药如锡类散、结肠宁等灌肠。

4.其他　肠道益生菌尚有待进一步研究。本病通过合理规范治疗多数患者病情可从活动期诱导进入缓解期。另有少数患者可出现中毒性巨结肠、大出血、穿孔、上皮内瘤样变等并发症，应及时采取中西医结合及外科手术治疗。

（三）手术治疗

1. 手术原则

（1）绝对指征　大出血、穿孔、癌变以及高度怀疑癌变者。

（2）相对指征　①积极内科治疗无效的重度溃疡性结肠炎，合并中毒性巨结肠内科治疗无效者宜更早行外科干预。②内科治疗疗效不佳和（或）药物不良反应严重影响生活质量者，可考虑外科手术。

2. 手术方式

（1）结肠（次）全切除加回肠末端造口术　全结肠或次全结肠切除术联合回肠末端造口是急性重症溃疡性结肠炎患者首选的急诊手术方式。待患者一般状况改善后行二期手术。

（2）全结直肠切除、回肠贮袋肛管吻合术　全结直肠切除、回肠贮袋肛管吻合术（IPAA）指在切除全部结直肠后，用末端回肠构建贮袋与肛管吻合，这是目前溃疡性结肠炎的首选手术方式。回肠贮袋形状设计包括J型、S型、H型和W型贮袋，目前普遍采用的是J型贮袋。

（3）全结直肠切除并回肠造口术　对有明显贮袋失败风险或不愿接受IPAA手术的溃疡性结肠炎患者，全结直肠切除并回肠造口术这一传统的术式仍是首选，且安全有效。

（4）回肠造口术　具有自制功能的回肠造口术，对不适合行恢复性结直肠切除术或恢复性结直肠切除手术失败的溃疡性结肠炎患者是一种替代的手术选择。

（5）全结肠切除和回直肠吻合术　全结肠切除和回直肠吻合术对有选择的一组溃疡性结肠炎患者是一种可接受的手术方法。由于行全结肠切除回直肠吻合术需要相对正常的直肠做安全的吻合，所以严重的直肠炎症或直肠扩张性明显减退的病变是施行该手术的禁忌证。尽管溃疡性结肠炎的肛门会阴病变不常见，但也是行回直肠吻合的禁忌证。

七、预防与调护

起居上注意保暖、注意劳逸适度，保持情绪乐观，适当的体育锻炼，如散步、慢跑、太极拳等；饮食上注意饮食卫生，禁暴饮暴食，忌食生冷、肥厚油腻、辛辣刺激之品。

第二节　克罗恩病

一、概述

克罗恩病（Crohn’disease，CD）是一种慢性、复发性、原因不明的肠道不连续全层炎症疾病，又称为节段性肠炎。病变可累及口腔到肛门之间的任何部位，好发于末端回肠、结肠和肛周。可见腹痛、腹泻、肠梗阻等局部表现，可伴有发热、营养障碍等全身表现。

本病分布于世界各地，存在明显的地域差异，欧美的发病率较高，国内发病率较低，但近十年来有逐渐增高的趋势。性别比例上，本病女性发病率略高于男性。各年龄段均可罹患，但以青壮年为主要发病的发病人群。

中医古籍中并没有克罗恩病这一病名的记载，根据其临床特点，可归属于中医学的“伏梁”范畴。本病在中医学的描述多存在于“腹痛”“泄泻”“肠澼”等内容中。

二、病因病理

（一）中医病因病机

中医认为本病主要由感受外邪、情志不畅、饮食所伤、素体脾虚引起。本病的病变部位在肠道，涉及脾、胃、肝、肾。湿阻肠道是本病的基本病机。

1.湿热壅滞 饮食不节，恣食生冷，肥甘厚腻，易生湿困脾，湿邪郁结，郁久化热，酿生湿热，湿热蕴结而致病。

2.肝郁脾虚 情志失调，七情过激，皆可导致肝气郁结，横逆犯脾，脾胃运化失司，累及大肠而致病。

3.脾胃虚弱 素体脾胃虚弱，或他病迁延日久而致脾胃虚弱，运化失司，运化水湿能力减弱，水湿留滞肠胃，阻遏肠道气机传导而致病。

4.气滞血瘀 或湿热壅滞，或肝郁脾虚，或脾胃虚弱所致湿阻肠道，病久可进一步导致肠道气机失调、血行不畅，终成气滞血瘀而致病。

（二）西医病因病理

1.病因 对本病的具体病因及发病机制迄今未明，目前主要认为可能与感染、遗传、免疫、吸烟、环境等因素相关。

（1）感染因素 虽然迄今未能发现一种特异性致病病原体，但必须注意感染因素在CD的发病中的重要性。不断有病原体被报道与CD存在相关性，如空肠弯曲菌、结肠梭状芽孢杆菌等。

本病的病变部位细菌密度高，细菌与人体蛋白质分子结构相似，可诱发自身免疫反应，同时细菌产物又是重要的炎症激活物。而无菌环境不能诱发肠炎或仅表现为轻微的损伤。以上因素都高度提示正常菌群在本病的发病中起重要作用。有研究报告，慢性炎症肠病的病情加剧可能与风疹病毒、EB病毒等感染有关，但两者之间的因果关系尚需进一步证明。也有资料表明，支原体感染与胃肠道症状的关系最为密切，但胃肠道症状的发生率与感染因子之间无特殊联系。

（2）遗传因素　本病具有家族聚集现象，该现象主要表现在患者的一级亲属之间（如父母、子女、同胞等），而患者的配偶及其他亲密接触者的发病率则不高，故可推断聚集现象产生的原因在于遗传因素，而非接触性感染所致。常伴发某些与遗传基因相关的疾病，如原发性硬化性胆管炎等。研究显示，对克罗恩病家族成员进行全基因组鉴定，发现其易感位点位于染色体16g/2上。

（3）免疫因素　本病有朗格汉斯型细胞的形成，此为迟缓型变态反应的组织学表现。患者的淋巴细胞在体外培养中能破坏结肠上皮细胞，显示出了细胞毒作用。患者血清中发现有抗结肠上皮细胞抗体或抗原抗体复合物，提示抗体免疫作用。同时CD常并发肠外表现如关节周围炎，对肾上腺皮质类固醇治疗敏感，提示自身免疫可能。因此免疫因素也被视为CD的病因。

（4）吸烟因素　大量研究证明吸烟可增加克罗恩病的患病、复发危险。近来相关研究一致认为，吸烟者患克罗恩病的危险性比不吸烟者高4倍，已经证明吸烟可改变结肠黏液的形成或能够影响肠蠕动。

（5）其他　其他因素包括环境因素、心理因素、菌群失调等。研究认为，宿主与肠道微生物之间的平衡关系被打破，从而触发基因易感个体的免疫炎症反应，所以调节肠道菌群紊乱，维持宿主的肠道微生物稳态也是治疗CD的重要方向。

2.病理　CD在光镜下特点为不连续的全壁炎、裂隙状溃疡、结节肉芽肿形成、淋巴细胞聚集和黏膜下层增宽。

（1）全壁炎　病变从黏膜和黏膜下层开始，逐渐向深层发展，直至累及全层。也有少数患者炎症局限于黏膜和黏膜下层，称之为“浅表性克罗恩病”。

（2）裂隙状溃疡　部分病例的纵行溃疡可以进一步呈刀切样深入肠壁，达浆膜层，引发穿孔。溃疡内部为炎性渗出物或肉芽组织，溃疡横切面偶见肠壁内脓肿。

（3）结节肉芽肿　即非干酪样肉芽肿，可存在于肠壁黏膜至浆膜各层，亦见于附近的淋巴结、肠系膜及肝脏。结节肉芽肿是克罗恩病较具有特征的病理改变，具有重要的诊断价值，但非诊断的绝对指标。

（4）淋巴细胞聚集　肠壁各层，尤其是黏膜下层，有大量淋巴细胞浸润、淋巴内皮细胞增生与淋巴管扩展，形成淋巴结节，此处易发生溃疡。

（5）黏膜下层增宽　黏膜下高度水肿、淋巴管和血管扩张、神经纤维和纤维组织增生，使黏膜下层增宽，可数倍于正常组织。

以病理改变分类可将其分为急性炎症期、溃疡形成期、狭窄期、瘘管形成期（穿孔期）。

三、临床表现

CD的临床表现多种多样，主要和病变部位、范围、严重程度及病程的长短有关。

（一）病史

多在青年期发病。一般起病缓慢，活动期长短不一，反复发作，呈渐进性进展。少数急性起病，伴有高热、毒血症和急腹症表现，整个病程短，腹部症状严重，多有严重并发症。

（二）症状

1.腹痛　50%~90%的患者有不同程度的腹痛，以右下腹及脐周痉挛性阵痛多见，可于餐后发生，排便后可缓解。浆膜受累后，因肠周围脓肿与瘘管的形成，表现为持续性右下腹痛、压痛明显。急性发病表现为类似急性阑尾炎的右下腹剧痛、压痛及反跳痛明显，伴有腹肌痉挛。

2.腹泻　70%~90%的患者有腹泻，呈糊样便，每天2~6次，饮食不当诱发，可自行缓解。小肠内病变广泛者因功能紊乱致吸收不良，可表现为泡沫样的恶臭脂肪便或水样便；累及结肠者可表现为黏液样便或脓血样便；累及肛门直肠者可表现为里急后重。

3.便血　溃疡侵及肠壁血管时可发生便血，出血量一般不超过500ml，但易反复发生。

4.全身表现　重症患者或中后期的轻症患者伴有明显的全身症状。

（1）发热　活动性肠道炎症及组织破坏后的毒素吸收是引起CD患者发热的主要原因，一般表现为轻中度发热。对于重症患者，或病变局部有化脓性病灶的患者，此时则可表现为高热寒战、出汗、脉数等全身中毒症状。当病情进展至肠腔纤维化狭窄阶段或化脓性病灶得到缓解，则发热可消失。

（2）消瘦　摄食减少、慢性腹泻、长期炎症的毒副作用及消耗是体重减轻的主要原因。

（3）其他　急性发作患者及重症患者可伴有水、电解质及酸碱平衡的紊乱；慢性病程者由于长期的营养不良及肠道蛋白质丢失，可伴有低蛋白血症、浮肿、倦怠及乏力等。儿童或青少年可影响生长发育；女性患者可有闭经；男性患者可有性功能减退。

（三）体征

1.腹部包块　约1/3的病例可于右下腹或脐周出现大小不一的腹块，一般是由于肠黏连、肠壁增厚、肠系膜淋巴结肿大、内瘘或局部脓肿形成所致。腹块质地中等、有压痛，多因黏连较固定。

2.瘘管形成　透壁性炎症性病变的结果是导致肠道与肠外组织器官相通，形成瘘管。

根据相通部位的不同而分为内瘘和外瘘。内瘘通向输尿管、阴道及腹膜后等处，外瘘通至腹壁或肛周皮肤外。

3.肛门直肠周围病变　肛门直肠周围病变包括肛周皮肤病变、肛门狭窄、肛裂、肛门直肠脓肿及肛门直肠瘘等。

4.胃肠外表现　本病可致全身多个系统损害，主要有骨关节损害、结节红斑、坏疽性脓皮病、虹膜睫状体炎、葡萄膜炎、口腔溃疡、硬化性胆管炎及脾大等。

（四）并发症

1.肠梗阻　肠梗阻是CD最常见的并发症。多为病变引起肠管狭窄，形成部分或完全性肠梗阻所致。

2.吸收不良综合征　慢性消耗、吸收不良是造成吸收不良综合征的主要原因。

3.中毒性结肠扩张　中毒性结肠扩张多在急性活动期发生，病情凶险，中毒症状明显。由于炎症波及结肠及肌间神经丛，可导致肠壁张力低下，呈节段麻痹，肠内容物和气体大量积聚，从而引起急性结肠扩张，主要累及乙状结肠及横结肠。

4.肠穿孔　肠穿孔多在中毒性结肠扩张的基础上发生，引起弥漫性腹膜炎、膈下游离气体。

5.癌变　CD患者相对普通人群肠癌恶性肿瘤发生风险增加2~3倍，受发病年龄、病程长短、病变范围等影响，其中炎症病变后所形成的假性息肉被认为是结直肠癌发生发展的危险因素。

四、辅助检查

1.一般检查　血常规可见血红蛋白减少；白细胞计数升高，并发脓肿时可明显升高，以中性粒细胞为主。血沉、C反应蛋白等炎症指标可升高，升高水平与病变活动性相关。病程较长者，可见低蛋白血症、低钠血症、低钾血症等蛋白异常及电解质异常。

2.内镜检查　内镜检查可直接观察到肠道病变部位。可见节段性、非对称性的黏膜炎症、阿弗他溃疡、纵行溃疡、鹅卵石样改变、肠腔狭窄和肠壁僵硬等。内镜检查有助于发现微小病变和鉴别各期病变。必要时取活体组织检查可明确诊断。常用检查手段有结肠镜检查、小肠胶囊内镜检查、小肠镜检查及胃镜检查。

3.X线检查　X线钡餐检查的主要表现是裂隙状溃疡、“铺路卵石样”表现、假性息肉、多发性狭窄、瘘管形成、肠壁增厚并僵硬等。病变呈节段性分布，主要受累部位为末端回肠（包括回盲部）。

4.病理检查　病理检查对本病的确诊有重要意义，可见肠道全壁炎、裂隙性溃疡穿透整个肠壁、结节病样肉芽肿、肠道各层，尤其是黏膜下层淋巴细胞聚集及黏膜下层增宽。

5.腹部超声检查 腹部超声检查对发现瘘管、脓肿和炎性包块有一定价值，但对CD诊断的准确性较低。鉴于超声检查方便及无创的优点，超声检查在CD诊断的初筛及治疗后疾病活动性的随访方面具有相当的价值。

五、诊断与鉴别诊断

（一）诊断要点

CD缺乏诊断的金标准，其诊断需要结合临床表现、内镜、影像学和病理组织学检查进行综合分析并随访观察。急性发病酷似急性阑尾炎或急性肠梗阻，慢性发病表现为慢性腹痛、腹泻，伴有贫血、体重下降等慢性消耗表现。经X线钡餐检查和内镜检查发现病变主要在回肠末端与邻近结肠，伴节段性分布，应考虑本病诊断。组织检查发现非干酪性肉芽肿可有助于诊断。具体诊断标准及分类如下。

1.克罗恩病的诊断要点 WHO曾提出CD诊断标准，包括6个诊断要点见表9-2，可供参考。其中具有①、②、③者为疑诊再加上④、⑤、⑥三者之一可确诊；具备第④项者，只要加上①、②、③三者之二亦可确诊。“+”代表有此项表现。

表9-2 世界卫生组织推荐的克罗恩病诊断标准

项目	临床	放射影像学检查	内镜检查	活组织检查	手术标本
①非连续性或节段性改变		+	+		+
②卵石样外观或纵行溃疡		+	+		+
③全壁性炎性反应改变	+	+		+	+
④非干酪性肉芽肿				+	+
⑤裂沟、瘘管	+	+			+
⑥肛周病变	+				

2.克罗恩病的活动度及严重度判定 克罗恩病诊断成立后，应该对疾病活动度、严重度进行判断。

（1）活动度CD指数（Crohn's diseade activity index，CDAI）可正确估计病情及评价疗效。临床上采用Harvey和Bradshow标准（简化CDAI计算法）见表9-3。

表9-3 简化CDAI计算法

情况	评分
一般情况	0：良好。1：稍差。2：差。3：不良。4：极差
腹痛	0：无。1：轻。2：中。3：重
腹泻	稀便每日1次记1分
腹部肿块（医师确认）	0：无。1：可疑。2：确定。3：伴触痛
并发症（关节痛、虹膜炎、结节红斑、坏疽性脓皮病、阿弗他溃疡、裂沟、新瘘管及脓肿等）	每个1分

注：<4分为缓解期；5~8分为中度活动期；>9分为重度活动期。

（2）严重度 CD的严重度可参考CDAI做出。可将无全身症状、腹部压痛、包块及梗阻者定为轻度；有明显腹痛、腹泻、全身症状及并发症者定为重度；介于其间者为中度。

（二）鉴别诊断

1. 急性阑尾炎 本病在急性阶段易误诊为急性阑尾炎，但阑尾患者一般既往无低热、腹泻病史，右下腹压痛较局限、固定，白细胞计数增加较显著。手术时如发现阑尾炎的病理改变与症状不符时，应仔细探查回盲末端。

2. 肠阿米巴病 肠阿米巴病胃肠外可见阿米巴肝脓肿。临床表现可见果酱状粪便，一般无肛门直肠病变，无瘘管。内镜检查可见病变好发于盲肠、升结肠，主要累及结肠（包括直肠），少数累及末端回肠，早期表现为针尖样溃疡，后为火山口样溃疡，可见阿米巴肉芽肿和阿米巴瘤。病理活检可在阿米巴肉芽肿内找到阿米巴滋养体，无节段性全壁炎及淋巴细胞聚集。抗阿米巴治疗有效。结合临床表现、结肠镜和病理活检多可鉴别。

3. 肠结核 肠结核绝大多数继发于肠外结核，大多有活动性肺结核。PPD试验阳性，抗结核药物治疗有效。结肠镜检查可见肠结核病变不仅累及回肠末端，同时多累及盲肠、升结肠，无节段性分布；溃疡多为横行，浅表且不规则。病理活检可见淋巴结内干酪性肉芽肿，抗酸杆菌染色阳性，可以明确诊断。结合结肠镜检查和病理活检多可鉴别。

4. 结直肠癌 患者年龄多在40岁以上，病程呈渐进性发展。钡剂灌肠X线检查显示肠段充盈缺损。结肠镜和病例检查可发现癌瘤证据。

5. 急性出血坏死性肠炎 急性出血坏死性肠炎多见于儿童和青年，有地区性与季节性，发病前常有不洁饮食或暴饮暴食病史。临床表现和CD急性起病者相似，但腹痛多以左上腹、右中腹为主；便血多见，呈血水样或暗红色糊状粪便，伴恶臭。本病中毒症状明显，病程较短，很少复发。结肠镜可见病变多呈节段性分布，但以空肠病变为主。结合临床表现和结肠镜检查多可鉴别。

六、治疗

（一）治疗原则

综合治疗。诱导和维持缓解，防治并发症，以改善患者的生活质量为治疗目的。

（二）非手术治疗

1. 一般治疗 ①所有CD患者必须戒烟。②有活动性病变者需卧床休息。③病情轻者予高营养、低渣饮食；严重者采用营养支持治疗，首选肠内营养，不足时辅以肠外营养。及时纠正水、电解质与酸碱平衡的紊乱。必要时根据临床表现给予对症处理。

2. 内治法

（1）辨证论治

1）湿热壅滞证

证候：腹部胀痛拒按，纳呆，小便短赤，烦渴喜饮，恶心呕吐，舌红，苔黄腻，脉弦滑或数。

治法：清热化湿，行气导滞。

方药：芍药汤加减。

2）肝郁脾虚证

证候：右下腹或脐周胀痛，痛则欲泻，便后痛减，大便稀溏，胸胁胀闷，嗳气食少，抑郁恼怒或情绪紧张时腹痛、腹泻复发或加重，舌质淡、苔薄、脉弦。

治法：疏肝理气，健脾化湿。

方药：痛泻要方加减。

3）脾胃虚弱证

证候：腹部隐痛，喜温喜按，肠鸣，久泄，呕吐清水，食欲不振，面色萎黄，神疲乏力，四肢畏寒，少寐头晕，舌质淡，苔薄白，脉沉迟。

治法：温阳散寒，健脾和胃。

方药：参苓白术散合附子理中汤加减。

4）气滞血瘀证

证候：腹块，固定不移，腹部胀痛或刺痛，大便溏，或为黑便，形体消瘦，面色晦暗，嗳气纳呆，神疲乏力，舌质紫暗，或有瘀斑，脉细涩。

治法：理气活血，通络消积。

方药：膈下逐瘀汤加减。

（2）西医治疗

1）氨基水杨酸类药　水杨酸柳氮磺胺吡啶（SASP）多用于轻中度结肠克罗恩病患者。通过清除氧自由基，抑制肠黏膜的脂肪酸氧化，降低肠上皮通透性，减轻肠道炎症，起到抑制炎症反应的作用，同时可以降低机体免疫反应。

2）皮质类固醇类药　该类药物主要作用机制为降低毛细血管通透性，稳定细胞和溶酶体酶，抑制巨噬细胞及中性粒细胞进入炎性区，并使炎症反应的介质减少以抑制炎症反应，同时使免疫反应下降。主要用于SASP、5-ASA疗效不佳、重症急性发作期患者或暴发性患者。长期应用易产生副作用，故症状好转即应减量至停药。常用药物如泼尼松每天0.75~1mg/kg（其他类型全身作用激素的剂量按相当于泼尼松剂量折算），再增加剂量对提高疗效不会有多大帮助，反而会增加不良反应。症状完全缓解后开始逐步减量，每周减5mg，减至20mg/d时每周减2.5mg直至停用，快速减量会导致早期复发。注意药物相关不良反应并做相应处理，宜同时补充钙剂和维生素D。

3）免疫抑制剂　该类药物毒性大，仅在下列情况下考虑应用：SASP、皮质类固醇、灭滴灵治疗无效的慢性活动性病变者；出现高血压、骨质疏松和骨塌陷、糖尿病、精神病等皮质类固醇毒性者；持续用皮质类固醇大于15mg/d长达6个月者；有慢性瘘管者，包括肛周、直肠、阴道、腹壁及肠道瘘等；广泛性手术如全结肠切除术等术前准备；缓解后的维持治疗。

4）抗生素　甲硝唑可抑制肠内厌氧菌，并有免疫抑制、影响白细胞趋化作用。一般用法为1200mg/d，分3~4次口服。甲硝唑对结肠克罗恩病，特别是肛周病变或瘘管形成者有效，但长期用药有指端感觉异常。

5）生物制剂　抗TNF-α单克隆抗体用于激素和上述免疫抑制剂治疗无效，或激素依赖者，或不能耐受上述药物治疗。英夫利昔单抗（IFX）仍然是我国目前唯一批准用于CD治疗的生物制剂。

6）沙利度胺　已有临床研究证实，沙利度胺对儿童及成人难治性CD有效，该药可用于无条件使用抗TNF-α单克隆抗体的CD患者。其起始剂量建议75mg/d或以上，值得注意的是该药治疗疗效及毒副不良反应作用与剂量相关。

7）其他　可使用环孢素A及免疫增强剂，如左旋咪唑、干扰素、转移因子、卡介苗及免疫环蛋白制剂，采用广谱抗生素及抗结核治疗者也有报道，但疗效评价不一。

3.外治法　CD的外治法常使用灌肠疗法。

（1）中药灌肠　辨证施治，中药煎剂保留灌肠。

（2）西药灌肠　氨基水杨酸灌肠剂，4g/d，适用于远端结肠病变。

（3）栓剂　氨基水杨酸栓剂，500mg/d，每天1~2次，适用于直肠病变。

4.针刺疗法　泄泻取脾俞、中脘、章门、天枢、足三里；腹痛取脾俞、胃俞、足三里、中脘、气海、关元；便血取足三里、三阴交、气海、关元、阴陵泉，平补平泻，留针10~20分钟，每日1次，7~10次为1个疗程。

（三）手术治疗

为治疗的最后选择。适用于CD内科治疗无效而病情危及生命或严重影响生存质量者，以及有并发症（穿孔、梗阻、脓肿形成、出血，癌变及生长迟缓的青春前期患者等）需外科治疗者。

（1）节段性结肠切除吻合术　适应于局限性的结肠病变，如有狭窄、炎性包裹或肠瘘形成等。

（2）狭窄成形术　适用于多个或扩散性近端肠管的狭窄（跳跃性病变）；曾做过小肠切除，剩下的肠管长度有限者。手术方法是将病变的肠管原位保留，通过类似的幽门成形术方案行狭窄肠腔的扩大，也可采用球囊扩张术，狭窄部位扩张到直径2cm即可。

（3）结肠次全切除＋回肠直肠吻合术　主要适用于结肠多段受累而直肠无明显症状者。

（4）直肠切除或直肠结肠切除术　主要适用于病变累及直肠，或直肠有活动性出血者，也有学者主张用低位的Hartmann手术。具体操作参见本书大肠息肉及息肉病、大肠癌的相关内容。

（5）并发症的手术处理　如脓肿形成必须充分扩创引流，并予抗菌药物治疗。20%~30%的CD患者会出现肛瘘，无症状单纯性肛瘘无须处理，有症状的单纯性肛瘘及复杂性肛瘘应根据病情决定手术方式（如单纯性肛瘘瘘管切除术、复杂性肛瘘切扩挂线术，乃至肠道转流术、直肠切除术等）。如并发肠梗阻、腹腔脓肿、肠穿孔、非肛周瘘管形成、大出血、癌变应积极配合外科手术，存在活动期肠道CD必须积极配合综合治疗。

CD病变肠道切除术后的复发率相当高。患者术后原则上均应用药物预防复发，一般选用5-氨基水杨酸。硝基咪唑类抗生素有效，但长期使用不良反应多。硫唑嘌呤或6-巯基嘌呤在易于复发的高危患者中考虑使用。预防用药推荐在术后2周开始，维持时间不少于2年。

七、预防与调护

起居上避免过度劳累。适度放松，参加合适的体育锻炼，如太极拳、八段锦等；饮食上应注意饮食卫生，预防肠道感染，忌暴饮暴食，忌食肥厚油腻生冷之品。戒烟，保持心态乐观。

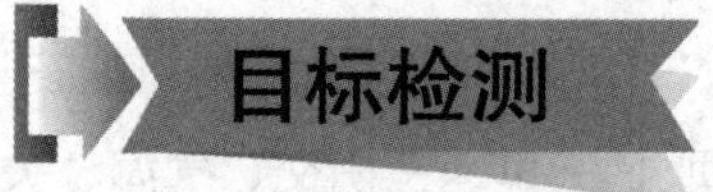

参考答案

单选题

1. 炎症性肠病的好发年龄段为（　　）

A. 幼童　　B. 青壮年

C. 中年　　D. 老年

E. 任意年龄段

2. 溃疡性结肠炎最常见的症状是（　　）

A. 腹痛　　B. 腹胀

C. 黏液脓血便　　D. 恶心呕吐

E. 发热

3. 克罗恩病最常见的并发症是（　　）

A. 中毒性休克　　B. 急性肠穿孔

C. 肠梗阻　　D. 癌变

E. 结肠大出血

4. 患者，男，45岁，西医诊断为溃疡性结肠炎。现症见大便溏薄，黏液白多赤少，腹痛隐隐，脘腹胀满，食少纳差，肢体倦怠，神疲懒言，舌淡红，边有齿痕，苔白腻，脉细弱，应辨证为（　　）

A. 寒热错杂证　　B. 脾胃虚弱证

C. 脾虚湿蕴证　　D. 大肠湿热证

E. 肝郁脾虚证

5. 患者，女，30岁，西医诊断为克罗恩病。现症见腹部胀痛拒按，纳呆，小便短赤，烦渴喜饮，恶心呕吐，舌红，苔黄腻，脉弦滑，应辨证为（　　）

A. 湿热壅滞证　　B. 寒湿阻滞证

C. 气滞血瘀证　　D. 肝郁脾虚证

E. 脾胃虚弱证

（童　瑶　胡伟城）

书网融合……

本章小结

第十章　结直肠肿瘤

学习目标

1.通过本章学习，重点把握各种结直肠肿瘤的诊断、鉴别诊断、中医证型及治疗原则。

2.学会运用所学知识，评估大肠息肉、结直肠癌、肛周癌、肛管癌及大肠类癌的病情，制订并实施相应的中医治疗措施。

3.培养学生具有良好的人文关怀精神，体现精益求精的品德。

情境导入

情境描述　患者，男，56岁，平时爱喝酒及食辛辣刺激食物。最近出现大便次数增多，大便带少许黏液，伴有少量出血，兼有下腹部胀痛，纳呆，大便不畅，小便黄，口干，舌红，苔黄腻，脉滑数。在医院行肠镜检查提示：大肠多发息肉。

讨论　1.大肠息肉的概念是什么？

2.大肠息肉临床常见的表现是什么？

3.大肠息肉在临床上需要和哪些疾病进行鉴别？

第一节　大肠息肉

一、概述

息肉是用于描述人体中的空腔脏器黏膜层面向外生长伴有突出的病变，在结肠和直肠黏膜上的隆起性病变可统称为大肠息肉。大肠息肉从形态学角度可分为有蒂与广基；数量上有单发及多发两种类型；从病理层面可分为肿瘤性和非肿瘤性，管状腺瘤、绒毛状腺瘤、混合性腺瘤是肿瘤性息肉的3大分型，而非肿瘤性息肉主要是指炎症性息肉。

除家族性及幼年性息肉这些特殊类型的息肉好发于少年期外，大多息肉发病年龄在中年以后，发病概率与年龄呈正相关。男性患病率高于女性，国外为（1.6~2.6）: 1，国内报告为（1.67~1.90）: 1。

本病相当于中医的“肠瘤”，在中医文献中属于“肠覃”、“樱桃痔”等范畴。

二、病因病理

（一）中医病因病机

中医认为，息肉的病因包括饮食不节、情志失调、先天不足、劳倦内伤等。

1.湿热下注　饮食喜好肥甘厚味、辛辣刺激及醇酒，易致脾胃运化功能失常，湿热内生，久而化热，下注大肠，导致肠道传达不利，浊气血停，息肉由生。

2.气滞血瘀　饮食不节，过饱则损伤脾胃，脾不运化，胃不受纳，湿邪内生，下注大肠，气血运行不畅，日久发为息肉。

3.脾气亏虚　先天不足或后天过度思虑，久则伤脾，脾气不足，运化无力，痰饮内结肠道，则化生息肉。

（二）西医病因病理

1.病因

（1）饮食因素　根据流行病学研究显示，拥有高脂肪、高蛋白、低纤维素饮食习惯的人群，其总体的大肠息肉及大肠癌的发生率要相对较高，说明大肠息肉的发病与饮食习惯关系密切。

（2）感染因素　大肠黏膜在感染情况下，其炎症反应会使得肠道发生异常的增生变化而形成息肉，也可称为息肉炎性肉芽肿。

（3）遗传因素　家族性息肉病作为一种特殊的息肉病，可显性遗传。据有关报道，患者的后代约有50%的患病概率，其外显率为95%。

（4）物理刺激　大便性状长期过于干硬或粪便中伴有异物都会引起肠黏膜改变，使肠黏膜上皮细胞的正常死亡、脱落、增生过程中发生异常改变，最终形成息肉。

2.病理　大肠息肉在组织学上有多种类型，制订了大肠息肉的统一分类，见表10-1。

表10-1　大肠息肉的分类

分类	病理类型
腺瘤性	管状腺瘤（单发）；家族性结肠腺瘤病（多发）
	绒毛状腺瘤（单发）；Gardner综合征（多发）
	混合性腺瘤（单发）；Turcot综合征（多发）

续表

分类	病理类型
错构瘤性	幼年性息肉（单发）；幼年性息肉病（多发）
	Peutz-Jeghers息肉（单发）；Peutz-Jeghers息肉病（多发）
炎症性	炎症性息肉（单发）；假息肉病（多发）
	血吸虫卵性息肉（单发）；多发性血吸虫卵性息肉（多发）
	良性淋巴样息肉（单发/多发）
化生性	化生性（增生性）息肉（单发）；化生性（增生性）息肉（多发）
其他	黏膜肥大性赘生物

各种类型大肠息肉有各自的大体特点与病理学特点。

（1）管状腺瘤　大体上，管状腺瘤大小可以从黏膜轻度隆起到阻塞肠腔的分叶状肿物大小不等（图10-1），临床在1cm左右，腺瘤多有蒂。

光镜下，可观察大量增生紧密的腺体，其组成是单层高柱状上皮，其上皮细胞的大小、形态，核的位置和染色深浅等与正常上皮相比无明显差异。当腺上皮增生明显时，腺体之间的少量纤维组织和血管组织会出现假复层排列。可通过腺上皮细胞的细胞形态在发生增生性改变过程中是否不典型及不典型的程度来判断腺瘤增生的严重程度，甚则癌变的可能。

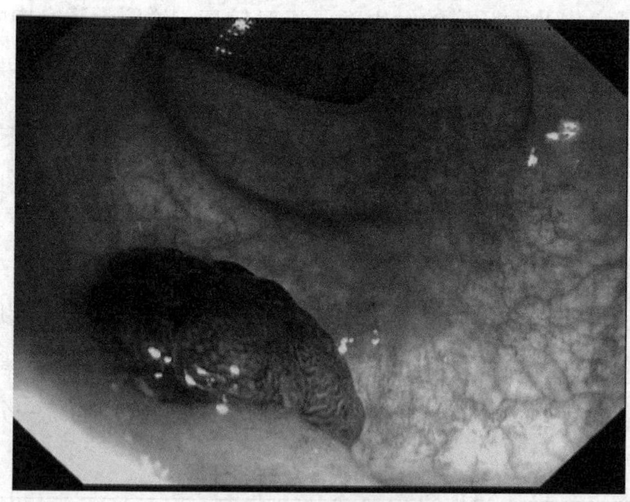

图10-1　管状腺瘤

（2）绒毛状腺瘤　绒毛状腺瘤又称为乳头状腺瘤。大体上，绒毛状腺瘤多基底宽阔，无明显蒂，与肠壁紧密连合，蔓延范围较大，可侵及大部分肠周径；表面呈粗绒毛状、粗颗粒状或丝绒状，分成小叶，形似海绵；红色或淡红色（图10-2）。

光镜下，有能分泌黏液的单层柱状上皮，或单层或复层的异型上皮。核大，染色深，核仁分裂增多。癌变倾向极大。

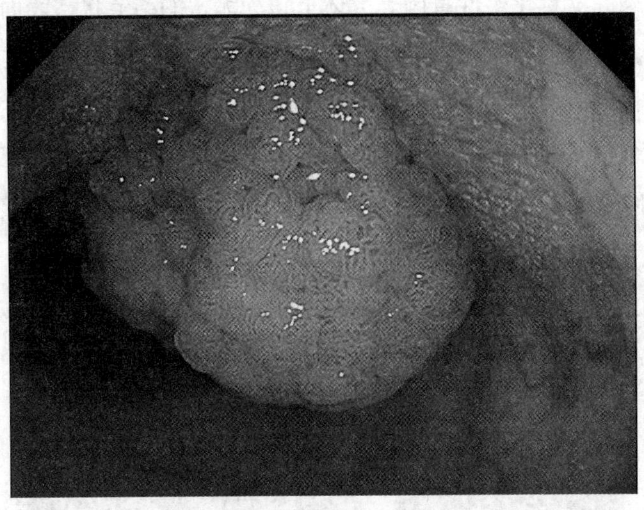

图10-2 绒毛状腺瘤

（3）混合性腺瘤 又称为管状绒毛状腺瘤，其组成成分有管状腺瘤和绒毛状腺瘤。当绒毛状比例在20%~80%，属于混合性腺瘤；<20%为管状腺瘤，>80%为绒毛状腺瘤（图10-3）。

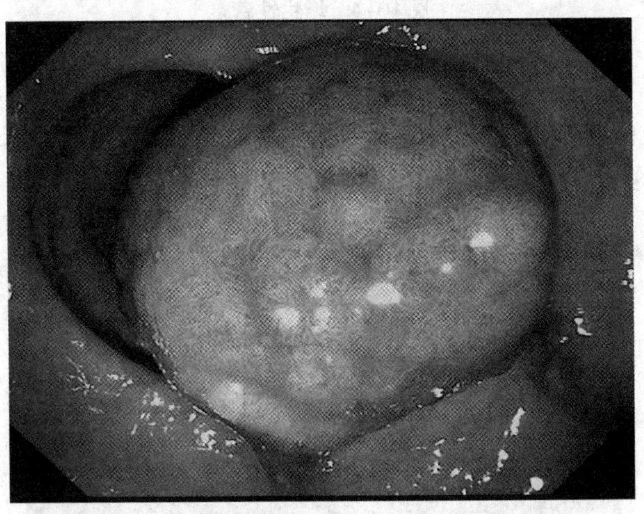

图10-3 管状绒毛状腺瘤

（4）幼年性息肉 又称儿童型息肉，多见于10岁以下儿童。大体上，呈球形或卵圆形，表面光滑，粉红色，多为单发、有蒂息肉，一般不会转化为癌。青春期后有自行脱落或退化的趋势，临床少见。

光镜下，其黏膜形态与正常杯状细胞相同，核较小，位于基底部，细胞浆内充满黏液。腺管间为疏松结缔组织。上皮细胞变短，黏膜固有层疏松，有炎性细胞浸润。

（5）增生性息肉　又称化生性息肉。大体上，为无蒂的结节状，表面光滑，粉红色，突出于黏膜皱褶表面，直径多小于5mm，部分有蒂的直径较大，但很少超过1cm（图10–4）。

光镜下，增生性息肉的病理特点是黏膜上皮细胞的过度成熟化、增生、肥厚，但内部基本结构正常。造成细胞分裂、增生超过细胞凋亡、脱位，从而形成了细胞周期更新的轻度失衡。因而增生性息肉一般不恶变，恶变偶见于其中含有腺瘤成分的混合性增生性息肉。

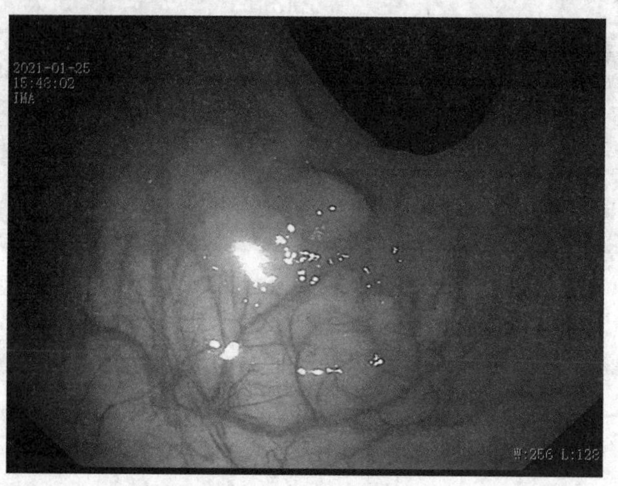

图10–4　增生性息肉

（6）炎症性息肉　多发性炎症性息肉又称假性息肉，是较严重的结肠炎恢复过程中黏膜溃疡修复时形成的一种结节。大体上，息肉呈色粉红，表面光滑或颗粒状，多无蒂，较大者可有蒂，多有轻度充血，部分表面粗糙或有轻度糜烂（图10–5）。

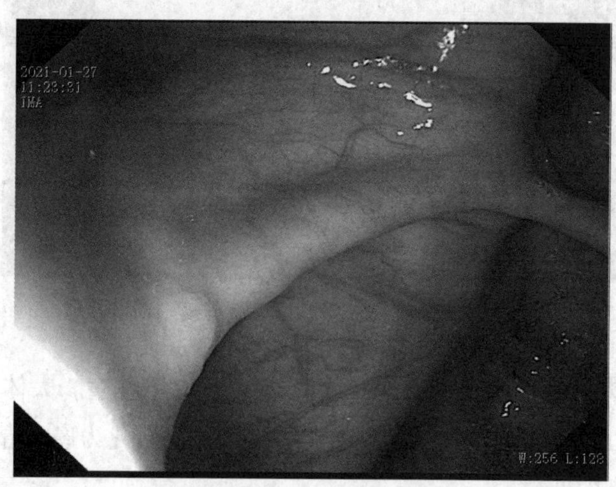

图10–5　炎性息肉

光镜下，息肉间质中有炎性细胞浸润或肉芽组织形成，息肉表面可以是正常的上皮或再生的上皮，细胞分化好，无不典型增生。

三、临床表现

一般情况下，大多数大肠息肉的临床表现多不明显，一般通过胃肠道体检时肠镜检查或者行X线钡剂灌肠造影等检查发现，部分在大肠息肉发生并发症时通过完善检查发现。

（一）症状

1.肠道刺激症状　常见表现为大便次数增加，粪便表面带有黏液及少许血液。

2.便血　大肠息肉常发生便血，因大肠较长，不同位置的息肉其便血量及颜色也有所不同。不同的腺瘤性息肉，其大便特征也有所不同，管状腺瘤常见大便带血，而绒毛状腺瘤多见黏液血便。

3.脱出　大肠息肉若发生在直肠部位，位置较低且有较长的蒂部时，可脱出肛门外。若息肉长期脱出肛门外，不能回纳，则会引起嵌顿坏死及出血情况。

4.全身症状　大肠息肉一般无明显全身症状，但常会因为并发症引发全身症状。如大肠有多发性息肉，伴有出血的话，可引起贫血、消瘦等症状。反复腹泻可引起低钾等电解质紊乱。

5.其他　当大肠息肉较大时，可能会引起腹痛、便秘、肠梗阻、肠套叠等症状。

（二）体征

大肠息肉一般情况无特殊体征，只有当大肠息肉发生在直肠，且位置较低可在进行肛门指检时触及，其体征为可触及到质韧、带蒂或无蒂光滑的肿物。

四、辅助检查

大肠息肉常见的实验室检查途径包括便潜血试验、电子结肠镜、X线检查、病理活检、大便粪便基因检测等检查。

1.便潜血试验　大肠息肉的初筛方式是便潜血试验，价格低廉，简单易行。

2.电子结肠镜检查　电子结肠镜可直观发现息肉部位、大小、数目、形态，是大肠息肉最有确诊意义的检查手段。

3.X线检查　钡剂灌肠可以作为内窥镜检查的一种补充方法，有利于提高对大肠息肉的检出率。

4.病理活检　在内窥镜检查过程中可直接钳取肠道异常组织用于作病理学检查，从而确定息肉的病理性质。

5. 粪便基因检测　通过提取粪便中脱落的大肠黏膜细胞的DNA，采用分子学技术来确定是否存在基因变化，从而来发现肠道息肉或肿瘤。

五、诊断与鉴别诊断

（一）诊断要点

（1）有大肠息肉的家族遗传病史。

（2）大便带血、黏液血便、腹痛、腹胀、肛门异物脱出等症状。

（3）指诊可触及活动好、光滑的肿物。

（4）电子结肠镜下可发现突出于肠腔有蒂或广基息肉状病变。

（5）病理活检可确诊其性质。

当大肠息肉数量过多，超过100粒时，可将其称之为息肉病。临床上常见的有色素沉着息肉综合征、家族性腺瘤性息肉病及肠息肉病并多发性骨痛或多发性软组织瘤。

（二）鉴别诊断

1. 内痔　也有便血及肛门肿物脱出等临床表现。鉴别点在于，内痔出血时呈现滴血状或喷射状出血；内痔的脱出物无蒂且位于齿线上。多易于鉴别。

2. 结直肠癌　有大便习惯及形状发生改变，体重短期发生减轻，伴有便血、便秘、腹泻、腹痛等症状。可通过电子结肠镜检查及病理活检来鉴别。

3. 肛乳头肥大　肛乳头肥大位于齿线附近，其特征表现为有蒂，表面颜色苍白，质稍韧，可呈分叶状。容易混淆，多可通过病理活检明确诊断。

六、治疗

（一）治疗原则

大肠息肉一经发现，首先应选择最适宜手段尽早切除。目前经内窥镜摘除是最简单直接有效的方法。随着电子结肠镜的问世和不断发展，基本上对于直径<2.0cm的有蒂息肉都可以做到镜下的有效切除。

（二）非手术治疗

1. 内治

（1）辨证论治

1）湿热下注证

证候：便血，或滴血，或大便带血，可伴有黏液，色鲜红或暗红，息肉脱出或不脱出肛外，腹痛，腹胀，里急后重，肛门灼热，小便黄赤，舌红，苔黄腻，脉滑数。

治法：清热利湿，凉血止血。

方药：黄连解毒汤加减。大便不畅者加麻仁、郁李仁等。

2）气滞血瘀证

证候：或有肿物脱出肛外，难以回纳，形成嵌顿，疼痛剧烈，息肉表面紫暗明显，兼有腹痛腹胀，大便不畅，纳呆嗳气，舌暗红，苔黄，脉弦涩。

治法：行气活血，化瘀散结。

方药：少腹逐瘀汤加减。大便秘结者加麻仁、郁李仁：便血量多者加槐花、地榆。

3）脾气亏虚证

证候：肿物脱出肛外，坠胀不适，肛门松弛，腹痛绵绵，喜按，纳呆嗳气，面色萎黄，心悸气短，胸闷乏力，舌淡，苔薄白，脉细弱。

治法：补益脾胃。

方药：参苓白术散加减。便血量多者加茜根、血余炭。

（2）中成药治疗　增生平片，其作用原理是可抑制息肉形成和防止其恶化癌变。

（3）西药治疗　根据临床情况，使用西药进行对症治疗。如术后可配合使用抗生素预防感染、使用止血药物预防术后出血、使用营养支持度过禁食期等。

2. 外治　大肠息肉的外用治疗可使用灌肠法。具体如下。①复方黄柏液50ml保留灌肠，每日1次。具有涩肠止血作用，适用于结直肠息肉患者。②乌梅12g、五倍子6g、五味子6g、牡蛎30g、夏枯草30g、海浮石12g、紫草15g、贯众15g，浓煎150~200ml，每次50ml保留灌肠，每日1~2次。具有清热解毒、涩肠止血之功效，适用于结直肠息肉患者。

（三）手术治疗

1. 手术原则　临床上应根据息肉的组织学类型、大小、数目及部位等选取合适的手术治疗方案。

（1）组织学类型　错构瘤性息肉、炎症性息肉或增生性息肉虽然多可为多发，但以上类型的大肠息肉极少发生癌变，可选择内镜下摘除。腺瘤性息肉中的管状腺瘤癌变几率较低，可选择经肛门镜或内镜下摘除即可；而广基的绒毛状腺瘤有较高的癌变几率，必要时可考虑通过手术进行切除。

（2）息肉的形状与大小　直径在2cm以下，一般都可通过内镜下摘除；若直径大于2.0cm时，则应该选择适宜路径进行手术切除。

（3）息肉的数目　对于息肉病，首先应进行个人史及家族史的调查，完善全面的体格检查及常规辅助检查，在内镜下钳取数枚息肉进行病理活检，明确性质，再决定确切的治疗方案。

（4）息肉的部位　息肉的位置不同，选择方式也有所不同。常见的治疗方式包括经内镜下摘除及经肛门、经骶尾部、腹腔镜或开腹手术等。

2. 手术方法

（1）经电子结肠镜息肉摘除术

适应证：广基小息肉；带蒂息肉，要求直径<2cm。

禁忌证：①严重高血压、冠心病者；②凝血功能障碍者；③结肠镜检查的禁忌证；④不能配合检查者；⑤息肉的直径>2cm；⑥癌变息肉。

操作要点：息肉切除的方法如下。①热活检钳除法：多用于0.5cm大小的息肉。用热活检钳钳夹起息肉头部，使息肉基底部形成一细长假蒂，通电时假蒂部位的电流密度增大，产生高温即可摘除息肉，摘除的息肉可用于行病理组织学检查。②电凝凝除法：将电凝器对准息肉头部进行电凝处理，一般需要凝除息肉2/3以上才可达到治疗目的。③圈套切除法：在操作视野干洁前提下，将息肉暴露在3、6、9点位置，圈套丝应套在息肉颈根部，保持悬空，然后接通电源，每次通电2~4秒，逐渐切除息肉。

以上是最常见的息肉摘除方式，随着内窥镜技术的发展，也出现了高频电刀切除法、EMR、ESD、氩离子凝固术（APC）和尼龙绳结扎等新技术，它们在对直径较大、难度较高的息肉治疗中起了重要的作用。

（2）经肛门、骶直肠息肉切除术

适应证：距肛缘10cm以内的直肠息肉，常为带蒂息肉。

禁忌证：①严重高血压、冠心病者；②凝血功能障碍者；③结肠镜检查的禁忌证；④不能配合检查者；⑤癌变息肉。

操作要点：麻醉起效后先扩肛，在肛门镜用组织钳提起息肉，用7号丝线结扎，再用4号坐线在结扎线的远端贯穿缝扎，最后再切除息肉，局部予以止血药对症处理。如息肉位置较高，可经骶位进行息肉切除。术后并配合应用抗生素以预防感染等。

距离肛缘10m以上的息肉；广基的较大息肉（直径>2cm）难以通过内镜下摘除或难以经肛门、骶直肠手术切除，应选择开腹手术或腹腔镜手术。

七、预防与调护

起居上，积极进行身体锻炼，保持心情愉悦；饮食上，多食含丰富纤维的食物、水果，少食高蛋白、高脂肪食物，保持大便通畅。

积极进行肠道早癌筛查，发现病变，尽早治疗。

第二节 结肠癌

一、概述

结肠癌是一种癌细胞起源于结肠上皮组织的恶性肿瘤，是消化道最常见的恶性肿瘤之一。好发部位依次为乙状结肠、盲肠、升结肠、降结肠、横结肠。

本病发病年龄多在40岁以上，男性发病率稍高于女性。

结肠癌相当于中医学中的“肠癌”。在中医文献中，本病常被描述为“积聚”“癥瘕”等。

二、病因病理

（一）中医病因病机

中医认为，结肠癌或因饮食不节、嗜饮醇酒和过食辛辣；或因情志不畅、忧思郁怒；或因先天不足、后天失养引起。病理因素包括湿毒、热毒、气滞、血瘀。病性方面，疾病早期多以邪实为主，表现为湿热蕴结、气滞血瘀；疾病晚期多以正虚为主，表现为脾肾阳虚、肝肾阴虚、气血虚衰等。

1.湿热毒蕴 诸因导致脾胃受损、运化失司、湿热内蕴，故见里急后重、肛门灼热、黏液脓血便等。

2.气滞血瘀 诸因导致气结不散、血瘀不行、正气日衰、积块肿大、阻塞不通，大肠失于通泄，故或见腹胀腹痛，或见腹部局部肿块坚硬如石等。

3.脾胃阳虚 病至后期，邪毒积聚，耗伤阳气，脏腑失于温煦，功能衰退，出现以脾胃阳虚为主的症状。

4.肝肾阴虚 病至后期，邪毒积聚，耗伤阴津，脏腑失于滋养，功能衰退，出现以肝肾阴虚为主的症状。

5.气血虚衰 病至后期，邪毒积聚，耗气伤血，气虚推动无力，血虚滋养无能，出现以气血虚衰为主的症状。

（二）西医病因病理

1.病因 结肠癌发病原因至今尚未完全研究明确，一般认为导致结肠发生癌变的因素可归纳为以下几类。

（1）结肠息肉（腺瘤） 结肠息肉与结肠癌有密切关系，特别是家族性腺瘤性息肉病和绒毛状腺瘤癌变率最高，以上两者目前已被公认为是结肠癌的癌前病变。结肠腺瘤发展到癌肿平均需时约10年。

（2）结肠部位慢性炎症　溃疡性结肠炎也是一种比较肯定的癌前病变，其癌变的发病率为正常人的5~10倍。一般在溃疡性结肠炎发病10年后，每10年增加10%~20%的癌变率，30年以上病程的溃疡性结肠炎癌变率可达40%。慢性血吸虫病在结肠内形成的肉芽肿亦可发展成为结肠癌。

（3）饮食因素　近年来根据流行病学及实验室研究，提示高蛋白、高脂肪及低纤维素饮食可能与结肠癌的发生有关。在这种膳食条件下，粪便中的致癌物（如甲基胆蒽）增多，高浓度的甲基胆蒽与结肠黏膜发生长时间的接触，可能增加致癌风险。

（4）遗传因素　遗传易感性与结肠癌的发生有明确的联系。遗传性非息肉病性结肠癌的错配修复基因携带的家族成员被视为结肠癌的高危人群，家族性腺瘤性息肉病则已被公认为结肠癌的癌前病变。

（5）其他　肠道细菌特别是厌氧菌对结肠癌的发生有重要作用。结肠癌的发生也与某些化学致癌物质如亚硝酸等有密切关系。

2.病理

（1）大体分型

1）肿块型（隆起型）肿瘤向肠腔内生长，瘤体较大，易发生溃疡、出血、继发感染和坏死。此型癌肿向周围浸润性小，生长较慢，转移较晚。好发于右侧结肠，特别是盲肠。

2）浸润型　癌肿内纤维组织较多，质地硬，生长方式是绕肠壁浸润，容易引起肠腔狭窄和肠梗阻，出现转移早。多发于左侧结肠，特别是乙状结肠和直肠乙状结肠交界处。

3）溃疡型　其特点是向肠壁深层生长并向周围浸润，早期即可有溃疡，边缘隆起，底部深陷，易发生出血、感染和穿透，转移较早。

（2）组织学分类　大肠上皮的恶性肿瘤的组织学分型可分为腺癌、未分化癌、腺鳞癌、鳞状细胞癌四类。

1）腺癌　根据癌细胞的性质及排列结构可分为管状腺癌、乳头状腺癌、黏液腺癌、印戒细胞癌。

管状腺癌：最常见的组织学类型。癌组织呈腺管样或腺泡状结构排列。按其分化程度可分为高分化、中分化和低分化。

乳头状腺癌：癌细胞排列组成粗细不等的乳头状结构，乳头中心索为少量血管间质。

黏液腺癌：由分泌黏液的癌细胞构成，癌组织内有大量黏液。

印戒细胞癌：由弥漫成片的印戒细胞构成，胞核深染，偏于细胞质一侧，类似戒指样。

2）未分化癌　细胞较小，细胞核浆比例大，核异形性明显，易侵入小血管和淋巴管。

3）腺鳞癌　腺癌和鳞癌并存，腺癌细胞分化较好。

4）鳞状细胞癌　细胞分化多为中低度。

（3）恶性程度　按Broders分级，癌细胞分化程度分为以下四级。

Ⅰ级：75%以上癌细胞分化良好，属高分化、低度恶性。

Ⅱ级：25%~75%癌细胞分化良好，属中等分化，中度恶性。

Ⅲ级：癌细胞分化良好者不足25%，属低分化，高度恶性。

Ⅳ级：为未分化癌。

（4）转移途径　结肠癌具有多种转移途径。具体转移途径如下。

1）直接浸润　结肠癌癌肿可向3个方向发生浸润扩散，包括向肠壁深层浸润、环状浸润及沿纵轴浸润。癌组织向肠壁浸润时由黏膜向黏膜下层、肌层、浆膜层生长，在癌向肠壁深部浸润的同时也沿肠管生长，沿肠管周径生长较明显，沿长轴向肠管远近侧生长较慢，沿长轴浸润的长度距癌肿肉眼可见边缘一般不超过5cm。

2）淋巴转移　淋巴转移为结肠癌主要的扩散途径。癌浸润肠壁越深，环绕肠管越广，淋巴转移的发生率就越高。右半结肠及横结肠癌转移至肠系膜上血管旁淋巴结，降结肠及乙状结肠癌转移至肠系膜下血管旁淋巴结。

3）血行转移　癌组织浸润至黏膜下层后，则可能侵入肠壁或肠系膜血管。其中因为静脉壁较薄，较容易受侵犯，癌细胞则可顺门静脉转移至肝。癌细胞进入体循环后可扩散至全身，引起肺、骨、脑等脏器转移。

4）种植转移　癌肿穿透肠壁浆膜层后，肿瘤细胞可到腹腔内任何部位脱落、种植，但以原发癌附近和直肠前陷窝部最多见。广泛的腹腔种植转移常伴有血性腹水，腹水中一般可找到癌细胞。

（5）病理分期　根据肿瘤局部浸润情况及扩散范围、有无区域淋巴结转移以及有无远处脏器播散三项指标来划分。目前常用的分期方法有两种，即Dukes分期和TNM分期。目前以Dukes改良方案作为全国统一的标准。Dukes改良方案详情如下。

A期：癌肿浸润深度未穿出肌层，且无淋巴结转移。

A_0期：肿瘤局限于黏膜。

A_1期：肿瘤侵及黏膜下层。

A_2期：肿瘤侵犯肌层。

B期：癌肿已穿出深肌层，并可侵入浆膜层、浆膜外或直肠周围组织，但无淋巴结转移。

C期：癌肿伴淋巴结转移。

C_1期：癌肿伴肠旁及系膜淋巴结转移。

C_2期：癌肿伴有系膜动脉结扎处淋巴结转移。

D期：癌肿伴有远处器官转移，或因局部广泛浸润或淋巴结广泛转移而切除后无法治愈或无法切除。

三、临床表现

早期的结肠癌常无明显的临床表现，进展期以后因左右两侧结肠解剖及癌肿的病理特点不同，出现不同的症状。右侧结肠肠腔较宽大，壁薄且扩张性大，癌肿病理以肿块型为主，故临床上表现以贫血、腹部包块为主；左侧结肠肠腔狭窄，癌肿病理以浸润型为主，易造成肠腔狭窄，临床常以肠梗阻症状为主。

1.排便习惯的改变和粪便性状的改变 该症状常为最早出现的症状，多表现为大便次数增多，大便不成形或稀便；大便带血，或鲜红，或暗红，或有脓液，或有黏液。

2.腹痛 腹痛是结肠癌的早期症状之一，呈持续性隐痛，或仅为腹部不适或腹胀感，定位常不明确。出现肠梗阻时则表现为胀痛和阵发性绞痛；出现肠穿孔时则可出现剧烈腹痛。

3.腹部包块 癌肿生长到一定程度，腹部查体时可扪及包块，一般肿块较硬，形状不规则，表面不光滑，早期包块活动度尚可，晚期因黏连浸润而活动度差，当继发感染时可出现明显的压痛。

4.肠梗阻 该症状一般属于结肠癌较晚期的症状，左侧结肠癌好发。多为慢性低位不完全性肠梗阻，表现为下腹隐痛，或阵发性绞痛，便秘、腹胀明显，恶心呕吐症状较少见，肠蠕动亢进。也有个别病例以急性完全性结肠梗阻为首发症状。

5.全身症状 患者由于癌肿所致的慢性失血，以及癌肿溃烂、感染、毒素吸收等，可出现乏力、发热、消瘦及低蛋白血症、贫血等恶病质症状。病情发展到晚期，还可出现肝肿大、黄疸、腹水等。

四、辅助检查

结肠癌的早期症状常不明显，往往易被忽视，当出现明显的典型症状时，大多已进入进展期。40岁以上患者如出现以下症状：①排便习惯改变，出现腹泻、便秘或腹泻便秘交替；②近期出现持续性腹部不适、隐痛、腹胀等。经一般治疗后症状无明显好转；③大便带血、黏液，但无肠炎或痢疾病史；④出现不明原因的贫血、消瘦或乏力症状等，特别是大便隐血试验多次阳性；⑤结肠部位有可疑肿块者。应进一步检查。

1.常规检查 血常规检查可了解患者有无贫血。便潜血试验由于简单易行、费用低廉，可作为结肠癌普查的初筛方法。

2.内窥镜检查 凡有便血或大便习惯改变，经直肠指诊无异常发现者，应常规行全结肠镜检查。结肠镜检查能在直视下观察病灶情况，采取活组织标本，是目前诊断结肠癌最可靠的方法之一。

3. X线检查 X线检查为诊断结肠癌的有效手段之一，除对有梗阻症状者作X线平片检查以了解肠腔扩张程度、范围及液平面多寡，以判断梗阻的程度和部位外，一般均应作钡剂灌肠检查和气钡双重造影检查。检查时应注意观察肠壁蠕动的改变、结肠袋的形态、肠腔的形态有无异常等。在癌肿部位可发现充型缺损、黏膜破坏及肠壁僵硬、肠腔狭窄等改变。

4. 病理检查 该检查为结肠癌的确诊手段。

5. 基因诊断 与结肠癌相关的原癌基因有K-ras、c-myc等，抑癌基因有APC、MCC、p53、DCC等。基因检测可对术后的化疗药物、靶向药物的选择、免疫检查点抑制剂的选择提供依据。

6. 超声波检查 该检查为辅助检查方法之一，虽不能确诊结肠癌肿，但可显示肿瘤结构、肿瘤对肠壁的浸润深度、肿瘤与周围脏器关系、判断有无肝脏等处的转移病灶。

7. CT、MRI检查 该检查主要用于了解肿瘤与周围组织、脏器及大血管的关系，淋巴结或远处脏器有无转移，从而进行临床分期及手术评估，为治疗方案的选择提供依据。

8. 肿瘤标志物 CEA和CA-199是一种细胞膜的糖蛋白，大肠癌及其他组织中均可有此类抗原，不是肠癌的特异性抗原，不能用于结肠癌的早期诊断，但对判断预后是一个有价值的指标。对术前CEA值高的结肠癌患者，术后可作为评价手术和化疗治疗效果、肿瘤复发和转移的监测指标。

五、诊断与鉴别诊断

（一）诊断要点

1. 临床诊断 具有下列条件之一。

（1）症状 腹部不适，隐痛或胀气，大便习惯改变，腹泻或便秘，或便秘腹泻交替出现，大便带血或黏液，或黏液血便，消瘦，贫血；中晚期可有慢性或急性肠梗阻、穿孔、内瘘等表现。

（2）体征 腹部可触及质硬、表面欠光滑、活动度不大的包块。若包块位于横结肠或乙状结肠则活动度较大。

（3）便潜血试验 便潜血试验阳性，癌胚抗原（CEA）升高。

（4）乙状结肠或结肠镜检查 可见溃疡、肿块、狭窄等。

（5）钡剂灌肠 可见结肠有充盈缺损，黏膜破坏，肠壁僵硬或肠腔有狭窄梗阻征象。

2.组织学检查证实为结肠癌。

（二）鉴别诊断

1.溃疡性结肠炎 病变多见于直肠、乙状结肠。患者常有黏液脓血便、腹痛、里急后重等症状，病久也可出现消瘦、贫血、乏力等。结肠镜检查见肠黏膜广泛充血、水肿、出血、糜烂和表浅溃疡，或融合成大片溃疡，溃疡之间黏膜增殖，形成假性息肉，晚期因纤维组织增生，肠壁增厚，肠腔狭窄。

2.克罗恩病 病变多见于回肠末段与近端结肠。主要症状为腹泻、腹痛，伴低热、消瘦、贫血、乏力等。X线检查及结肠镜检查提示病变肠段与正常肠段之间分界清晰，呈跳跃式分布。对病变局限者，应取活检以资鉴别。

3.结肠息肉病 结肠多发息肉，常遍及全大肠，多于100个，直径多小于1cm。病理类型包括管状腺瘤、绒毛状腺瘤或混合性腺瘤，有癌变倾向。通过钡剂灌肠X线检查或结肠镜检查多可鉴别。

六、治疗

（一）治疗原则

结肠癌的基本治疗原则是以手术为主的综合治疗，应尽量争取行结肠癌根治性手术切除。对于丧失手术治疗时机的晚期患者，应采取如化疗、放疗、免疫疗法及中医药等治疗措施。其中中医药治疗可以应用于结肠癌的不同时期，对改善患者生存质量、提高治疗效果均有重要的意义。

（二）非手术治疗

1.内治

（1）辨证论治

1）湿热毒蕴证

证候：腹痛偶作，下利赤白，里急后重，肛门灼热，黏液脓血便，大便腥臭难闻，小便黄赤，舌红，苔黄腻，脉滑数。

治法：清热利湿解毒。

方药：槐角地榆汤加减。

2）气滞血瘀证

证候：情志抑郁，胸闷不舒，腹胀腹痛，或腹部触及肿块、结节，便血紫暗，舌质暗，有瘀斑，苔薄，脉弦涩或细涩。

治法：行气化瘀，解毒消癥。

方药：桃红四物汤加减。

3）脾肾阳虚证

证候：形寒肢冷，腹痛纳差，大便溏薄，五更泄泻，小便清长，舌淡胖，苔薄，脉细弱。

治法：温补脾胃。

方药：四神丸合参苓白术散加减。

4）肝肾阴虚证

证候：头晕目眩，五心烦热，口苦咽干，腰酸腿软，大便秘结，小便短赤，舌质红，苔薄黄，脉细数。

治法：滋养肝肾。

方药：知柏地黄汤加减。

5）气血虚衰证

证候：面色苍白无华，神疲倦怠，气短乏力，肛门坠胀剧痛，舌质淡，苔薄，脉沉细。

治法：补气养血。

方药：补中益气汤合四物汤加减。

（2）中成药治疗　常用的有槐耳颗粒、平消胶囊、康赛迪胶囊、华蟾素注射液等。

2. 外治　外治可选择中药直肠内给药。方选大黄、黄柏、山栀子、蒲公英、银花、红花、苦参等。具有清热解毒、荡邪通腑、祛瘀消瘤的作用。如腹痛、脓血便者，山栀子改为栀炭，加罂粟壳、五倍子；如高热、腹水者，加白花蛇舌草、徐长卿、芒硝。

（三）手术治疗

1. 手术原则

（1）对于肿瘤局限于肠壁内者，应切除病变肠段及相应肠段的淋巴结引流区域。

（2）对癌肿已穿透肠壁或已伴有区域淋巴结转移的病例，仍应按根治手术切除的范围进行手术。

（3）当原发肿瘤尚能切除，但已有远处转移的病例，首先应争取切除原发病灶，对转移的病灶也应根据情况手术切除或进行其他治疗。

（4）对于无远处转移但原发病灶较固定的病例，仍应原则上争取切除原发病灶，必要时可进行联合脏器的切除。

（5）对完全不能切除原发灶的病例，为防止可能出现的并发症，可行内转流术近端肠道造口术。

2. 手术方法　结肠癌根治性切除的范围包括病变肠段及其系膜和供应血管及引流淋巴

区。由于肿瘤生长的部位不同。结肠癌根治术包括右半结肠切除术、横结肠切除术、左半结肠切除术及乙状结肠切除术。

（1）右半结肠切除术

适应证：主要适用于盲肠、升结肠和结肠肝曲以及阑尾的癌肿。切除范围应包括大网膜、15~20cm的末端回肠、盲肠、升结肠、肝曲和右半部横结肠及其系膜血管和淋巴结。

操作要点：①手术多取右侧脐上下正中旁切口。在确定肿瘤可切除后，用湿纱布将小肠包裹后推入左侧腹腔，手术过程中严防不须切除的肠管进入术区。若肿瘤侵出浆膜或有侵出浆膜的嫌疑，需用干纱布垫缝护肿瘤或用生物胶涂之，以防癌细胞脱落。在肿瘤两端拟切除范围的内侧，用血管钳穿过系膜，包括边缘血管，以纱布带结扎肠管。②注意清除幽门下肠系膜血管根部的淋巴结。③结肠中动、静脉应在其起始部或右支双重结扎并切断之。将结肠和回结肠血管亦双重结扎切断。④游离肝曲时注意勿损伤位于后上方的十二指肠。⑤游离全部右侧结肠时，注意勿损伤后内方的右侧输尿管。⑥回肠横结肠端端吻合前要注意防止肠管及其系膜扭转，以避免血供障碍和肠梗阻。吻合完成后，缝闭系膜裂孔，防止内疝形成。

（2）横结肠切除术

适应证：主要适用于横结肠中部癌肿。切除范围为大网膜、横结肠及其系膜、部分升结肠、降结肠以及癌肿引流区域内的淋巴组织。

操作要点：①切口宜偏高。②沿横结肠向左分离脾曲，注意勿损伤脾脏，整块切除横结肠及其系膜、淋巴结和大网膜。③行升结肠和降结肠吻合时，若张力过高，对偏左的横结肠癌则可切除部分或全部降结肠，行升结肠、乙状结肠吻合术。

（3）左半结肠切除术

适应证：适用于结肠脾曲和降结肠癌肿。切除范围为全部大网膜、横结肠左半、脾曲和降结肠及其系膜和淋巴结。乙状结肠是否切除需视癌种部位而定。

操作要点：①取左旁正中切口，上至肋弓，下至髂嵴水平。②自上向下清除腹主动脉周围脂肪、淋巴组织，在结肠左动、静脉根部分别双重结扎后切断。③在清扫淋巴结和结扎切断升结肠血管时注意勿误伤其内后方的左侧输尿管、左侧生殖血管。④脾曲癌肿和降结肠上段癌肿无须切除乙状结肠，降结肠下段癌则需一并切除乙状结肠，以保证吻合口无张力血供。

（4）乙状结肠切除术

适应证：适用于乙状结肠癌。切除范围包括直肠上段、乙状结肠、降结肠及肿瘤引流区域的淋巴组织，有时要根据乙状结肠的长度来决定切除范围。

操作要点：①取左旁正中切口，上至肋弓，下至髂嵴水平。②清除其周围淋巴结。③血管的处理应在肠系膜下动、静脉起始部，然后断离降结肠下端和直肠上端。④如吻合时感到有张力，则应游离脾曲。

（四）化学药物治疗

根据化学药物治疗的适用人群的不同，结肠癌的化疗可分为新辅助化疗、辅助化疗、姑息化疗和局部化疗。

1. 新辅助化疗　适用于晚期伴有肝转移的结直肠癌患者。目的在于杀死肿瘤细胞，缩小肿瘤体积，减少肿瘤与周围组织的黏连与浸润，提高手术切除率；其次可以消灭可能存在的亚临床病灶，及早控制远处转移灶，减少复发转移；另外尚可了解患者对化疗药物的敏感性，有利于术后化疗药物的选择。

2. 辅助化疗　主要用于根治性手术后的结直肠癌患者。其目的是杀灭体内未能发现的微小残留或微转移灶，预防术后的复发和转移，延长生存期，提高治愈率。

3. 姑息化疗　适用于晚期不能手术者或行姑息性手术者，术后或放疗后局部复发或远处转移者。目的是减少肿瘤引起的相关症状及并发症如疼痛、梗阻等，提高患者的生活质量，延长生存时间。

4. 局部化疗　肝动脉灌注化疗主要用于结直肠癌肝转移的患者，目的是杀灭肝脏内肿瘤细胞，改善肝转移结直肠癌的预后；或者使不能手术切除的肝转移灶得以切除，延长患者的生存期。还有门静脉化疗及腹腔内化疗，目的是消灭肝内或腹腔内微小残余肿瘤或微转移灶，改善术后生存率。

七、预防与调护

起居上，心情开朗、乐观，积极配合治疗；饮食上，合理饮食，适当降低膳食中的脂肪及肉类含量，多食新鲜蔬菜、水果及粗纤维食物。对临床上有疑似症状的患者应及时进一步检查。家族性多发性息肉病和结肠腺瘤恶变的可能性大者应及早治疗和手术，并进行定期复查；结肠慢性炎症患者，特别是病史较长的溃疡性结肠炎患者应定期行内窥镜等复查。

第三节　直肠癌

一、概述

直肠癌是指癌细胞起源于齿线至乙状结肠直肠交界处之间的直肠上皮组织的恶性肿瘤，是消化道最常见的恶性肿瘤之一。我国直肠癌具有以下特点：①腹膜返折平面以下的低位直肠癌占大多数，约占直肠癌的75%，绝大多数在指检时可触及。②癌肿以溃疡型病变居多。③青年人（<30岁）直肠癌的发病率较国外高，占直肠癌的10%~15%。④直肠癌发病率高于结肠癌，约为1.5：1。

国内文献报道直肠癌可发生于各个年龄段，发病的中位年龄在45岁左右。进展期直肠癌根治切除术5年生存率在60%左右，而早期高达80%~90%。

直肠癌相当于中医学中的“锁肛痔”“积聚”“癥瘕”等病证范畴。在中医文献中有较多关于直肠癌的论述，如《景岳全书·积聚》：“凡脾胃不足及虚弱失调之人多有积聚之病。”《诸病源候论》：“癥者，由寒温失节，致腑脏之气虚弱，而食饮不消，聚结在内，染渐生长。块段盘牢不移动者，是癥也。”《外科大成》：“锁肛痔，肛门内外如竹节锁紧，形如海蜇，里急后重，便粪细而带扁，时流臭水，此无法治。”

二、病因病理

（一）中医病因病机

中医认为，直肠癌的形成或因饮食不节、嗜饮醇酒和过食辛辣，而致湿热内蕴：或因忧思抑郁，七情所伤，而致气血瘀滞；或因寒热痰湿、气滞血瘀等邪毒郁积，久聚成块，积聚于直肠，使正气亏虚而发病。病理因素包括湿毒、热毒、气滞、血瘀。病性方面，疾病早期多以邪实为主，表现为湿热蕴结、气滞血瘀；疾病晚期多以正虚为主，表现为气阴两亏。

1. 湿热蕴结 诸因导致脾胃受损、运化失司、湿热内蕴，故见腹泻和脓血便、里急后重等。

2. 气滞血瘀 诸因导致气结不散、血瘀不行、正气日衰、积块肿大、阻塞不通，大肠失于通泄，故或见肛门肿物隆起，或见直肠肛门坠胀，大便困难等。

3. 气阴两虚 病至后期，邪毒积聚，耗气伤津，气阴亏虚，脏腑失其濡养，功能衰退，出现以全身虚损为主的症状。

（二）西医病因病理

1. 病因 直肠癌的确切发病原因目前尚不清楚，相关研究表明可能与下列因素有关。

（1）遗传因素 直肠癌患者家庭成员中发病率比一般人群高4~10倍，呈明显的家族聚集倾向。遗传因素在确定的遗传综合征如遗传性非息肉病及家族性腺瘤性息肉病性结直肠癌的发病中起主要作用。

（2）良性肿瘤恶变 直肠腺瘤尤其是绒毛状腺瘤等有恶变倾向的概念已得到普遍的公认。研究认为直肠癌经由腺瘤进展演变为癌肿所需时间平均约10年。

（3）慢性炎性疾病 长期的炎症可能是引起直肠癌的一个因素，一般认为肠黏膜反复的溃疡、修复及慢性炎症使黏膜出现腺瘤样增生，在腺瘤的基础上发生癌变。如血吸虫性肠炎、慢性细菌性痢疾、阿米巴痢疾、憩室炎等均与直肠癌的发生有关。

（4）饮食因素 高脂肪、高蛋白、低纤维饮食与直肠癌的发生有密切关系。高脂肪饮食可刺激胆汁分泌增加，胆固醇和胆盐经厌氧杆菌分解形成的致癌物脱氧胆酸和石胆酸，可能诱发直肠癌的发生。

（5）免疫功能失常 人体免疫功能异常如细胞免疫功能抑制在癌症患者中普遍存在，随着细胞免疫反应的降低，癌肿的发生率就增高。自身免疫性疾病如溃疡性结肠炎患者，其患癌率较正常人明显提高。

（6）病毒感染 目前已证实，在一些良性和恶性肿瘤组织的镜下可以看到病毒小体的存在。能诱发肿瘤的病毒种类很多，并在自然界中普遍存在，但只有在一定的条件下才能致癌。

2. 病理

（1）大体分型 直肠癌根据肉眼观察瘤体形态分为三型。

1）隆起型 又称菜花型，癌肿呈菜花状，向肠腔内生长，早期多无症状。偶有少量出血，病变局限，转移较晚，为分化成熟腺癌。

2）溃疡型 是直肠癌最常见的大体类型，约占50%以上，癌肿中央形成深大溃疡。溃疡呈火山口状，边缘坚硬隆起，底部呈结节状，易出血、感染或穿透，其分化程度较低，转移较早。

3）浸润型或狭窄型 癌组织沿肠壁周围浸润。由于癌肿间质纤维组织收缩形成肠管环状狭窄。癌肿与周围肠壁组织分界不清，转移早，多为分化极低硬癌。

（2）组织学分型 根据组织学检查，将直肠癌分为四类。

1）腺癌 占75%~85%，主要特点是癌肿由柱状细胞及黏液细胞构成的癌性腺管所组成。临床根据形成腺管的形态及分泌黏液的多少，将腺癌分为管状腺癌、乳头状腺癌等。

2）黏液腺癌 占10%~20%，大部分由分泌黏液的癌细胞组成，其特征表现为癌组织内有大量黏液。黏液腺癌恶性程度高，预后较差。这些黏液或可存在于腺腔内和间质中，或可包绕条索状、小团块状的癌细胞，由此可分成细胞内型和细胞外型两种。

3）未分化癌 此型分化程度最低，癌细胞较小，呈圆形或不规则形，常弥漫成片，易侵入小血管和淋巴管。预后最差。

4）其他 包括少见的鳞癌或恶性黑色素瘤等。

（3）扩散与转移

1）直接浸润 肿瘤首先直接向肠管周围及肠壁深层浸润性生长，向肠壁纵轴浸润发生较晚。肿瘤穿透肠壁后向周围组织或器官浸润，可侵入邻近脏器如子宫、膀胱等，甚至可与这些脏器形成内瘘，相互融合，相互固定，最终形成冰冻盆腔。下段直肠癌由于缺乏浆膜层的屏障作用，尤其容易向四周浸润，侵入附近脏器如前列腺、精囊腺、阴道、输尿管等。

2）淋巴转移　是直肠癌最主要的转移途径之一。以腹膜返折为界，将直肠癌分为上段直肠癌与下段直肠癌。淋巴转移一般情况下不出现逆行转移，当淋巴液正常流向的淋巴结发生转移受阻时，可发生逆行转移，但临床罕见。上段直肠癌可向上沿直肠上动脉、肠系膜下动脉及腹主动脉周围淋巴结转移。下段直肠癌向上方和侧方转移为主。齿线周围的癌肿可向上方、侧方和下方转移。

3）血行转移　血行转移常表现为癌细胞通过淋巴进入血管；也可因癌细胞直接侵入静脉后沿门静脉转移至肝或沿髂静脉转移至肺、骨和脑组织等。直肠癌手术时有10%~15%的病例已发生肝转移。

4）种植转移　直肠癌种植转移的机会较少，上段直肠癌可有种植转移发生。可分为腹腔内种植、肠腔内脱落癌细胞种植及吻合口、切口种植转移。

5）神经鞘转移　肿瘤浸润到神经或神经鞘后，可沿神经鞘发展蔓延。

（4）病理分期　根据肿瘤局部浸润深度及淋巴、血行等扩散转移范围来定，可以大体判断病情的严重程度，估计预后，为决定治疗方案提供参考。直肠癌的病理分期与结肠癌的病理分期一样，包括了TNM分期与Dukes改良分期，TNM分期与Dukes分期之间有一定对应关系，一般采用Dukes改良分期作为全国统一的分期标准，详见结肠癌章节。

三、临床表现

直肠癌患者早期多无明显症状，或仅有少量肉眼不易察觉的便血和黏液便，晚期则由于癌肿的增大，肿瘤破溃形成溃疡或感染或侵及邻近组织器官而出现局部及全身症状。

（一）症状

1.排便习惯改变　常为直肠癌早期症状，是由于病灶刺激肠道致肠功能紊乱所产生的排便习惯改变，主要表现为大便次数增多、便意频繁、时欲便出而不得出，而仅见少量血液和黏液、大便变形，带有槽沟或便形变细。

2.便血　是最常见的症状之一，系肿瘤坏死脱落形成溃疡后的渗血。临床表现为鲜红色或暗红色血便、便血量不多、与大便不相混合。病情进展，大便次数增多，肛门坠胀感加重，伴里急后重或排便不尽感，粪便中有脓血黏液，有特殊恶臭味。

3.慢性肠梗阻　癌肿致肠管狭窄，肠腔阻塞所致，伴有腹胀、腹痛、肠鸣音亢进、大便困难等肠梗阻症状。

4.肛门疼痛及肛门失禁　直肠下段癌如浸润侵犯肛管则可引起局部疼痛；如累及肛门括约肌则可引起肛门括约功能障碍，出现肛门失禁症状。

5.全身症状　因慢性失血、中毒及肠梗阻等所致，可出现消瘦、贫血等恶病质症状。

6.其他表现　直肠癌晚期，肿瘤侵犯周围组织器官，可出现相应转移征象。如肿瘤侵犯骶丛神经及骶前部时有剧烈持续性疼痛，可放射至腰部、下腹部及下肢；如发生肝转移后可见肝大、腹水和黄疸；如侵犯前列腺、膀胱则见尿频、尿血、排尿不畅等泌尿道症状，女性患者当癌肿侵犯阴道后壁时可见白带增多，如穿透阴道后壁则形成直肠阴道瘘等。

（二）体征

直肠癌的体征常经由直肠指诊发现。直肠指诊时可触到肠腔内有肿块或溃疡，肠腔狭窄，指套退出时可见染有脓血、黏液及坏死组织。

直肠指诊对直肠癌诊断极为重要，是一种最简单方便的检查手段，75%的直肠癌可通过指诊触及，指诊时应注意肛门狭窄程度、肿瘤部位、大小、形态，硬度、活动度以及与前列腺或阴道的关系等。直肠指检结果与病理分期对照，符合率在80%左右。

检查结果分为三个等级。①活动：肿瘤可以推动，与周围结构并无附着。②融合：肿瘤活动度降低，但非完全不能活动，表示肿瘤侵犯肠外结构。③固定：肿瘤完全不能推动，表示肿瘤与周围组织完全固定。

四、辅助检查

1.便潜血试验 便潜血试验常用于大规模普查时对高危人群作为直肠癌的初筛手段，为最简单的检查方法之一。阳性者再作进一步检查，无症状阳性者的癌肿发现率在1%以上。

2.气钡双重对比造影检查 可发现直肠黏膜病变。常见改变有充盈缺损、肠壁僵硬、肠腔狭窄、黏膜破坏、不规则龛影等。对直肠癌的诊断价值在于排除大肠多原发癌和息肉病变，同时还可以发现有无肠内瘘等情况。

3.内窥镜检查 直肠或乙状结肠镜检对直肠癌的诊断具有重要价值，其意义不仅在于在直视下可以看见肿物，更重要的是可行组织学活检确定诊断。组织学活检必须在肿块及溃疡边缘不同的部位取3~5块组织，否则有时无阳性结果。

4.病理组织学检查 通过病理诊断，了解肿瘤的生物学特性，是手术治疗和术式选择的依据，也是放化疗的依据。

5.B超检查 B超用于直接诊断直肠癌者较少，多用于判断直肠癌与周围脏器关系及有无肝转移等。超声内镜可判断癌浸润深度，对临床分期有重要意义。直肠腔内B超扫描（EUS）是当前判断直肠肿瘤浸润深度最有价值的检查手段，其正确性可达95%。

6.CT、MRI检查 CT、MRI可了解肿瘤浸润深度，与周围脏器的关系，有无淋巴结或肝、肺等转移。为术前分期及术式选择提供依据。

7.放射性核素脏器显像检查 以ECT诊断骨转移应用最多，价值最大。

8. 癌胚抗原、TAG-72、TNF测定 CEA、TAG-72、TNF测定主要用于预测直肠癌的预后和监测复发，对判断预后、观察疗效、监测复发有重要意义。

9. 其他检查 如患者有排尿异常时，应作膀胱检查、尿路造影等。

五、诊断与鉴别诊断

（一）诊断要点

直肠癌的诊断主要依据以下几项。

（1）早期排便习惯改变，便次增多或减少，可伴有肛门坠胀。

（2）继则发生便血，色鲜红或暗红，伴有黏液，且便次增多，有里急后重感，或有脓血便。

（3）晚期排便困难，粪便变细变扁，甚至出现肠梗阻征象。

（4）可能转移至肝、肺等部位，侵及骶丛神经时可有剧烈疼痛，全身出现恶病质征象。

（5）肛门直肠指检可触及肿块及溃疡，指套染血。

（6）直肠镜检查可见肿块及溃疡，活组织病理检查可明确诊断。

（二）鉴别诊断

1. 克罗恩病 克罗恩病属炎症性肠病，主要表现为腹部包块，腹痛、腹泻、发热、营养障碍等。通过结肠镜检查多可鉴别。

2. 溃疡性结肠炎 溃疡性结肠炎属炎症性肠病，主要表现为黏液血便、腹痛、腹泻等。通过结肠镜检查多可鉴别。

3. 大肠息肉病 可有便血、腹部不适等症状，大肠多发息肉，常遍及全大肠。病理类型包括管状、绒毛状或混合性腺瘤，均有癌变倾向。结肠镜检查多可鉴别。

4. 血吸虫病 患者查体可见肝脾肿大；血常规可见嗜酸性粒细胞增高，便常规中可发现血吸虫卵或孵化出毛蚴；肠黏膜活组织中可查到虫卵。通过结肠镜结合病理活检多可明确。

5. 直肠结核 起病缓慢，多有原发结核病灶存在。午后发热、盗汗，腹泻便秘交替出现。PPD试验阳性，X线检查可发现原发结核病灶、结肠镜检查联合病理活检可明确诊断。

六、治疗

（一）治疗原则

目前直肠癌仍以手术切除为主，辅以放疗、化疗、免疫治疗及中医药治疗，以提高5年生存率。

直肠癌治疗前应明确其治疗原则具体如下。

（1）当肿瘤局限于肠壁时，根治性切除是首选的治疗，应切除病变肠段及其淋巴引流区以达到彻底根治的目的。

（2）对肿瘤已穿透肠壁或已伴区域淋巴结转移者，采用根治性切除手术虽也能达到根治的目的，但无法排除残留的肉眼看不见的微转移的可能，为此必须加强手术前后的综合治疗。

（3）对肿瘤局部固定，尚无远处转移的病例，只要无重要结构或器官受累，应在加强综合治疗的基础上，尽量争取切除原发肿瘤。

（4）对原发肿瘤尚能切除，但已有远处转移的病例，如转移病灶为单发，则可视患者情况一期或分期切除转移灶。若为多发转移，应在全身化疗的基础上，尽早切除原发肿瘤，然后进行综合治疗。

（5）对局部肿瘤已无法切除的病例，为解除或防止梗阻，首先做内转流术。对无法行内转流术者，则可做近端结肠或小肠造口术。

（二）非手术治疗

1. 内治

（1）辨证论治　本病的临床辨证总体来讲为本虚于内，邪客于外，即本虚标实。初期以标实为主，全身症状较轻；后期则以本虚为主，本虚又分阴虚、阳虚，临证应仔细辨别。

1）湿热蕴结证

证候：癌肿破溃则流脓血，渗液腥臭，溃而难收，里急后重，便次增多，便细而扁，腹部不适，胃纳不佳，舌红，苔黄腻，脉滑数。

治法：清热利湿。

方药：槐角地榆丸加味。

2）气滞血瘀证

证候：肛门肿物隆起，触之坚硬如石，直肠肛门下坠，大便排出困难或排不干净，或便时带血，色紫暗，里急后重，脘腹或骶尾部胀满，小便涩痛，舌暗红，边有紫斑，苔白，脉涩。

治法：祛瘀攻积，清热解毒。

方药：桃红四物汤合失笑散加减。

3）气阴两虚证

证候：便溏，或排便困难，便中带血，色泽紫暗，肛门坠胀，面色无华，消瘦乏力，或心烦口干，夜间盗汗，舌红或绛，苔少，脉细弱或细数。

治法：益气养阴，清热解毒。

方药：四君子汤合增液汤加减。

（2）中成药治疗　常用的中成药有增生平片、金克冲剂、金龙胶囊等。

（3）西药治疗　直肠癌的西药治疗主要是化学药物治疗。化学药物治疗（简称化疗）是作为根治性手术的辅助治疗，可提高5年生存率，主要用于手术切除后预防复发和治疗未切净的残余癌。给药途径有动脉灌注、门静脉给药、静脉给药、术后腹腔置管灌注给药及温热灌注化疗等。化疗时机、如何联合用药和药物剂量等依患者的情况、个人的治疗经验有所不同。化疗也有术前、术中和术后之分，常以术后化疗为主。

术前化疗：适用于术前无放疗条件的患者。可用含氟尿嘧啶200mg的栓剂塞肛，早晚各1次，总剂量可用到6g；或用司莫司汀栓剂，1枚塞肛，每晚1次，用7~10天。通过直肠淋巴吸收，有预防肿瘤扩散和复发的效果。直肠内用药毒副作用小、安全。

术中化疗：术中行腹腔探查决定行肿瘤切除后，在距肿瘤近端10cm左右用粗丝线结扎肠管，而后向结扎的远端肠腔内注入氟尿嘧啶1g，肠壁穿刺处行浆肌层缝扎，防止粪便溢出污染腹腔。同时术中用氟尿嘧啶500mg加入500ml液体中缓慢从周围静脉滴入，对预防肿瘤转移复发有一定作用。

术后化疗：适用于①Dukes B期、C期及D期患者；②心、肝、肾功能正常；③白细胞>4.0×10^9/L，血红蛋白>80.0×10^9/L。术后化疗的目的是清除小的残留癌灶或播散的癌细胞，故术后化疗应尽早进行，一般在术后2周左右应用，具体方案可参见结肠癌章节。

（4）放射治疗　放疗是除手术以外首选的治疗方法，虽然放疗不能替代手术，但却是手术治疗的重要辅助手段，尤其对肿瘤术后局部复发的防治具有一定的疗效。放疗的作用在于杀灭癌细胞或降低癌细胞的活力。根据临床上放疗应用的时间和方式不同，辅助放疗可分为术前、术后、术中和夹心外放疗及腔内放疗等。由于癌细胞对放射线的敏感性与局部组织的血氧供量呈正相关，故术前放疗较术后放疗效果好。除早期及广泛转移的直肠癌外，原则上都应行术前放疗。

1）术前放疗　一般认为，术前放疗可使局部复发率降低10%~15%，生存率提高10%~15%。术前放疗可使肿瘤瘤体减小，扩大手术的适应证；防止手术时癌细胞的播散，减少局部和盆腔种植，提高手术切除率。一般使用直线加速器外照射。

2）术中放疗　可进一步杀灭术中残留的肿瘤细胞，减少局部复发，提高生存率和减少正常组织的放射性损伤。适用于位置较深的小癌灶或术中疑有癌残留的部位。其放疗效果优于外照射。术中放疗联合外照射可以明显提高疗效。

3）术后放疗　术后放疗是辅助性放疗，是对手术治疗很重要的一种补充治疗手段。术后放疗效果常不如术前放疗，原因是手术破坏了盆腔的正常结构，局部组织因纤维化而血运受到了破坏，细胞含氧量下降。通过术后放疗可消灭根治性切除后可能残存的亚临床病灶，对非根治性切除者的残留癌灶进行补充治疗。

4）直肠腔内放射治疗　具有局部剂量高、周围剂量低的特点，能有效地控制和消灭局部病灶，是体外放疗的有效补充治疗。适用于：早期直肠癌（直径<3cm的高分化腺癌）；骶前切除或超低位吻合术的病例；直肠癌术后，直肠内或阴道复发病例；体外放疗后补充放疗。

5）根治性外照射　单纯根治性放疗主要适用于少数早期及细胞类型特别敏感的患者，也可用于肿瘤体积较小，活动度可，但由于严重心血管等疾病，属于手术禁忌证的病例。

6）姑息性放射治疗　对因全身情况差等原因而不能耐受手术治疗者，可应用放射治疗作为姑息性治疗的手段。从而达到减轻症状甚至延长生存时间的目的。

2.外治

（1）外敷疗法　直肠癌溃烂者可外敷黄连膏、四黄膏等。

（2）灌肠疗法　生大黄20g，黄柏15g，山栀子15g，蒲公英30g，金银花20g，红花15g，苦参20g。将上方药物加水600ml煎至200ml左右。从肛门插入导尿管20~30cm深，注药后保留2~3小时。每日1~2次，30天为1个疗程。腹痛、脓血便或便血甚者，改山栀为山栀炭，加罂粟壳15g、五倍子15g收敛止血；高热、腹水者，加白花蛇舌草30g、徐长卿30g、芒硝15g解毒逐水。

（三）手术治疗

1.手术原则　手术切除是直肠癌的主要治疗方法。凡能切除的直肠癌如无手术禁忌证，都应尽早施行手术治疗，切除的范围包括癌肿、足够的两端肠段、已侵犯的邻近器官的全部或部分、四周可能被浸润的组织及全直肠系膜和淋巴结。如不能进行根治性切除时，亦应进行姑息性切除，使症状得到缓解，以解决可能出现的梗阻、出血等问题。

2.手术方法　手术方法的选择应根据癌肿所在部位、大小、活动度、细胞分化程度以及术前的排便控制能力等因素综合判断。直肠癌向远端肠壁浸润的范围较结肠癌小，只有不到3%的直肠癌向远端浸润超过2cm，这是手术方式选择的重要依据。

（1）经腹会阴联合肛管直肠切除术（Miles手术）　适应证：①距齿线5cm以内的直肠癌，无肝、肺、腹腔等广泛转移者；②少数情况下，肿瘤虽距齿线5cm以上，但因肿瘤巨大、盆腔狭小而无法应用双吻合等保肛手术者，亦可行Miles手术。

（2）经腹部直肠切除吻合术（Dixon手术）　适应证：①根治性手术，适用于肿瘤下缘距齿线10cm以上的直肠癌或乙状结肠下段癌；②姑息性切除手术，适用于下缘距齿线8cm以上的直肠癌；③巨大广基的良性肿瘤（如绒毛状腺瘤）外伤或炎性狭窄，估计切除后吻合口在齿线3cm以上者。

（3）直肠经腹切除、左下腹结肠造口术（Hartmann手术）　适应证：①姑息性手术，

Hartmann手术主要适用于直肠上段癌盆底腹膜已有转移，不能行根治性切除者；②根治性手术，Hartmann手术主要用于可以保留肛门的直肠癌，由于以下情况而不能行结肠直肠吻合者：患者高龄或全身情况不良，不能耐受较长时间的手术；患者术中出现意外（如大出血），须立即结束手术，不宜再行吻合操作；癌肿切除后一期吻合有较大危险（如合并急性肠梗阻）；患者肛门功能不全，不宜行结肠直肠吻合，这类患者在情况好转后，常可行二期手术，恢复肠道的连续性。

（4）经骶直肠局部肿块切除术　适应证：肛管上缘2cm以上和腹膜返折以下的直肠良性病变及早期直肠癌。

直肠癌根治术有多种手术方式，但经典的术式仍然是Miles手术和Dixon手术。因腹腔镜手术具有创伤小、恢复快的优点。目前腹腔镜下行Miles和Dixon手术已经获得了广泛认可，逐渐成为直肠癌标准术式之一。

（四）针刺治疗

截根、长强，可配三阴交、大肠俞、天枢、足三里。每次分别取主穴及配穴2~3个，取毫针针刺得气后提插捻转，中等强度，留针15~45分钟，隔日针刺1次（每周3次）。

足三里、三阴交，采用国产DBJ-1型微波电针仪治疗。进行微波针刺时，毫针针刺得气后在毫针上套上微波针刺天线，然后打开微波发生器，并调节仪器，使其输出不同能量的微波，通过毫针和天线辐射到人体的穴位。输出功率一般为10~20W，调至以患者有针感，而无痛为度，每次20分钟，每日1次，10次为1个疗程。适用于直肠癌术后白细胞下降者。

七、预防与调护

起居上，保持大便通畅，防止便秘；饮食上，养成良好的饮食习惯，不要长期食用高脂肪、高蛋白饮食。经常吃富含维生素和纤维的新鲜菜、水果。积极防治直肠息肉、溃疡性大肠炎及慢性肠道炎，对多发性息肉、乳头状息肉，一旦确诊应早期手术切除，以减少癌变机会。定期防癌普查，做到早发现、早治疗，以提高直肠癌的生存率。

第四节　肛管及肛门周围恶性肿瘤

一、概述

来源于齿线下方至肛缘线的恶性肿瘤称为肛管癌。来源于肛缘以外，以肛门为中心，直径6cm的圆形区域以内的恶性肿瘤称为肛门周围癌（肛周癌）。临床表现为肛门肿物、肛门疼痛、出血及异物感。

临床上肛管癌多于肛周癌，两者的发病比例约为7∶1，肛管癌以女性多见，肛周癌以男性多见。以中老年人多见。

中医古籍中没有关于肛管癌与肛周癌病名的记载，根据肛管癌与肛周癌的临床表现特点，多属于中医“锁肛痔”的范畴。

二、病因病理

（一）中医病因病机

中医认为本病主要由外感六淫、情志不畅、饮食不当、正气亏虚所致。病理因素包括湿毒、热毒、气滞、血瘀。病性方面，疾病早期多以邪实为主，表现为湿热内蕴、气滞血瘀；疾病晚期多以正虚为主，表现为气血衰败。

1.湿热内蕴 诸因导致脾胃受损、运化失司、湿热内蕴，故见腹胀、脓血便、里急后重。

2.气滞血瘀 诸因导致气结不散、血瘀不行、正气日衰、积块肿大、阻塞不通，大肠失于通泄，故见肛门坠胀，大便困难，少腹胀痛等。

3.气血衰败 或湿热内蕴，或气滞血瘀，病久全身气血衰败，脏腑失于濡养，脏腑功能衰退，故见诸虚表现。

（二）西医病因病理、转移方式及临床分期

1.病因 肛管癌及肛周癌的发生一般与肛管及肛周的慢性炎症（如长期的肛瘘）、肛门部良性肿瘤恶变及肛周皮肤白斑恶变、不当性行为、HIV与HPV感染等因素有关，但确切的病因至今尚不明确。

2.病理

（1）组织分类 肛管肛周肿瘤可分为上皮性肿瘤、非上皮性肿瘤和恶性黑色素瘤三类，后两类少见。结合目前对肛门周围组织胚胎发育、解剖学及该区域常见肿瘤的病理特点，可把肛区上皮性肿瘤分为直肠上皮性肿瘤、移行上皮性肿瘤、皮肤表皮性肿瘤。

（2）病理分型 基于组织分类，肛管癌与肛周癌的病理分型如下。

1）直肠上皮性肿瘤 直肠上皮性肿瘤起源于肛管上段直肠黏膜上皮，归入了直肠癌中。

2）移行上皮性肿瘤 移行上皮性肿瘤根据病理，可分为肛管鳞癌、一穴肛原癌、原发性肛管腺癌。

肛管鳞癌：大多为典型的分化差的非角化型细胞。半数病例的癌灶边缘隆起，溃疡状，约1/3病例的癌灶为斑块状或结节状，少数呈菜花状，大小不等。

一穴肛原癌：分化良好的基底样细胞癌，由成群的嗜碱性的小细胞组成，周边有明显的“栅栏样”分布的细胞核，中心有时可见到乳酪样坏死，在分化较差的肿瘤中，这种典型的细胞表现逐渐消失，变成一薄层深染的、具有多形核的小细胞。

原发性肛管腺癌：多数为分化良好的黏液腺癌，具有黏液分泌的腺管，黏液因潴留在管腔内而使其有不规则的扩张。肿瘤细胞轻、中度异型性。瘘管开口处可见鳞状上皮、移行上皮和黏液柱状上皮的移行，皮肤鳞状上皮常见增生或假上皮瘤样增生。

3）皮肤表皮性肿瘤　皮肤表皮性肿瘤根据病理，可分为基底细胞癌、肛周鳞癌、肛周Bowen病、肛周Paget病。

基底细胞癌：侵蚀性溃疡，无明显退行性病变，有不同程度角化、中心有钙化。本病生长缓慢，侵袭性低，很少发生转移。

肛周鳞癌：典型大体表现是中央溃疡，边缘内翻。

肛周Bowen病：肛周表皮内鳞状细胞癌，有多核的巨大Bowen细胞，亦可见“光晕征”，以及可能存在的鳞癌特征。

肛周Paget病：湿疹样癌，表皮内有分散或成群的Paget细胞。

3.转移方式

（1）淋巴转移　淋巴转移是肛管癌的主要播散途径。肛管区有丰富的淋巴引流，可分为上方、侧方及下方3个方向。近来的研究证实，齿线上下的毛细淋巴管相互交通，在齿线处并不存在明确的分界线，以往以齿线为界的上下淋巴引流途径的理论已不适合。

（2）血液转移　肿瘤可经门静脉和髂静脉转移到肝、肺等远处器官。

（3）直接蔓延　由于齿线和齿线以下的上皮与肛门括约肌结合紧密，而齿线以上结合疏松，因此肛管部的肿瘤易向上侵犯直肠，易转移到直肠系膜；肿瘤也可向深部浸润，穿过括约肌侵犯邻近组织，男性可浸润尿道和前列腺，女性可浸润阴道后壁和子宫颈。

4.临床分期　临床上可简单将肛管及肛周癌分为以下4期。零期：原位癌。Ⅰ期：无括约肌侵犯。Ⅱ期：侵犯括约肌。Ⅲ期：局部转移（Ⅲa仅有直肠周围淋巴结转移；Ⅲb腹股沟淋巴结有转移）。Ⅳ期：伴有远处转移。

三、临床表现

（一）症状

1.肛门区肿块或溃疡表现　初期肛周或肛管出现小硬结，随着硬结增大，其表面出现溃疡糜烂，边缘隆起并向外翻，有颗粒结节，底部不平整，质地硬，可有触痛。亦有病灶呈息肉状者。

2.肛门部刺激症状　可出现肛门部不适、异物感、瘙痒甚至局部剧烈疼痛等。当病灶侵犯肛门括约肌时可有便意频繁、里急后重等，进一步进展可出现大便变细变扁，排便困难或大便失禁等。局部有感染时可见粪便中带有黏液及脓血等。

3.转移症状及晚期消耗衰竭　病变晚期可转移至肝、肺、膀胱、前列腺、阴道后壁、宫颈等周围组织器官，可出现相应脏器的症状，并可伴有腹股沟淋巴结肿大。同时可因慢性消耗出现乏力、消瘦、贫血等恶病质表现。

（二）体征

早期患者可无明显体征，中晚期患者除肛周溃疡、皮肤糜烂及局部肿块等局部表现外，尚可出现腹股沟淋巴结肿大及消瘦、贫血、水肿等恶病质体征。

四、辅助检查

1.活组织病理检查　活组织病理检查可帮助进行病理定性诊断。

2.结肠镜检查　结肠镜检查了解病灶在肠腔内范围，排除为直肠癌向下侵犯所致，同时明确有无原发癌的可能。

3.B超、CT及MRI检查　B超、CT及MRI检查可了解病灶浸润深度及与括约肌关系，评估有无远处淋巴结转移，为手术治疗提供依据。

五、诊断与鉴别诊断

（一）诊断要点

（1）有肛门异物感、瘙痒感、肛门出血、肛门肿物或溃疡、肛门疼痛等病史。

（2）肛周视诊可见肛周肿物或溃疡；肛周触诊可查及肛周皮肤变硬；肛门指诊可明确病变范围、有无固定、直肠或周围组织有无受累。有时可见腹股沟淋巴结肿大。

（3）结肠镜检查或肛门镜检查可见肛管及肛门周围有硬结或溃疡状改变。

（4）病理组织学检查明确诊断。

（二）鉴别诊断

1.直肠癌　直肠癌与肛管癌临床症状相似，低位直肠癌可侵犯到肛管及齿线处。通过病理学检查可以鉴别。直肠癌以腺癌为主，而肛管癌以鳞癌为主，两者虽治疗相同，但后者预后较前者差。

2.肛周皮肤癌　肛周皮肤癌常伴肛门不适、明显瘙痒、肛门缘有小肿物并逐渐增大。生长缓慢、疼痛较轻，形成溃疡后有腥臭分泌物，边缘隆起外翻。活检为分化较好的鳞状细胞癌，角化多，恶性度低，不易发生转移，放射治疗效果良好。

3.复杂性肛瘘　临床上多见，一般以肛旁脓肿开始，局部疼痛明显，脓肿破溃后形成瘘，疼痛亦随之减轻。肛瘘多数在肛管后正中处，并与齿线相连，肛管黏膜完整。有时形成硬结或条索状。指检时挤压可见瘘口流出脓性分泌物。肛瘘用探针检查即可证实，如疑有癌变，则应活检明确诊断。

4.肛门瘙痒症 肛周皮肤呈广泛性增厚，有时误诊为癌变，但瘙痒症的皮肤改变广泛而无深部浸润现象。

5.肛门湿疣 肛门环周可出现多处肿块，大小不一，表面有细颗粒，病变之间有正常皮肤分隔，质软，病变处皮肤无溃疡，临床症状与病理检查均可予以鉴别。

6.肛裂 裂口处可见椭圆形溃疡，但多位于前、后正中肛缘处，且有典型的周期性疼痛病史，不难与本病鉴别。

六、治疗

（一）治疗原则

早期诊断，早期治疗，除小的肛周癌、肛管癌可经局部切除和单一放疗外，所有的肿瘤均可采用放射性治疗、化学性治疗及手术治疗的综合治疗方法以延长患者生存期，提高患者生存质量。

（二）非手术治疗

1.内治

（1）辨证论治 本病辨证总属本虚标实，辨证应根据病变不同时期的病理变化特点进行，辨明本虚标实之主次。本病初期以标实为主，当辨气滞、血瘀、湿热的偏盛；后期虚损较甚，以正虚为主，应辨明阴阳、气血虚损之不同。

1）湿热内蕴证

证候：黏液脓血便，便频，里急后重，或腹泻、便秘交替，舌红，苔黄腻，脉滑数。

治法：清热解毒，活血化瘀。

方药：白头翁汤加减。若脓血便甚者，加炒槟榔、地榆炭；若大便秘结者，加大黄、麻仁、枳壳。

2）气滞血瘀证

证候：肛门坠胀，大便困难，少腹胀痛，小便不利，舌暗，苔黄腻，脉滑数。

治法：益气活血，软坚散结。

方药：补中益气汤加减。若腹泻者，加黄连、秦皮；腹胀、腹痛甚者，加降香、元胡。

3）气血衰败证

证候：肌肤消瘦，面色无华，气短乏力，纳呆食少，舌淡，无苔，脉沉细弱。

治法：益气养血。

方药：八珍汤加减。若气短乏力者，加黄芪、黄精；若纳呆食少，舌淡无苔者，加砂仁、石斛、麦冬。

（2）中成药治疗　金克冲剂、金龙胶囊、复方黄芪口服液等。

2. 外治

（1）灌肠疗法　具有清热解毒、消肿止痛作用。

灌肠方：由败酱草30g、白花蛇舌草30g组成；将上述药物水煎2次，共为80ml，每次取40ml保留灌肠，每日2次。

（2）药物外敷疗法　具有清热解毒、燥湿止痒作用。

外敷方：主要适用于肛管癌脓水淋漓且痛痒者；由青黛15g、蝉蜕30g、冰片3g组成；研细末，撒棉纸上贴患处。

（三）手术治疗

1. 手术原则　根据肛管及肛周癌不同的病理性质，治疗方式亦不尽相同，但手术仍然是最主要的治疗方式。具体手术治疗方式按肿瘤部位、有无侵犯括约肌及腹股沟淋巴结有无转移而定。

2. 手术方法

（1）局部切除术　分为根治性切除及姑息性局部切除。

根治性切除适用于无任何转移迹象、恶性程度较低、肿瘤表浅、可以活动且直径小于2cm的肛管癌及肛周癌。齿线下肛周癌未超过肛周1/3，又未侵犯括约肌者，多可行广泛性局部切除。

姑息性局部切除是用于全身情况不能耐受经腹会阴联合切除术的患者，以及放化疗后有残留病灶者，有时也用于局部复发的患者。

（2）经腹会阴联合切除加永久性人工肛门（Miles手术）　Miles手术是侵犯齿线以上组织的肛管癌的最佳治疗方法，肛周癌若超过齿线或侵犯大部分肛管括约肌，亦需做Miles手术。近年来放疗、化疗对肛管癌治疗的效果获得肯定，扩大的Miles术不再被作为首选治疗方式，特别是早期肛管癌，手术治疗作为辅助治疗施行。但T_3、T_4期肛管癌仍应以Miles术为主，术前或术后加以放化疗。

（四）其他治疗

1. 放疗及化疗　放射性治疗最早在20世纪70年代被应用于肛管癌，取得了一定的治疗效果。早期肛管癌不伴腹股沟淋巴结转移者放射治疗后5年生存率达75%~80%。到1974

年放射性治疗联合化疗的治疗方案被提出后，放射性治疗联合化疗取代了外科手术成为肛管鳞癌的首选治疗方式。在放疗的基础上加用化疗可以增敏，减少放疗剂量，且有全身治疗、消灭微小病灶的作用。化疗的主要药物为氟尿嘧啶（5–Fu）和丝裂霉素（MMC）。

2. 针灸治疗

（1）针刺治疗　取天枢、曲池、足三里等穴，便脓血甚者可加肘尖穴。用平补平泻法，即以左手食指按穴，右手持针速刺进针，用等速匀力提插或捻转找到酸胀感后，留针15~20分钟，每日或隔日1次。便脓血时并用灸法，灸大肠俞、二白或肘尖穴。每穴灸5~10分钟，每次灸1~2穴。体弱虚证用艾条温和灸；体壮实证用骑竹马灸或瘢痕灸。

（2）灸法治疗　取大椎、膈俞（双侧）、脾俞（双侧）、胃俞（双侧）、肾俞（双侧）等穴。

将艾绒放在平板上，用手搓捏成半个红枣大小的艾炷，把鲜姜切成直径2~3cm、厚为0.2~0.3cm的姜片，施以隔姜灸，当艾炷将燃尽，患者感到灼痛时，换艾炷再灸，每穴灸3壮，以灸完后局部皮肤红润但不起泡为度，每日1次，连续用7~9日。

七、预防与调护

起居上，防止便秘，保持大便通畅；饮食上，避免长期高脂肪饮食，增加新鲜菜和水果。注意个人及用血卫生，预防HPV及HIV的发生。积极治疗肛门部病变，发现肛门不适、肛缘有硬结或出血、肿痛时应及时检查。对久治不愈的肛门疾病，尤其是触及腹股沟淋巴结肿大者应考虑本病的可能，常规做组织活检。

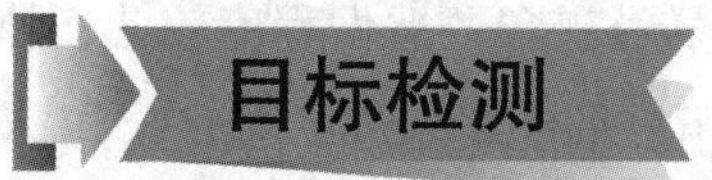

参考答案

单选题

1. 大肠息肉中癌变倾向最大的是（　　）

A. 管状腺瘤　　B. 混合性腺瘤
C. 增生性腺瘤　　D. 炎症性腺瘤
E. 绒毛状腺瘤

2. 结肠癌最早出现的症状是（　　）

A. 排便习惯和粪便性状的改变　　B. 腹痛
C. 腹部包块　　D. 消瘦乏力
E. 肠梗阻

3. 患者排便习惯改变，里急后重，直肠指检可及菜花样肿物，应考虑（　　）

A. 内痔　　B. 直肠癌

C. 低位直肠息肉　　D. 肛乳头肥大

E. 结肠癌

4. 以下关于肛周癌与肛管癌描述正确的是（　　）

A. 肛周癌发病率高于肛管癌

B. 肛周癌是以肛门为中心，直径10cm内的恶性肿瘤

C. 肛管癌以男性多见

D. 肛周癌以女性多见

E. 肛管癌与肛周癌均好发于中老年人

5. 直肠癌切除能否保留肛门主要取决于（　　）

A. 肿瘤距肛门的距离　　B. 肿瘤的病理类型

C. 肿瘤侵犯肠管范围　　D. 肿瘤有无远处转移

E. 肿瘤的大小

（曹秋锐　胡伟城　罗清华）

书网融合……

本章小结

第十一章　肛肠常见急症

学习目标

1.通过本章学习，重点把握各种肛肠常见急症的诊断、鉴别诊断、中医证型及治疗原则。

2.学会运用所学知识，评估的肠套叠、结肠扭转、肠梗阻、下消化道出血以及坏死性筋膜炎的病情，制订并实施相应的中医治疗措施。

3.培养学生具有耐心细致、严谨务实的职业素养。

情境导入

情境描述　患儿，男，1岁1月，因“阵发性哭闹18小时伴呕吐、血便”在急症就诊，伴有面色苍白、出汗，疼痛间歇期可安宁，舌淡，苔白腻，脉弦滑数。血常规检查显示：WBC 8.3×10^9/L，N 0.74，L 0.22，RBC 3.25×10^{12}/L，Hb 118g/L，其余项目正常，X片提示肠梗阻，B超检查示结肠肝区异常回声结构，长轴呈“假肾”征，短轴呈“同心圆”征，提示肠套叠（套头位于结肠肝曲）。

讨论　1.肠套叠的概念是什么？

2.肠套叠临床常见的表现是什么？

3.肠套叠在临床上需要和哪些疾病进行鉴别？

第一节　结肠梗阻

一、概论

结肠梗阻（obstruction of colon）是一种常见的急腹症，是指肠内容物不能正常运行，顺利通过结肠。由于它变化快，需要早期作出诊断、处理。诊治的延误可使病情发展加重，甚至出现肠坏死，腹膜炎等严重的情况。本病属于中医“肠结”“肠痹”范畴。

二、病因病理

（一）中医病因病机

中医学认为，脏腑气机不利，瘀血留滞、食积阻肠、蛔虫聚团、石堵肠道、燥屎内结、寒邪凝滞、热邪郁闭、湿邪中阻等皆可导致肠腑气血痞结，肠腑传化障碍，食下之水谷精微不升，浊气不降而积于肠内，发于肠梗阻。

（二）西医病因病理及临床分型

1. 病因

（1）机械性肠梗阻　最为常见。由于各种原因引起肠腔变狭小，因而使肠内容物通过发生障碍。可因：①肠腔阻塞，如寄生虫、粪块、大胆石、异物等；②肠管受压，如黏连带压迫、肠管扭转、嵌顿疝或受肿瘤压迫等;③肠壁病变，如先天性肠道闭锁、炎症性狭窄。肿瘤等引起。

（2）动力性肠梗阻　发病较少，由于神经反射或毒素刺激引起肠壁肌功能紊乱，使肠蠕动丧失或肠管痉挛。以致肠内容物不能正常运行。但无器质性的肠腔狭窄。如急性弥漫性腹膜炎、腹部大手术、腹膜后血肿或感染引起的麻痹性肠梗阻。痉挛性肠梗阻甚少见，见于如肠道功能紊乱和慢性铅中毒引起的肠痉挛。

（3）血运性肠梗阻　少见，由于肠系膜血管栓塞或血栓形成使肠管血运障碍，肠管麻痹使肠内容物不能运行。

2. 病理　单纯性机械性肠梗阻一旦发生，梗阻以上部分肠蠕动增加，以克服肠内容物通过障碍；肠腔内因气体和液体的积贮而膨胀。肠梗阻部位愈低，肠鼓胀愈明显。梗阻以下肠管则瘪陷、空虚或仅存积少量粪便。扩张肠管和瘪陷肠管交界处即为梗阻所在。急性完全性梗阻时，肠管迅速膨胀，肠壁变薄，肠腔压力不断升高，到一定程度时可使肠壁血运障碍。最初表现为静脉回流受阻，肠壁的毛细血管及小静脉淤血，肠壁充血、水肿增厚，呈暗红色。由于组织缺氧，毛细血管通透性增加，肠壁上有出血点，有血性渗出物渗入肠腔和腹腔，随着血运障碍的发展，继而出现动脉血运受阻，血栓形成，肠壁失去活力，肠管变成紫黑色。又由于肠壁变薄，缺血和通透性增加，腹腔内可出现带有粪臭的渗出物。最后，肠管可因缺血坏死而溃破穿孔。

慢性肠梗阻多为不完全性梗阻，梗阻以上部分肠腔扩张，由于长期肠蠕动增强，肠壁呈代谢性肥厚．故腹部视诊常可见扩大的肠型和肠蠕动波。痉挛性肠梗阻多为暂时性，肠管多无明显病理改变。

3. 临床分型

（1）按肠壁有无血运障碍分类　分为单纯性和绞窄性两类。①单纯性肠梗阻：仅是肠内容物血运受阻，而无肠管血运障碍。②绞窄性肠梗阻：梗阻伴有肠壁血运障碍者，可因肠系膜血管受压，血栓形成或栓塞等引起。

（2）按梗阻的部位分类　分为高位（如空肠上段）和低位（如回肠末端和结肠）两种。

（3）按梗阻的程度分类　可以分为完全性和不完全性肠梗阻。

（4）按发展过程的快慢分类　分为急性和慢性肠梗阻。

三、临床表现

（一）症状

1.腹痛　腹痛是机械性肠梗阻的最先出现的症状，是由于梗阻以上肠管内容物不能向下运行，肠管强烈蠕动所致。呈阵发性剧烈绞痛，且在腹痛发作时，患者自觉有肠蠕动感，且有肠鸣音，有时还可出现移动性包块。腹痛可呈全腹性或仅局限在腹的一侧。在高位肠梗阻时，腹痛发作的同时可伴有呕吐。单纯性肠梗阻时，腹痛有逐渐加重再由重减轻的过程。减轻可以使梗阻有所缓解，肠内容物可以通向远段肠管，但也有可能是由于梗阻完全，肠管高度膨胀，腹腔内有炎性渗出或腹膜炎，肠管进入麻痹状态。这时，腹痛虽然减轻，但全身症状加重，特别是毒性症状明显。

单纯性结肠梗阻的腹痛可以不明显，但在绞窄性或闭袢性肠梗阻时，也可有阵发性胀痛。绞窄性肠梗阻由于有肠管缺血和肠系膜嵌闭，腹痛往往是持续性腹痛伴有阵发性加重，疼痛也较剧烈。绞窄性肠梗阻也常伴有休克及腹膜炎症状。

麻痹性肠梗阻的腹胀明显，腹痛不明显，阵发性绞痛尤为少见。

2.腹胀　腹胀的发生在腹痛之后，低位梗阻的腹胀较高位梗阻为明显。腹壁较薄的患者，常可显示梗阻部位的上部肠管膨胀出现肠型。高位小肠梗阻常表现为上腹尤其是上腹中部有饱胀。低位小肠梗阻为全腹性胀气，以中腹部为明显，低位结肠梗阻时，呈全腹性广范围的胀气。闭袢式肠梗阻可出现局限性腹胀。

3.呕吐　呕吐是机械性肠梗阻的主要症状之一，高位梗阻的呕吐出现较早，在梗阻后短期即发生，呕吐较频繁。在早期为反射性，呕吐物为食物或胃液，其后为胃液、十二指肠液和胆汁。低位小肠梗阻的呕吐出现较晚，初为内容物，静止期较长，后期的呕吐物为积蓄在肠内并经发酵、腐败呈粪样带臭味的肠内容物。如肠系膜血管有绞窄，呕吐物为有血液的咖啡色、棕色物，偶有新鲜血液，在结肠梗阻时，少有呕吐的现象。

4.排便排气停止　排便排气停止是肠管梗阻的一个主要症状，在梗阻发生的早期，由于肠蠕动增加，梗阻部位以下肠内积存的气体或粪便可以排出。当早期开始腹痛时即可出现排便排气现象，容易误为肠道仍通畅，故在询问病史时，应了解在腹痛再次发作时是否仍有排便排气。但在肠套叠、肠系膜血管栓塞或血栓形成时，可自肛门排出血性黏液或果酱样粪便。

（二）体征

机械性结肠梗阻时可见肠型和蠕动波。单纯性结肠梗阻可有轻度压痛，但无腹膜刺激征。绞窄性结肠梗阻时，可有固定压痛和腹膜刺激征，移动性浊音可呈阳性。听诊肠鸣音亢进，有气过水声或金属音，为机械性结肠梗阻表现；麻痹性结肠梗阻时，则肠鸣音减弱或消失。

四、辅助检查

1.单纯性肠梗阻　早期变化不明显。晚期由于失水和血液浓缩，白细胞计数、血红蛋白、血细胞比容都可增高，血中K^+、Na^+、Cl^-与酸碱平衡都可发生改变。高位梗阻，呕吐频繁，大量胃液丢失可出现低钾、低氯与代谢性碱中毒。在低位肠梗阻，则可有电解质普遍降低与代谢性酸中毒。腹胀明显，膈肌上升影响呼吸时，亦可出现低氧血症与呼吸性酸或碱中毒，可随患者原有肺部功能障碍而异。因此，动脉血气分析是一项重要的常规检查。当有绞窄肠梗阻或腹膜炎时，血常规、血液生化测定指标等改变明显。尿量在肠梗阻早期可无明显变化，但在晚期，如无适当的治疗，可出现尿量减少，尿比重增加甚至出现急性肾功能障碍。

2.影像学检查　一般在肠梗阻发生4~6小时，X线检查显示肠腔内气体，立位或侧卧位透视或拍片，可见多数液平面及气胀肠袢（图11-1）（图11-2）。

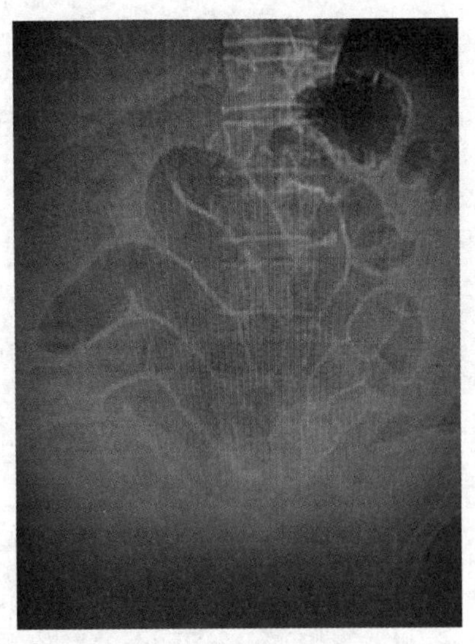

图11-1　单纯性肠梗阻

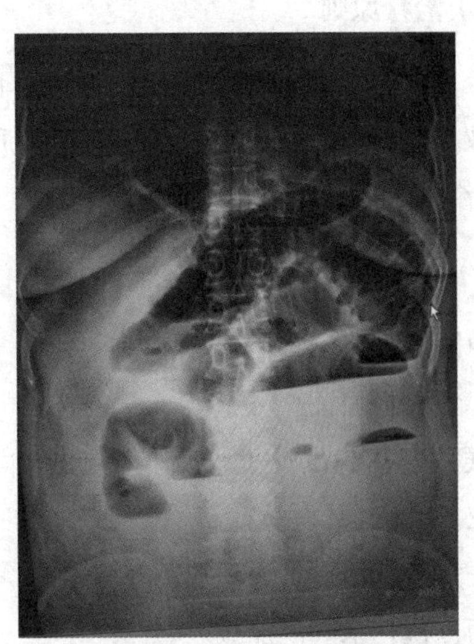

图11-2　不完全性肠梗阻

五、诊断与鉴别诊断

（一）诊断要点

（1）有不节饮食或感染、手术等病史。

（2）有腹痛、恶心呕吐、腹胀、肛门停止排气排便等症状。

（3）视诊：机械性结肠梗阻常可见肠型和蠕动波。触诊：单纯性结肠梗阻可有轻度压痛，但无腹膜刺激征；绞窄性结肠梗阻时，可有固定压痛和腹膜刺激征。听诊：肠鸣音亢进，机械性结肠梗阻时有气过水声或金属音，麻痹性结肠梗阻时，则肠鸣音减弱或消失，有时表现为“寂静腹”。

（二）鉴别诊断

1.胆道感染与胆石症　表现为中上腹、右上腹剧烈绞痛，并向肩背放射，检查中上腹、右上腹压痛，肌紧张，或可触及肿大胆囊；常伴发热或畏寒发热，或有黄疸。

2.泌尿系结石　表现为腰腹部阵发性剧烈绞痛，向外生殖放射，检查腹部无肯定的压痛，肾区叩击痛明显，或沿输尿管有轻压痛，尿内有红细胞、白细胞。

3.卵巢囊肿扭转　表现为一侧下腹部阵发性剧烈绞痛，检查腹部无肠型，肠鸣音不亢进，患侧下腹部有压痛、反跳痛，盆腔检查可发现囊肿。

六、治疗

（一）治疗原则

治疗方法的选择应根据梗阻的原因、性质、部位以及全身情况和病情严重程度而定。及时采取胃肠减压，抗感染、纠正水电解质及酸碱平衡紊乱，改善全身状况。保守治疗效果不佳者，应手术治疗。

（二）非手术治疗

1.中医辨证论治

（1）气滞血瘀证

证候：腹痛阵发性发作，胀痛拒按，恶心、呕吐，无排气、排便，舌质淡红，苔薄白，脉弦。

治法：行气活血，通腑攻下。

方药：桃仁承气汤加减。

（2）肠腑热结证

证候：腹痛腹胀，痞满拒按，恶心、呕吐，无排气、排便，发热口渴，小便黄赤，舌质红，苔黄燥，脉洪数。

治法：活血清热，通里攻下。

方药：复方大承气汤加减。

（3）肠腑寒凝证

证候：起病急骤，腹痛剧烈，遇冷加重，得热稍减，腹部胀满，恶心、呕吐，无排气、排便，脘腹怕冷，四肢畏寒，舌淡红，苔薄白，脉弦紧。

治法：温中散寒，通里攻下。

方药：温脾汤加减。

2.西医治疗

（1）胃肠减压 现多采用鼻胃管或肠梗阻导管减压，以减轻胃肠道的积留气体、液体，减轻肠腔膨胀，有利于肠壁血液循环的恢复，减少肠壁水肿，改善局部和全身症状。

（2）纠正水、电解质与酸碱失衡 水、电解质与酸碱失衡是急性肠梗阻最突出的生理紊乱，应及早给予纠正。当血液生化检查结果尚未获得前，可先给予平衡盐液（乳酸钠林格液）。待有测定结果后，再添加电解质，纠正酸碱紊乱。在无心、肺、肾功能障碍的情况下，最初输入液体的速度可稍快一些，但需做尿量监测，必要时做中心静脉压（CVP）监测，以防液体过多或不足。在单纯性肠梗阻的晚期或绞窄性肠梗阻，常有大量血浆和血液渗出至肠腔或腹腔，需要补充血浆和全血。

（3）抗感染 肠梗阻患者应给予抗菌药物以预防或治疗腹部或肺部感染，常用的有以杀灭肠道细菌与肺部细菌的广谱头孢菌素或氨基糖苷类抗生素，以及抗厌氧菌的甲硝唑等。

（4）其他治疗 腹胀后影响肺的功能，患者宜吸氧。为减轻胃肠道的膨胀可给予生长抑素以减少胃肠液的分泌量。乙状结肠扭转可试用纤维结肠镜检查、复位。回盲部肠套叠可试用泛影葡胺灌肠与充气灌肠复位。

（三）手术治疗

手术治疗是肠梗阻的一个重要措施，手术的目的是解除梗阻病因，手术的方式可根据患者的情况与梗阻的部位、病因加以选择。

（1）单纯解除梗阻的手术 这类手术包括为黏连性肠梗阻的黏连分解，去除肠扭曲，切断黏连束带；肠内堵塞切开肠腔，去除毛粪石、蛔虫等；肠扭转、肠套叠的肠袢复位术。

（2）肠切除吻合术 肠梗阻是由于肠肿瘤所致，切除肿瘤是解除梗阻的首选方法。在其他非肿瘤性病变，因肠梗阻时间较长或有绞窄引起肠坏死，或是分离肠黏连时造成较大范围的肠损伤，则需考虑将有病变的肠段切除吻合。在绞窄性肠梗阻，如腹股沟疝，肠扭转，胃大部切除后绞窄性内疝，绞窄解除后，血运有所恢复，但肠袢的生机如何，是否应切除，切除多少，常是手术医生感到困难之处。当不能确定小段肠袢有无血障碍时，以切除吻合为安全。但当有较长段肠袢尤其全小肠扭转，贸然切除将影响患者将来的生存。因此，应认真判断肠管有无生机。判断方法：①肠管的颜色转为正常，肠壁保持弹性并且蠕动活跃，肠系膜边缘动脉搏动可见说明肠管有生机。有经验的医生经仔细判断后，准确性可在90%以上。但常出现过多切除现象。②应用超声多普勒沿肠管对肠系膜缘探查是否有动脉波动，而非探查肠系膜的血管弓部，准确性应在80%以上。③从周围静脉注入荧光素，然后紫外线照射疑有循环障碍的肠管部，如有荧光出现，表示肠管有生机。④肠管已明显坏死，切除缘必须有活跃的动脉出血。

若肠管的生机不易判断，且是较长的一段，可在纠正血容量不足与供氧的同时，在肠系膜血管根部注射1%普鲁卡因或是苄胺唑啉以缓解血管痉挛，将肠管标记后放回腹腔，观察15~30分钟，如无生机可重复1次，当确认无生机后始可考虑切除。经处理后肠管的血运恢复，也显示有生机，则可保留，但在24小时后应再次剖腹观察，如发现有局灶性坏死应再行切除。为此，第1次手术关腹时，可采用全层简单缝合的方法。

（3）肠短路吻合　当梗阻的部位切除有困难，如肿瘤向周围组织广泛侵犯或是黏连广泛难以剥离，但肠管无坏死现象，为解除梗阻，可分离梗阻部远近端肠管做短路吻合，旷置梗阻部，但应注意旷置的肠管尤其是梗阻部的近端肠管不宜过长，以免引起盲袢综合征。

（4）肠造口术或肠外置术　肠梗阻部位的病变复杂或患者的情况差，不允许行复杂的手术，可在膨胀的肠管上，亦即在梗阻部的近端肠管做肠造口术以减压，解除因肠管高度膨胀而带来的生理紊乱。小肠可采用插管造口的方法，可先在膨胀的肠管上切一小口，放入吸引管进行减压，但应注意避免肠内物污染腹腔及腹壁切口。肠插管造口管宜稍粗一些如F16、F18以防堵塞，也应行隧道式包埋造口，以防有水肿的膨胀肠管愈合不良而发生瘘。结肠则做外置造口，结肠内有粪便，插管造口常不能达到有效的减压，因远端有梗阻，结肠造口应采用双口术式。当有梗阻病变的肠袢已游离或是肠袢已有坏死，但患者的情况差，不能耐受切除吻合术，可将该段肠袢外置，关腹。立即或待患者情况复苏后再在腹腔外切除坏死或病变的肠袢，远、近两切除端固定在腹壁上，近端插管减压、引流，以后再行二期手术，重建肠管的连续性。

急性肠梗阻都是在急诊或半急诊情况下进行，术前的准备不如择期性手术那样完善，且肠袢高度膨胀，有血液循环障碍，肠壁有水肿愈合能力差，手术时腹腔已有感染，或手术时腹腔被肠内容物严重污染，术后易有肠瘘、腹腔感染、切口感染。绞窄性肠梗阻患者，在绞窄解除后循环恢复，肠腔内的毒素大量被吸收入血循环中，出现全身性中毒症状，有些晚期患者还可能发生多器官功能障碍甚至衰竭。绞窄性肠梗阻的手术死亡率为4.5%~31%，而单纯性肠梗阻仅为1%。因此，肠梗阻患者术后的监测治疗仍很重要，胃肠减压，维持水、电解质及酸碱平衡，加强营养支持，抗感染等都必须予以重视。术后视患者恢复情况确定进食日期，鼓励患者早期起床活动，以促进肠蠕动恢复，防止肠黏连发生。

七、预防与调护

（1）多食蔬菜、水果及富含纤维素的食物，保持大便通畅。

（2）纠正便秘，养成良好的排便习惯。

（3）预防和及时治疗肠蛔虫病。

（4）早期发现和治疗肠道肿瘤。

（5）早期治疗各种腹外疝。

第二节　下消化道大出血

一、概述

下消化道出血是指十二指肠屈氏韧带以下部位的出血，下消化道大出血（lower gastrointestinal massive hemorrhage）是指下消化道动、静脉出血量达1000ml以上，约占下消化道出血的10%，常表现为肉眼可见的血便，包括鲜血便和血块，往往伴有不同程度的全身失血症状，甚至休克。导致出血的原因大部分由大肠肛门本身的疾病所致，但有些出血亦与全身性的疾病密切相关。

本病属于中医“便血（血脱）”的范畴。

二、病因病理

（一）中医病因病机

手术损伤或外邪所致肠风下血、大肠湿热，迫血妄行；或肝肾阴虚、脾肾阳虚，不能摄血，导致肠道大出血。

（二）西医病因病理

1.结肠直肠息肉或多发性息肉大出血　包括家族型腺瘤性息肉病，占急性大出血的7%~12%，多因息肉继发感染、带蒂息肉脱落所致。

2.结肠、直肠癌大出血　有便血者占53.4%，急性大出血者占3%~4.9%，多因癌肿侵及较大的血管，或发生于取活检、激光治疗操作不当。

3. 溃疡性结肠炎大出血 引起急性大出血者占34%，多因炎性病变侵及血管所致。

4. 大肠克罗恩病大出血 较少见，多因长期大量应用激素而致。

5. 先天性大肠血管病破裂出血 包括血管发育不良、血管瘤、遗传性毛细血管扩张症。

6. 肝硬化门脉高压引起的直肠下段静脉曲张破裂出血 可致直肠大出血，临床并不少见。

7. 术后大出血 可由于手术中止血不彻底，结扎线脱落或术中对搏动性出血点未作处理，或创面过大，渗血过多引起；或术后过早、剧烈活动引起结扎线滑脱、创面内血管断端处血栓脱落；或局部感染、组织坏死使局部组织和其下血管损伤破裂；或原有高血压及动脉粥样硬化使血管压力增高而引起；或原有血液系统疾病致凝血机制障碍而致。

三、临床表现

患者自觉下腹憋胀或肛门坠胀感、大量血便排出，伴有头晕、四肢乏力，面色苍白，有的患者因出血过多导致急性出血性休克。

四、辅助检查

1. 纤维结肠镜检查 观察从肛门到回盲部的整个大肠，对大肠黏膜微小病变观察较X线检查好，能直接看到出血的病灶，同时还可以进行镜下止血。

2. 选择性血管造影 选择性肠系膜上动脉造影和肠系膜下动脉造影，可分别用于小肠、右半结肠及左半结肠出血的诊断。

五、诊断与鉴别诊断

（一）诊断

（1）大便时出血，甚至完全是血便或凝血块，伴或不伴有腹痛、腹胀或腹泻。有时可伴有乏力或低热，甚至出现血压下降、面色苍白、四肢厥冷等休克症状。

（2）腹部检查可有压痛，多集中在下腹部，有时可触及肿块；肛门指检指套染血，直肠下端及肛门部手术后患者可见创面出血。

（二）鉴别诊断

1. 上消化道出血 多表现为柏油样便，常伴有呕血或经胃管吸引出血液，必要时电子胃镜或选择性血管造影检查可鉴别。

2. 小肠出血 便色多呈酱紫色或为黑粪，必要时纤维结肠镜检或选择性血管造影可鉴别。

六、治疗

（一）治疗原则

确定出血的部位及性质，尽快采取措施止血；对大量出血要迅速补充血容量；让患者肠道出血部位得到充分的休息。

（二）非手术治疗

1. 中医辨证论治

（1）气随血脱证

证候：突发大量便血，血色淡红，突然晕倒，面色苍白，口唇无华，四肢湿冷，自汗，呼吸微弱，舌质淡，脉细数无力。

治法：益气固脱，止血养血。

方药：先急用独参汤灌服，续用人参养荣汤加减。

（2）肠风下血证

证候：便下鲜血，量多或呈喷射状。伴见唇干口燥，口渴饮冷，大便秘结，肛门灼热，舌红苔黄，脉数有力。

治法：疏风清热，凉血止血。

方药：槐花散合凉血地黄汤加减。

（3）大肠湿热证

证候：大便下血，或脓血便、黏液血便，伴见面目发黄、口干口苦，大便不爽，气味秽臭，或见肛门硬肿疼痛，小便或短赤，或浑浊，舌苔黄腻，脉象滑数。

治法：清热除湿，解毒止血。

方药：赤小豆当归汤加减。

（4）肝肾阴虚证

证候：大便下血，或粪中带血，伴见头晕目眩，五心烦热，两颧红赤，骨蒸潮热盗汗，腰酸肢倦，舌质红绛，脉细数。

治法：滋肝补肾，养血止血。

方药：三甲复脉汤或六味地黄丸加碱。

（5）脾阳虚衰证

证候：大便下血，腹胀隐痛，肢倦懒言，少食便溏，甚则四肢欠温，小便清长，舌质淡红，脉沉细乏力。

治法：治宜温脾止血。

方药：黄土汤加减。

2. 西医治疗

（1）卧床休息，禁食或进流质　必要时可用少量镇静剂以消除恐惧心理。

（2）抗感染治疗。

（3）急性大出血　立即纠正低血容量性休克，应按失血量的多少快速输液，成分输血补足血容量，并补充水、电解质，纠正酸碱失衡，同时，治疗中应严密监测血压、脉搏、体温、尿量，了解腹部及血便情况。

（4）应用止血剂　可静脉给药，如巴曲酶（立止血），氨甲苯酸及维生素K等。去甲肾上腺素10mg加入250ml冷盐水中保留灌肠，使局部血管收缩，血栓形成而止血。

（5）内镜治疗

1）局部喷洒药物疗法　对溃疡出血和黏膜渗血，可经内镜插入导管，对准出血灶喷洒止血药物，常用药物有去甲肾上腺素组液（去甲肾上腺素与生理盐水配比1∶200000），凝血酶或一些组织黏合剂如聚氨酯、环氧酯等。

2）局部注射疗法　溃疡、肠道肿瘤出血时，可经内镜行黏膜内局部注射药物，如1∶1000肾上腺素5ml，1.5%乙氧硬化醇等。

3）高频电凝止血　利用高频电通过人体组织产生的热效应，使组织蛋白凝固而止血，止血成功率达90%。

4）止血夹止血法　为机械性止血法，用于小动脉出血。

（6）药物介入治疗　适应于各种原因引起的大肠肛门出血，经其他非手术治疗未能控制住出血者；出血量大或反复出血，病情危重，或因全身性疾病不允许施行急诊手术者。禁忌证：严重的高血压及缺血性心脏病；全身感染性疾病；严重的肝肾功能障碍及凝血功能障碍；对比剂过敏者。

方法：根据选择性动脉造影所确定的出血部位，进一步作选择性插管，进行药物灌注治疗。将血管升压素4U加入生理盐水20ml中，以1ml/min速率于20分钟内缓慢灌注完。造影复查，若出血停止或明显减少，则按原剂量或减量再灌注一次，速率0.5ml/min，持续60分钟，再次复查，若出血停止可拔管，回病室，行静脉滴注，每天10U，持续1~2天。注意事项：①灌注期间及灌注后要做好病情监测。②药物灌注近期止血效率虽较高，但有再出血可能。③灌注不能去除导致出血的病灶，而有的病灶（如肿瘤、憩室、溃疡）最终需要手术切除。

（三）手术治疗

剖腹探查术

适应证：①大肠肛门大出血合并肠梗阻、肠穿孔、腹膜炎者。②短时间大出血，出现休克，或24小时输血超过1000ml，血流动力学难以维持稳定者。③已明确出血原因和部位，身体状况能耐受、曾有出血史又复发者。④原因不明的大出血，全身状况尚稳定者。

禁忌证：①严重心肺、肝肾功能不全。②凝血机制不健全及身体状况不能耐受手术。

操作要点：①病变肠段切除吻合术：出血部位局限、病灶可切除者为首选术式。应注意切除肠段要够长，尤其是血管病变和多发性息肉。结肠广泛出血不止者，可作结肠次全切除。回肠和乙状结肠或直肠吻合。作结肠端端吻合时应作结肠灌洗，以免术后发生吻合口瘘。②肠造口：肠道弥漫性或多发性病变病情不允许一期切除术者，可先行肠造口，减少肠内容物对病灶的刺激，有利于止血，也可为二期手术创造有利条件。③血管结扎术：对于不能耐受肠切除大手术，结肠、直肠病变广泛而不易控制的大出血者，可做系膜下动脉或直肠上动脉或内动脉结扎术，但要防止可能发生的大面积或整段肠坏死。

七、预防与调护

（1）积极治疗原发病，尤其是血液系统疾病。

（2）加强营养支持治疗。

（3）清淡饮食，注意休息。

（4）对有慢性、间歇性便血史患者应行必要检查，尽早发现某些大肠肛门病变，早期针对性治疗。

第三节　肛周坏死性筋膜炎

一、概述

坏死性筋膜炎（fournier's gangrene，FG）是一种临床上少见的，由多种细菌感染（多以厌氧菌为主）引起的，会阴部、阴囊、肛门周围软组织的大范围、快速坏死性危重疾病。其病情凶险，进展迅速，治疗棘手，可在数小时内出现严重并发症，危及生命。好发于糖尿病、动脉硬化及长期服用激素、免疫抑制剂者。虽发病率极低，但由于对本病认识不足，且发病凶险，极易扩散，因此死亡率极高。

本病属中医“肛疽”范畴。

二、病因病理

（一）中医病因病机

中医认为，本病由于正气内虚、外伤染毒、火毒炽盛，由气分迅速传变至营血，火毒内陷，以至亡阳劫阴。

（二）西医病因病理

1. 病因

（1）肛周软组织解剖的特殊性　肛周软组织筋膜将肛门周围组织分隔成多个平面和潜在的间隙，这些间隙在肛门周围软组织感染中有着重要的临床意义。其中所含的疏松结缔组织常为脓液积聚之处，又可沿解剖途径扩散。

（2）免疫因素　免疫系统功能不全和继发性免疫缺陷或低下时，致病菌在局部大量繁殖并释放大量侵袭性毒素，引起组织坏死及血管栓塞，同时为细菌繁殖创造了条件，使传变迅速蔓延。一般认为坏死性筋膜炎是由感染、局部缺血、机体抵抗力降低三者所致。

（3）感染因素　临床上以厌氧菌或含有厌氧菌的混合感染最多见。常见致病菌有溶血性链球菌、金黄色葡萄球菌、大肠埃希菌、产气杆菌、变形杆菌、肺炎链球菌、消化链球菌及真菌等。细菌培养对于抗生素运用有指导意义。

2. 病理　肛周软组织感染坏死时，筋膜首当其冲，由于筋膜之间存在潜在的四通八达且平时闭合的腔隙，一旦筋膜感染极易产生播散而使病情加重。临床上可见皮下脂肪，浅、深筋膜中感染的组织呈暗灰色，脓液稀薄，有腐败恶臭味的坏死液化样物排出。其病理特点为皮下浅筋膜、深筋膜广泛坏死，但不侵犯肌层。

在感染发生过程中，人体在致病菌及其产物的攻击下，产生大量的炎症介质，包括蛋白酶、前列腺素、白介素、肿瘤坏死因子、氧自由基等，引起全身过度的炎症反应，这种反应一经触发，即可通过靶细胞产生次级产物使原始反应放大，导致组织破坏及器官功能障碍，最后导致多器官序贯性衰竭。

三、临床表现

（一）病史

患者多有肛门会阴部感染、肿瘤、创伤、手术等病史，发病急，病情重。

（二）症状

1. 寒战高热　初期为会阴、肛门周围及阴囊疼痛，随即出现寒战高热，体温可达39℃以上，持续不退。

2. 肿胀　初期为肛门周围皮肤红肿、疼痛，迅速向周围扩展，累及会阴，以阴囊部快速肿胀为特征，疼痛逐渐减退或消失。

3. 血性浆液　随着肿胀的加剧，局部皮肤颜色变为苍白，出现大小不一的散在血疱，或青紫坏死，皮肤及血疱溃破后有大量的血性浆液或脓液不断渗出，并夹有气泡。此时大面积的皮肤变为暗黑色，皮下脂肪、浅筋膜、深筋膜等组织呈灰白色，但不累及肌层组织。病变的皮肤和筋膜广泛坏死，皮下神经损伤，血管栓塞，患处的感觉消失，无出血或极少出血。

4. 臭秽 患处有粪臭味，难闻，多与感染大肠埃希菌、厌氧杆菌和产气杆菌有关。

（三）体征

1. 捻发音 可在病变部位及周围皮下触及捻发音。

2. 组织坏死 由于病变的皮肤、筋膜组织血管栓塞，广泛坏死，故呈青紫色或炭黑色，且边缘清楚，迅速向四周扩展。

3. 毒血症 本病早期常因误诊而延误治疗，病变部位的毒素大量进入血液中，引起一系列中毒症状，如寒战高热、面色苍白、神情淡漠、反应迟钝、嗜睡懒言。如治疗不及时，可迅速引起感染性休克，甚至死亡。

（四）并发症

1. 出血 早期由于病变部位的皮肤、筋膜组织血管栓塞，在大面积清创中一般不出血或极少出血，但须随时注意创面情况变化，个别患者在清创术后数小时由于病变组织彻底暴露，充分通氧，加之大剂量的输液使血容量增加，部分栓塞的血管再通，血管开放，导致创面大量出血。

2. 贫血 病情发展迅速，坏死范围大，毒素大量吸收，导致毒血症，红细胞大量破坏。

3. 低蛋白血症 由于病变范围大，组织大面积坏死，其组织液大量消耗所致。

4. 真菌感染 长时间运用多种抗生素，极易引起机体内部菌群紊乱、失调，导致真菌感染。

四、辅助检查

1. 血常规 血液中白细胞明显升高，中性粒细胞大于或等于90%，红细胞计数和血红蛋白显著降低。

2. 血培养 在出现寒战高热时进行血培养，如有细菌生长，应根据药敏试验及时调整临床用药。

3. 超声 可及时了解病变的范围，早期确定是否有脓液、气体，协助明确诊断，由于超声检查时需直接接触病变组织和创面，易造成污染，因此有条件者可直接用CT。

4. CT或MRI 对于感染范围大且病情严重，发展迅速的会阴、肛门部病变，特别是局部症状与全身病情严重不符者，应尽早行CT或MRI检查。

5. 脓液细菌培养 坏死组织大量渗出时，应及时进行脓液的细菌培养和药敏试验，了解致病菌的类型，随时调整抗感染方案。

6.病理学检查 可在清创时多次进行，以明确组织的坏死程度和病变侵及组织的深度，为本病的诊断提供客观依据。

五、诊断与鉴别诊断

（一）诊断

1.诊断要点

（1）病史 有会阴和肛门部各种感染、肿瘤、创伤、手术等病史。

（2）症状 起病急骤，发展迅速，可有寒战高热，局部红肿疼痛，逐步有血性浆液渗出，皮肤颜色变黑，出现粪臭味，局部感觉消失等。

（3）体征 发热，病变部位及周围皮下触及捻发音，大片皮肤、筋膜进行性坏死，白细胞显著升高，影像学检查显示组织坏死、脓液和游离气体存在等。

2.诊断标准 一般参照Fisher诊断标准。①皮下浅筋膜广泛性坏死伴潜行性坑道损害；②全身中毒症状；③未累及肌肉；④伤口血培养未发现梭状芽孢杆菌；⑤清创发现皮下微血管栓塞。

（二）鉴别诊断

本病主要与气性坏疽、非梭状芽孢杆菌蜂窝织炎相鉴别，见表11-1。

表11-1 坏死性筋膜炎与气性坏疽、非梭状芽孢杆菌蜂窝织炎相鉴别

	坏死性筋膜炎	气性坏疽	非梭状芽孢杆菌蜂窝织炎
病原菌	厌氧菌、需氧菌混合感染	厌氧菌感染	厌氧菌感染
侵犯组织	以筋膜皮下为主	以肌肉为主	以皮下组织为主
临床发病	少见	少见	少见
外伤手术史	有	有	有
起病情况	急骤	急骤	迟缓、潜伏期长
病情进展	快	快	逐渐地
全身中毒症状	重	重	轻
疼痛反馈	轻微、反应低	剧烈、进行性加剧的肿胀样痛	清
局部表现	皮肤暗红、褐色、红斑、紧厚感	迅速加剧的肿胀	皮肤呈蓝色
捻发音	（+）	（+++）	（+）
分泌物	腐臭味，少量淡黄色稀薄液体	恶臭，混有气体，暗棕色稀薄浑浊分泌物	污浊水样渗液
X线	皮下间隙内气体	肌肉内气体逐渐增加	—

六、治疗

（一）治疗原则

本病治疗关键在于早期诊断、及时切开引流清创，并加强围术期综合支持治疗，后者是治疗成功的重要保证。

（1）积极控制感染，预防并发症。

（2）补充液体，保持水和电解质平衡。

（3）及时广泛切开、反复彻底清创、保持引流通畅。

（4）中医药的早期介入对控制病情，预防并发症以及缩短病程均有一定的疗效。

（二）非手术治疗

1. 内治

（1）辨证论治

1）热毒炽盛证

证候：寒战高热，会阴、肛门周围及阴囊等肿胀色黑，伴有大量的浆液渗出，呈粪臭味，感觉消失，皮下有捻发音；舌质红，苔黄腻或无苔，脉数。

治法：清热凉血，解毒托毒。

方药：犀角地黄汤合透脓散加减。

2）气血两虚证

证候：渗液量多，排便时疼痛；神疲乏力，面色苍白，动辄汗出；舌质淡，苔薄，脉细弱。

治法：益气养血，生肌收口。

方药：补中益气汤合四物汤加减。

（2）中成药治疗　常用犀黄丸、牛黄解毒片等治疗。

（3）西药治疗

1）抗生素联合运用　选择有效的大剂量的抗生素联合治疗，这是控制感染的有效措施，应依据脓液和血培养的药敏试验及时调整用药。

2）支持疗法　由于组织大面积的坏死、渗出，多次清创、引流等处理对机体的耗损极大，加之毒素吸收造成全身中毒反应，因此必须给予足够的热量、蛋白质，对增加机体的抗病能力至关重要。一般可用新鲜的血浆、全血、正常人体白蛋白，如有条件可予胃肠外营养支持。

3）及时纠正电解质的紊乱　注意患者的水电解质情况，随时调整。

4）积极治疗基础疾病，有效控制并发症。

2. 外治 早期脓腐组织较多时，可用复方黄柏液等清热解毒、祛腐生肌的中药煎水清洗创面，后期脓腐组织已去，肉芽开始生长时，可用活血生肌中药散剂外敷促进组织生长。

3. 高压氧治疗 高压氧能有效缓解局部组织缺血、缺氧，消除损伤区域的水肿，加快组织外液的吸收，减轻毛细血管压力，改善组织缺血缺氧。

（三）手术治疗

1. 及时广泛切开、建立通畅引流 坏死性筋膜炎一经诊断，必须及时广泛切开。手术时应在病变部位多处平行切开并达深筋膜，使用橡皮筋或引流管使其相互贯通，将匍匐潜行的皮肤完全敞开，以达到充分的引流（包括原发感染间隙和继发感染间隙）。

2. 反复彻底清创 坏死组织一定要彻底清除，并最大限度保留正常的神经血管，必要时可酌情行反复地补充切开和清创，直至健康肉芽组织生长。

3. 过氧化氢和敏感药液灌洗 应用大量过氧化氢及甲硝唑交替反复冲洗，创腔皮下隧道处灌注抗菌药液有益于提高局部灭菌抗感染能力，使坏死组织早日脱落和尽快排出。局部治疗至伤口无渗出，健康新生肉芽组织生长修复为止。

4. 特殊部位处理 对于并发骨盆直肠窝脓肿者，因位置过深可以放置负压引流管，并同样以3%过氧化氢和呋喃西林液交替冲洗，也可持续滴灌以抑制厌氧菌生长，再用抗菌药液加入生理盐水灌注冲洗，视病情决定每日换药次数。

七、预防与调护

（1）积极治疗会阴和肛门部各种感染。

（2）早期支持，及时清创。

（3）暴露病灶，经常冲洗、更换敷料。

（4）营养支持，增强体质。

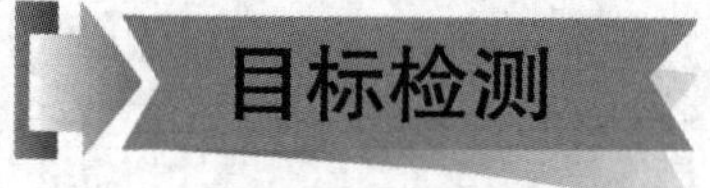

参考答案

单选题

1. 最多见的肠梗阻是（　　）

A. 机械性肠梗阻　　B. 动力性肠梗阻

C. 血运性肠梗阻　　D. 高位性肠梗阻

E. 完全性肠梗阻

2.下消化道出血最常见的病因是（　　）。

A.血管发育异常或血管扩张　　B.憩室病

C.新生物　　D.肠道炎性疾病

E.医源性出血

3.“捻发音”的检查主要用在（　　）

A.腰肌筋膜炎　　B.臀肌筋膜炎

C.腱鞘炎　　D.腱周围炎

E.滑膜炎

4.下列关于下消化道大出血说法不正确的是（　　）

A.黑粪症通常提示下消化道大出血　　B.便血通常提示下消化道大出血

C.呈间歇性出血　　D.可为无痛性

E.血管发育异常是小肠出血的常见病因之一

5.肠梗阻的四大共同表现（　　）

A.腹痛、肠型、呕吐、便闭　　B.便闭、呕吐、腹胀、腹痛

C.便闭、腹痛、腹胀、肠音亢进　　D.便闭、腹痛、肠音减弱、腹胀

E.腹痛、便闭、肠型、腹胀

（梁　红　郭金彦　胡荟婕）

书网融合……

本章小结

第十二章　肛肠其他疾病

学习目标

1.通过本章学习，重点把握肛肠其他疾病的诊断、鉴别诊断、中医证型及治疗原则。

2.学会运用所学知识，评估缺血性结肠炎、肠易激综合征、骶尾部藏毛窦的病情，制订并实施相应的中医治疗措施。

3.培养学生具有关心、尊重患者，与患者换位思考的意识。

情境导入

情境描述　患者，女，83岁。因腹痛2周，阑尾、卵巢切除术后2天入院。患者2周前无明显诱因出现腹痛，以右下腹痛为主，恶心未吐，无腹泻等不适，3天前在某院就诊。查血白细胞35.45×10^9/L，中性粒细胞百分比0.904，血红蛋白158g/L，血小板199×10^9/L；血钾2.43mmol/L；D–二聚体3.80mg/L。便常规示：黄色球状便，隐血试验（+）。腹部X线立位片示：腹部可见少量肠管积气影，膈下未见明显游离气体影，未见气液平面。腹部B超检查示：阑尾区低回声包块，约2.7cm×1.0cm，边界不清，外形不规则，彩色多普勒血流显像（CDFI）未见明显血流信号。

讨论　1.缺血性结肠炎的概念是什么？

2.缺血性结肠炎临床常见的表现是什么？

3.缺血性结肠炎在临床上需要和哪些疾病进行鉴别？

第一节　缺血性结肠炎

一、概述

缺血性结肠炎（ischemicеolitis）是由于结肠血管闭塞性或非闭塞性疾病所致的，以结肠供血不足为主要症状的一组综合征。缺血性结肠炎的发病率占所有消化道缺血性病变的

50%~60%，发生率女性略多于男性，女性53%，男性47%，可发生于任何年龄，以老年人多发。本病属中医“久泄”范畴。

二、病因病理

（一）中医病因病机

中医认为本病多因年老脏腑虚损，气虚运血无力，血脉运行不畅，肠脉骤闭。或脾虚，气血生化乏源，肠之脉络失荣。或脾虚，运化失健，湿浊内生，郁久化热，湿热蕴结，矢气不通。不通则痛，故症见腹痛。湿热内蕴，气机不畅则里急后重。热伤血络故见出血。

（二）西医病因病理及临床分型

1.病因　引起结肠缺血有很多原因，大体可分为两大类：一类为血管阻塞型。常见原因有大动脉阻塞、外伤、肠系膜动脉血栓性栓子、动脉栓子、胆固醇栓子、腹主动脉造影、肠系膜下动脉结扎、类风湿关节炎、腹动脉重建术后、小血管性病变、糖尿病等。另一类非血管阻塞型，常见原因有自发性休克、心力衰竭、低血容量、神经性疾病、感染性疾病、药物过敏、雌激素、非类固醇类抗炎药、利尿药、洋地黄类、儿茶酚胺类等。

2.病理

（1）可逆型结肠缺血　大多仅累及黏膜、黏膜下层，病变较轻，无明显组织坏死。镜下肉眼可见肠壁变厚，黏膜水肿，呈鹅卵石样变。同时伴有黏膜的线性溃疡和出血。重症患者则可见明显的黏膜溃疡，但黏膜肌层很少有缺血性改变，且浆膜层正常。

典型的组织学表现为黏膜下层慢性炎性细胞浸润和肉芽组织形成，溃疡之间见散在存活的黏膜岛，在黏膜脱落部位的黏膜床可见到肉芽组织和炎性细胞，有时在黏膜下动脉中可见到小动脉炎和纤维蛋白栓子。在上皮再生部位可见到毛细血管增生、成纤维细胞和巨噬细胞。肉芽组织周围可有嗜酸性粒细胞和含血红蛋白铁的组织细胞浸润，含血红蛋白铁的巨噬细胞的存在提示既往有出血性肠梗死，可与溃疡性结肠炎和克罗恩病鉴别。另外，在缺血性结肠炎，约80%的黏膜固有层呈透明样变性，可与假膜性肠炎鉴别。

（2）坏疽型　典型的病理表现是在病变部位可见到程度不等的组织坏死。轻症可见肠腔扩张，黏膜出血，肠壁脆弱变薄。并可见深度和范围不等的黏膜溃疡和坏死，肠腔内充满血液。肉眼观病理变化类似暴发型溃疡性结肠炎。重症患者，肠壁呈黑色或绿色，肠壁组织溶解变薄，肠黏膜脱落，肌层显露，部分患者肌层坏死脱落，肠壁发生穿孔。

（3）慢性狭窄型　组织结构在慢性炎症过程中被纤维组织取代，在局部形成管状狭窄。狭窄造成的梗阻一般为非完全性的，距离比较短，在乙状结肠最常见。该狭窄段与憩室病和克罗恩病引起的狭窄难以鉴别。

组织学检查的典型表现为环形黏膜消失，溃疡区域由肉芽组织和新生毛细血管覆盖。溃疡边缘伴有上皮再生，黏膜肌层扭曲并伴有广泛纤维化。黏膜下充满肉芽组织、成纤维细胞、浆细胞、嗜酸性细胞以及慢性炎性细胞。肠壁浆膜面和结肠周围脂肪内可见散在炎性细胞。

3.临床分型 缺血性结肠炎按病因可分为血管阻塞型和非血管阻塞型。但更多按病理分为坏疽型和非坏疽型。非坏疽型又可分为一过型和慢性不可逆型。

三、临床表现

1.症状 本病主要表现为腹痛、腹泻和便血，其次为发热、恶心、呕吐和心悸，少数者有便秘。典型的表现为老年人特别是有心血管病史或服避孕药的妇女，突发性下腹部痉挛性疼痛，常局限于左侧，有时伴里急后重或腹泻，24小时内排出红色血便，上述症状和体征常在24~48小时内消失。具有不可逆性损害的重症病例，血性腹泻严重，伴有休克、发热、心率快，数小时内病情有显著变化。

2.体征 早期或轻症患者，腹部体征不明显或仅病变部位有压痛，肠鸣音减弱或消失。重症患者可见腹膜刺激征及全身中毒表现。腹穿可见少许血性渗出液，肠壁全层坏死穿孔时可抽出肠内容物。

四、辅助检查

1.腹部X线平片 可见充气扩张的大肠、小肠，结肠脾曲有特异性的指压征。

2.钡剂灌肠 肠壁水肿、指压征，见脾曲、横结远端和降结肠肠管狭窄。

3.腹主动脉造影 若发现一支主干血管的阻塞，即可确诊。

4.结肠镜检查 可见黏膜充血水肿，纵行溃疡，表面脓性分泌物，假憩室，重者可形成肠腔狭窄。

5.实验室检查 可见贫血，白细胞升高，大便见白细胞。便血检验无特异性。

五、诊断与鉴别诊断

（一）诊断

1.病史 老年人或年轻人，有一过性低血压、吸毒史、长期用药史（避孕药），或有严重胰腺炎，主动脉手术史及慢性疾病如糖尿病、风湿性关节炎，多发性动脉炎等。

2.症状 临床表现腹痛、便血、血性腹泻。

（二）鉴别诊断

急性期应与感染性胃肠炎、急性溃疡性结肠炎、克罗恩病以及假膜性肠炎等疾病相鉴别，高龄患者节段性结肠狭窄同时伴有腹痛、大便习惯改变和便血时，需与恶性肿瘤相鉴别。

六、治疗

（一）治疗原则

一般采取保守疗法，外科手术仅用于出现腹膜炎和肠梗阻症状和体征时。

（二）非手术治疗

1. 中医辨证论治

1）肠道湿热证

证候：便血色红，腹泻，腹痛，口苦，舌质红，苔黄腻，脉濡数。

治法：清化湿热，凉血止血。

方药：地榆散或槐角丸加减。

2）气虚不摄证

证候：便血色红或紫暗，腹泻，腹痛，食少体倦，面色萎黄，心悸，少寐，舌质淡，脉细。

治法：益气摄血。

方药：归脾汤加减。

3）脾胃虚寒证

证候：大便下血，少食便溏，腹隐痛，喜温喜按，舌质淡红，脉沉细。

治法：健脾温中，养血止血。

方药：黄土汤加减。

2. 西医治疗　禁食。通过胃肠外营养加强营养支持，补液，纠正水电解质平衡紊乱，改善微循环。休克患者应积极予以纠正。应用广谱抗生素能减少毒血症的发生，有利于肠缺血的恢复。有栓塞或血栓形成的病例，可先用溶血栓药物，如链激酶或尿激酶，然后给予肝素治疗。

（三）手术治疗

早期行肠系膜上动脉切开，取出栓子是最理想的方法。如肠坏死穿孔，则应行肠切除术。具体操作详见本书相关章节。如肠系膜上动脉粥样硬化血栓形成而致阻塞者，可行血管旁路手术，如髂动脉、腹主动脉与肠系膜上动脉远端行搭桥术。搭桥的材料可选用人工血管或逆转的大隐静脉。如为肠系膜上静脉阻塞，唯一可行的方法是切除坏死的肠段，术后使用抗凝药物。

七、预防与调护

（1）各种肠切除手术操作时，要操作得当。

（2）饮食应清淡，易于消化，食用富有营养的食物，避免辛辣香燥油腻之品。

第二节　肠易激综合征

一、概述

肠易激综合征（IBS）是临床上最常见的一种肠道运动功能紊乱性疾病。其特点是肠道壁无结构缺陷，而肠功能呈易激惹性，即整个肠道对刺激的生理反应有过度或反常现象。

根据临床主要症状特点，中医学将本病归为“腹痛”“泄泻”“便秘”范畴。临床上以慢性反复发作性腹痛、腹胀、排便习惯和大便性状异常为主要表现。本病可发生于任何年龄，以20~40岁的青壮年人居多，女性略多于男性，男女发病率之比约为1：（1.22）。

二、病因病理

（一）中医病因病机

本病主要由于情志失调，致肝郁气滞，肝脾不和，引起肠道气机不利，传导失司。此外，饮食、劳倦、寒湿等因素均可影响和加重本病。其病机主要在于肝脾气机不调，运化失常，大肠传导失司，日久及肾，形成肝、脾、肾、肠胃诸脏功能失调。早期多属肝郁脾虚；若夹寒、夹热、夹痰则形成肝脾不调，寒热夹杂；后期累及肾，表现为脾肾阳虚；波及血分可见气滞血瘀等证候。

1.肝郁脾虚　肝郁气滞、气机不畅则腹痛，腹痛随情志改变而变化；肝木乘脾则脾失运化，故腹泻；泻后气机暂时调畅，故腹泻后腹痛减轻；气郁不舒，胃失和降，故伴脘痞胸闷，急躁易怒，嗳气少食。

2.肠道津亏　肝郁化火，灼伤津液，故大便硬结难下，为卵石状、羊屎状；大便不通，气机不畅，故少腹胀痛；肝郁气滞，局部气滞血瘀，故左下腹可触及条索状包块；津液不足、排便不畅则阳明有热，故伴头痛、烦闷、手足汗出。

3.脾胃虚弱　脾虚运化失司，故水谷不化，稍进油腻、刺激性食物则大便次数明显增多；运化不行，水湿内停，故胸闷不舒；脾虚日久，气血不足，故伴面色萎黄、精神疲惫。

4. 脾肾阳虚　肾阳虚衰，不能温煦脾土，而阳气未振，阴寒较盛，故脐周作痛，肠鸣即泻，泻后则安；出现腰膝酸软、舌淡苔白、脉沉细。

5. 寒热夹杂　中焦虚寒，故腹喜暖，烦闷不欲食；下焦湿热，故便下黏液不畅，或夹泡沫，舌红苔腻，脉弦滑；寒热错杂，故腹泻与便秘交作。

（二）西医病因病理

西医学认为本病的发病机制尚不十分清楚。目前认为其属于全消化道运动障碍性疾病，但以结肠运动障碍为主。肠管平滑肌收缩功能紊乱，无规律性的收缩，不仅引起腹痛、腹胀等症状，并可发生不规律的排便，有时出现连续较大的收缩，则发生腹泻、稀便；肠管痉挛时使肠管推进迟缓，致使排便延迟而发生便秘。因此，肠管运动功能紊乱既可产生腹泻，又可发生便秘。在运动功能紊乱的同时，肠道的黏液分泌也有异常，若肠道上皮细胞分泌过多，则大便中含有大量黏液，呈黏液便，甚至形成黏液管型，由肛门排出。患者虽感腹胀时，但肠内气体并不多，实际系由肠痉挛所致。排便不畅者可排出羊粪状囊球。患者可由于肠和内脏痛度均较低而易发生腹痛。

总之，IBS是一种功能性疾病。目前初步认可的IBS主要病理生理改变包括以下几点。

1. 神经与精神因素　患者常有精神紧张、焦虑、抑郁、疑病或癔病等表现，可能是精神状态的改变影响了自主神经功能，引起结肠运动及分泌功能失调。

2. 肠道动力紊乱　结肠电活动研究显示患者肠节段性及集团性运动有增强倾向。以腹泻为主要表现的患者，直肠、乙状结肠动力指数较低，结肠长峰爆及短峰爆频率均较低，小肠运动加快。而腹痛或便秘患者小肠运动较慢。

3. 内脏感觉异常　研究发现本病患者对胃肠道充盈扩张、肠肌收缩等生理现象极为敏感，较易感疼痛，即痛阈降低。胃肠道局部内脏感觉改变是功能性肠病的一个重要发病机制。

4. 结肠分泌和吸收功能改变　腹泻患者的肠道通过时间缩短，结肠内前列腺素水平增高，促进黏液分泌，所以常有黏液便。

三、临床表现

（一）病史

部分患者为慢性反复发作，常伴有既往发作史。

（二）主要症状

1. 腹痛　常伴有排便异常，多于进食后发生。腹痛无固定部位，可有沿肠管出现的感觉，较常见于下部，也可局限于某一部位或弥漫全腹。腹痛性质多样，程度各异，轻者仅感腹部不适，重者可发展为绞痛，但无进行性加重现象，也不在睡眠中出现。腹痛可持续数分钟至数小时，多在排便或排气后缓解。腹痛可伴有排便急迫或不尽感。

2.腹泻腹泻 次数与正常人相差无几，多数1次，也可多次，极少有超过10次者。便量少，有时为黏液便，有人称之为“假性腹泻”。进食可诱发，有时仅在早餐后出现多次排便，其他时间可无腹泻。

3.便秘 便量少，排便困难。便秘常间断出现。常伴有排便不尽感，便质带有黏液。发病初期多呈间歇性，后期变为持续性，甚至长期依赖泻药排便，变成为顽固性便秘。有时大便呈铅笔样细条状。

4.腹泻便秘交替 在腹泻病程中常出现有一段时间排便正常或便秘、腹泻与便秘，或腹泻与正常交替现象。

5.腹胀 多在白天出现或明显，夜间睡眠后减轻。有时患者可因肠道菌群过度增生，产气增加，出现持续性腹胀，甚至嗳气。

6.上胃肠道表现 严重时可出现胸痛、反酸、反食、烧心感等。部分患者有胃排空延迟，临床出现早饱、餐后上腹部不适、饱胀、恶心、呕吐等症状。

7.胃肠外表现 较器质性肠病患者显著，可伴有乏力、头痛、心悸、夜间多汗，尿频、尿急、排尿不尽感、性功能障碍等。

8.心理精神异常 部分患者可伴有失眠、紧张、疑虑、易怒、抑郁、焦虑等症状，且胃肠症状可因精神或心理异常而诱发或加重。

（三）体征

患者通常无明显异常体征。有时沿肠管部位可有广泛性压痛；或左下腹或脐周有轻度压痛，腹壁柔软，压痛点不固定。当持续性压迫时，其压痛可消失，此与器质性病变截然不同。有时可触及盲肠，呈充气肠管样感觉；或可触及乙状结肠，呈粪块或条索状，可伴有压痛。偶尔在右髂窝部可闻及杂音。肛门指检时患者对痛觉敏感，出现肛门疼痛。可见指套带单纯黏液或球状粪块。

四、辅助检查

1.实验室检查 IBS粪便病原体检查阴性，常规检查正常，但可有黏液。

2.钡剂灌肠检查 可见肠管激惹现象，肠腔变狭窄，结肠袋增加明显。

3.结肠镜检查 肠黏膜肉眼观察及组织活检均无异常。但患者检查时往往可见肠痉挛，并因此而导致腹痛、腹胀，进镜困难。

4.结肠动力学检查 可见结肠压力波和肌电图异常，但特异性差，有待进一步研究。

以上检查指标通常用于排除性诊断或辅助性诊断中，目前临床对本病尚无特异性诊断指标。

五、诊断与鉴别诊断

（一）诊断要点

1.常用诊断标准

（1）Manning标准　Manning等的研究发现具备以下2个以上症状者，91%为IBS患者，为器质性疾病的可能性仅为30%。腹痛伴大便性状改变便（稀便或不成形便）；腹痛伴排便次数增多；排便后腹痛缓解；腹胀；黏液便；便急或排便不尽感。其中前4个更为重要。因此，Manning标准的要点是排便后腹痛减轻，腹痛时伴大便次数增多；腹痛发作时大便变稀；明显腹胀。

（2）肠易激综合征Ⅰ诊断标准　强调必须有腹痛和排便异常。肠易激综合征Ⅰ诊断标准如下。

持续或反复出现以下症状，为时3个月以上：腹痛或腹部不适。排便后缓解，与排便频率改变或性状改变有关。

下列2项或2项以上，至少占发病时间的1/4（25%）：排便次数改变（超过3次/日或少于3次/周）。粪便性状改变（硬结球/坚硬或糊状/水样便）。排便过程异常（急迫感、费力；不尽感）。有液便排出。腹胀或腹部膨隆感。

（3）肠易激综合征Ⅱ诊断标准　对Ⅰ标准进行修改，使之更适合于临床和科研需求。

1年内至少积累12周有腹痛或不适，并伴有以下3项中的2项特征：①排便后缓解。②发作伴有排便次数改变。③发作伴有粪便性状改变。

注：以下症状加强支持IBS的诊断。①排便<3次/周；②排便>3次/天；③粪便坚硬或呈羊粪状；④粪便松散（糊状）或水样；⑤排便费力；⑥排便急迫感；⑦排便不尽感；⑧黏液（白色物质）便；⑨腹胀、气胀。

腹泻型：具有第2、4、6项中的1项或1项以上，而无第1、3及5项。

便秘型：具有第1、3、5项中的1项或1项以上，而无第2、4及6项。

（4）国内标准　临床诊断参考标准如下。①以腹痛、腹胀、腹泻及便秘等为主诉，伴有全身性神经官能症状。②一般情况良好，无消瘦及发热，系统体检仅发现腹部压痛。③多次便常规及培养（至少3次）均阴性，便潜血试验阴性。④结肠镜检查无阳性发现，或结肠有激惹征象。⑤纤维结肠镜示部分患者运动亢进，无明显黏膜异常，组织学检查基本正常。⑥血、尿常规正常，血沉正常。⑦无痢疾、血吸虫等寄生虫病史，试验性治疗无效。

2.临床分型　一般分为以腹泻为主型和以便秘为主型两种。其中肠易激综合征便秘定义为腹痛在排便后缓解或伴有大便次数和性状改变。便秘（至少符合下列2个条件）：①1周排便次数少于3次；②硬便；③排便习惯改变（费力、紧迫感或排便不尽感）；④黏液便。腹胀或腹部膨隆。

（二）鉴别诊断

1.感染性肠病　包括细菌性痢疾、肠结核、阿米巴痢疾、血吸虫病等。这些多有急性感染史，虽经抗感染治疗，但未治愈，而表现为慢性腹泻、腹痛等临床症状。在鉴别诊断中应依据感染病史、确切的粪便病原体检查阳性结果和抗感染治疗效果而定。

2.溃疡性结肠炎　本病腹痛、腹胀、腹泻反复发作，经久不愈，每日排便次数较多，从数次至数十次不等，常伴有里急后重感。发作期粪便呈水样或糊状，混有黏液、脓性黏液或脓血便。常有发热、消瘦、关节痛等肠道外表观。X线和结肠镜检查及病理组织活检可明确诊断与鉴别诊断。

3.肠道肿瘤　常有腹泻、腹胀、腹痛、便秘等，多次便潜血试验可呈阳性，或血CEA升高。X线及纤维结肠镜检查、病理检查可得到明确诊断。

4.吸收不良综合征　主要症状有脂肪泻、贫血和营养不良。腹痛、腹泻与便秘交替出现较为少见。腹泻为经常性或间歇性，典型的粪便为灰白色油脂样或泡沫状，浮于水面，量多而臭；也可为黄色或浅黄色的水样或糊状便。X线检查80%可发现典型的小肠X线征。

5.缺血性肠病　常见于中老年人，由于肠道动脉供血不足导致缺血，而出现腹痛、腹胀。腹痛部位较固定，多在左上腹，腹痛与进餐有关，严重者出现便血。X线钡剂灌肠造影检查典型者可见“指压痕征”，选择性血管造影有助于明确诊断。

6.甲状腺功能亢进　以腹泻表现明显而易误诊，故原因不明的腹泻应进行甲状腺功能检查。

六、治疗

（一）治疗原则

肠易激综合征存在异质性，应遵循个体化原则，采取心理、饮食、药物等综合疗法。西医对本病的治疗仅限于对症处理，应用药物在于特异性减轻某种症状，不作为首选，更应避免长期应用。便秘型患者应增加体力活动，以利于肠道功能恢复。部分患者短期疗效较好，但容易复发，临床上应注意观察和避免诱因，防止反复发作。采用中医药或中西医结合治疗的疗效往往优于单纯西医对症治疗。

（二）非手术疗法

（1）辨证论治

1）肝郁脾虚证

证候：每因情志怫郁即腹痛、肠鸣、泄泻，泻后痛减；胸闷、易怒，嗳气少食；舌边红，苔薄白，脉弦。

治法：抑肝扶脾，调理气机。

方药：痛泻要方加味。腹痛甚者加元胡、川楝子加强止痛作用；嗳气频繁者加沉香、白蔻仁，理气降逆；泄泻加党参、乌梅、木瓜；腹满胀痛，大便秘结或欲便不得者，加槟榔、枳实、大黄，顺气导滞、降逆通便；若气滞日久，腹痛有定处，舌紫暗或有瘀点者，加五灵脂、丹参、桃仁、元胡止痛。

2）肠道津亏证

证候：大便3~4日一行，硬结难下，大便为卵石状、羊屎状，可伴左下腹触及条索状包块、疼痛；失眠，头痛，烦闷，手足汗出；舌红，少苔或苔燥，脉弦。

治法：滋水清肝，润肠通便。

方药：一贯煎加减。兼气虚者，加黄芪、太子参、甘草；便秘较甚者加元参、火麻仁、生首乌；腹痛者加元胡，重用白芍。

3）脾胃虚弱证

证候：大便时秘时泻，水谷不化，不思饮食，食后脘闷不舒，稍进油腻或刺激性食物大便次数明显增多，上腹部隐隐作痛；面色萎黄，精神疲惫；舌淡，苔白，脉缓弱。

治法：健脾益气止泄。

方药：参苓白术散。久泻不止，脾虚下陷者，加升麻、柴胡、黄芪；腹痛喜按，恶寒者，加干姜、肉桂；脾虚湿盛者，加苍术、厚朴、藿香、泽泻。

4）脾肾阳虚证

证候：五更泄泻，脐周作痛，肠鸣即泻，泻后则安；腰膝酸软；舌淡，苔白，脉沉细。

治法：温补脾肾，固涩止泻。

方药：附子理中汤合四神丸加减。久泻不止者加诃子、石榴皮；手足冷、腹痛甚者加沉香、茴香、川椒。

5）寒热夹杂证

证候：腹中作痛或肠鸣腹泻，便下黏腻不畅，或夹泡沫，或腹泻与便秘交作；烦闷不欲食，脘腹喜暖，口干；舌红，苔腻，脉弦滑。

治法：调和肠胃，寒热并用。

方药：乌梅丸加减。少腹疼痛、胀满恶寒者去黄连，加荔枝核、小茴香；胃脘灼热、口苦者去川椒、炮姜、附子，加栀子、吴茱萸；腹痛加元胡、川楝子；湿邪内阻，腹满后重者，去党参、大枣，加厚朴、山楂。

（2）中成药治疗　可根据不同证型选择相应的中成药：肝郁脾虚证可选用逍遥散合参苓白术丸；肠道津亏证可选用麻仁润肠丸；脾胃虚弱证选参苓白术丸；脾肾阳虚证选附子

理中丸或金匮肾气丸；寒热夹杂证选乌梅丸等。

（3）西药治疗

1）解痉止痛治疗　常用抗胆碱能药和钙离子拮抗剂。

抗胆碱能药：可减轻餐后腹痛、抗胃结肠反射、减少肠内产气、减轻便意感等。有极强的胃结肠反射者可于晨起或进餐前后应用。常用药有山莨菪碱片等。

钙离子抗剂：可减弱结肠动力和胃结肠反射，产生抗疼作用，对腹痛、腹泻有一定疗效。如硝苯地平，每日3次，每次10mg；维拉帕米，每日3次，每次40mg。

2）止泄治疗　止泻剂：腹泻较重患者可用止泄剂，但应防止成瘾。止泻剂常用复方苯乙哌啶；也可用次碳酸等。轻型者可用硫糖铝，既可保护胃肠黏膜，又能收敛大便。

抑制肠动力剂：腹泻严重者可用洛丁胺，可抑制乙酰胆碱和前列腺素的释放，抑制肠蠕动，增加水和电解质的吸收，止泻效果良好。用法为首次4mg，以后每日3次，每次2mg，大便成形后减量，直至每日排固体状便1~2次为止。亦可用枢复宁，为5-HT_3受体抗剂，能减慢结肠运转速度，减少以腹泻为主的排便次数。其可能是通过改善患者内脏痛而起作用：每日3次，每次16mg。

生态制剂：乳酸杆菌活菌制剂可通过改变肠道运动、分泌或吸收功能来增强常规药物的疗效。生态制剂可单独应用或联合应用。腹泻可能伴有肠道菌群紊乱，生态制剂可纠正其菌群失调，如双歧杆菌三联活菌胶囊等。

3）通便治疗　①促胃肠动力药：多潘立酮（吗丁啉）能促进胃十二指肠排空和减弱胃结肠反射，每日3次，每次10mg。西沙必利为5-HT受体激动剂，可促进胃肠运动，对便秘及腹胀患者有效，用法为每日2~4次，每次10mg。②泻药：对顽固性便秘可给予轻泻剂，但不宜长期使用。可选容积性泻剂如甘露醇粉，每日3次，每次2~4g。有研究报道，应用糖配甘露聚糖，每日3次，每次1g，连用10天，可明显缩短胃肠运转时间，增加便次和便量。渗透性泻剂可用氧化镁乳，30~45ml睡前服，乳果糖15~30ml睡前服，可增加便次，使粪便变软，缓解排便困难。

（三）其他疗法

1.心理精神疗法　应耐心向患者解释，消除其顾虑、恐惧、焦虑心情，解除其精神易激性。亦可应用生物反馈疗法。有明显精神症状患者可给予镇静、抗抑郁、抗焦虑药治疗，应从小剂量开始。

2.饮食疗法　详细了解患者饮食习惯与症状的关系，避免敏感食品，减少产气食物。根据患者胃肠动力变化的特点改变饮食结构。腹泻型患者应尽量少食草莓汁、梨汁、葡萄汁等可加剧腹泻的食品：便秘型患者给予高纤维素性食物如麦麸、麦片粥，可刺激结肠转运，改善便秘，鼓励进食水果和蔬菜等。

3. 针灸疗法 主要包括针刺、艾灸、按摩、穴位注射、耳穴贴压等方法。通过对局部穴位的刺激，调理全身气机，从而达到调节肠道运动功能和易激性的作用。常用的穴位：脾俞、天枢、中脘、足三里、阴陵泉，用补法以健脾和胃、渗湿止泻；脾俞、肝俞、天枢、足三里、太冲，用平补平泻法以疏肝理脾、调理气机；脾俞、肾俞、命门、中脘、天枢、足三里、太溪，以温补脾肾、固涩止泻；脾俞、天枢、足三里、阴陵泉、支沟穴，用泻法，以清热利湿、调理气机；虚寒型患者可选用温灸。

七、预防与调护

（1）调整心态，保持良好的情绪。

（2）积极防治感染性肠炎，防止迁延不愈形成慢性反复发作性腹泻。

（3）注意饮食调护。便秘型患者应多进食含粗纤维较多的食品及能够软化大便的饮食；腹泻型患者应根据不同证型选择适宜食品，忌食生冷、油腻、辛辣刺激性食品。

（4）注意生活起居，加强体育锻炼，改善自主神经功能。

第三节 骶尾部藏毛窦

一、概述

骶尾部藏毛窦（coccygeal pilonidal sinus）是位于骶尾部皮内的囊肿或慢性窦道，由于腔内藏有毛发，故称为藏毛窦。本病多发生在青春期会阴、臀部多毛的男性，其毛发生长和皮脂腺分泌均增加，常有感染、刺激和深部组织有毛发陷入等因素。临床症状以骶尾部红肿疼痛、流脓水为特征，伴有全身感染时可见恶寒、发热、周身不适。本病曾被称为“吉普车病”，在欧美国家多见，近年来在我国发病率也明显上升。本病属于中医“尾间窦道”的范畴。

二、病因病理

（一）中医病因病机

中医学认为其与饮食、异物残留等因素有关。患者平素喜食辛辣肥甘，形体肥胖，湿热内生，久而化毒，湿毒相合，下注魄门，或尾部局部残留异物兼有邪毒侵袭，导致局部气血凝滞，蕴蒸化脓，故而骶尾部肿痛不适或破溃。

（二）西医病因病理

1.病因

（1）先天性原因　由于骶管残留或骶尾缝发育畸形导致的皮肤包涵物。但在婴儿的中线位肛后浅凹部位很少找到藏毛疾病的前驱病变。

（2）后天获得性病变　认为窦和囊肿是由于损伤、手术、异物刺激和慢性感染引起的肉芽肿性疾病。由于毛发长入皮肤和皮下组织使囊肿容易感染，窦道不易愈合。

2.病理　骶尾部藏毛窦主要病理表现包括原发管道、窦腔、次发管道以及毛发。原发管道在皮肤开口，向下延伸3~5cm，末端有小腔，管道内有毛发，有时伸出管道外，切除后敞开标本时发现，毛发为游离的，两端尖细，毛根部一般都指向"颅侧"方向。根部未发现有毛囊、汗腺或皮脂腺。次发管道由深部发出，再向上方经皮肤开口。管道和与之相连的深部小腔有丰富的肉芽组织，镜检可见原发窦道浅部以鳞状上皮为内层，但深部和次发管道都被覆肉芽组织。此种上皮内层很少超过2mm。

三、临床表现

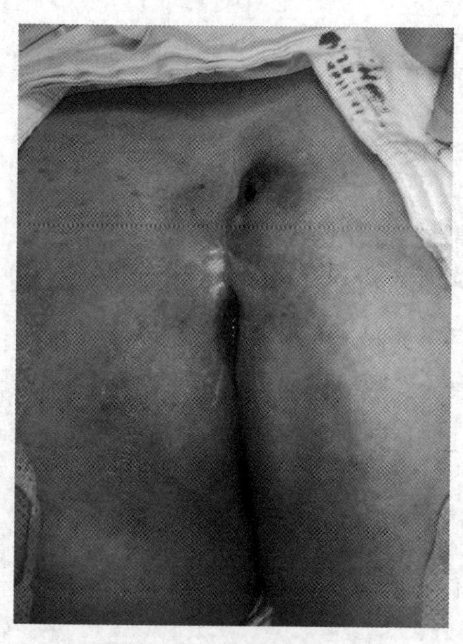

图12-1　骶尾部藏毛窦

本病多发生在青春期后20~30岁男性，藏毛囊肿如无继发感染常无症状，仅为骶尾部突起，偶有骶尾部疼痛和肿胀不适。通常主要首发症状为骶尾部急性脓肿，局部有红、肿、热、痛等急性炎症特点。多自动破溃流出脓液或经外科手术引流后炎症消退，少数引流口可以完全闭合，但多数表现为反复发作或经常流脓而形成窦道或瘘管。

藏毛窦静止期在骶尾部中线皮肤处可见不规则小孔，直径1mm~5mm，周围皮肤红肿变硬，常有瘢痕，有的可见毛发。探针探查可探入3~4mm，有的可探入10cm，挤压时可排出稀薄味臭的液体。急性发作期有触痛和红肿，排出较多脓性分泌物，有时可发生脓肿和蜂窝组织炎（图12-1）。

四、辅助检查

1.血常规　出现化脓性感染时，可有白细胞计数、中性粒细胞计数、中性粒细胞比例升高，C反应蛋白升高。

2.彩超　在彩超中，骶尾部藏毛窦的窦道呈低回声区域或管道，其内还可见毛发。

3.窦道造影　将造影剂从窦道外口注入窦道，再利用造影剂与人体组织显影程度不同而形成的对比观察窦道结构的检查。骶尾部藏毛窦的窦道一端开口，另一端为盲端，可以与肛瘘进行鉴别。肛瘘的窦道在另一端开口于肛管。

除了彩超、窦道造影外，CT检查和磁共振成像（MRI）检查也可用于明确病变范围、窦道走形，并排除其他骶前疾病。

五、诊断与鉴别诊断

（一）诊断

1. 症状

（1）骶尾部胀痛或间歇性流脓水，自行溃破或引流后暂时消退，易复发。

（2）感染严重时可伴有恶寒、发热、周身不适。

2.体征

（1）视诊：骶尾部正中可见一个或数个藏毛凹陷或外口，有一小束毛发由窦外口伸出。

（2）探针可从窦口探入，深浅不一。

（二）鉴别诊断

骶尾部藏毛窦的鉴别诊断见表12-1。

表12-1　骶尾部藏毛窦的鉴别诊断

	骶尾部藏毛窦	肛周脓肿	肛瘘	骶尾部肉芽肿
查体	骶尾部有相应外口及毛发	有脓肿形成	可在肛内探触到相应内口	可触及肿块
发热	可有	可有	一般无	一般无
疼痛	一般或剧烈	剧烈	一般	较少
病变部位及走行	走行方向多向颅侧，很少向下	无特异性	外口距肛门近，瘘管通向肛内	无特异性

六、治疗

（一）治疗原则

一旦明确诊断，需手术治疗。

（二）非手术治疗

1. 中医辨证论治

1）火毒蕴结证

证候：周身不适，恶寒、发热，骶尾部红肿疼痛，舌红，苔黄，脉滑数。

治法：清热解毒透脓。

方药：仙方活命饮加减。

2）正虚邪恋证

证候：骶尾部反复流脓水，间歇性胀痛，舌红，苔薄黄，脉细。

治法：扶正祛邪。

方药：托里消毒散加减。

2. 外治 熏洗法：黄柏20g、野菊花20g、大黄20g、黄连20g合用，煎水1000~1500ml熏洗。

（三）手术治疗

1. 骶尾部藏毛窦切开引流术 适用于脓肿发作期，麻醉状态下，可在红肿明显处作一梭形切口，将脓腔打开，引流脓液，清除脓腔内壁坏死组织，注意要探查藏毛小凹的位置及探清窦道并切除之，以防复发。伤口以油纱布填塞伤口，由肉芽组织自行愈合。

2. 骶尾部藏毛窦切除缝合术 适用于藏毛窦非急性感染期，清除窦道组织后将两侧伤口缝合，加快愈合。因两侧伤口张力较大，缝合后有一定失败率。

3. 骶尾部藏毛窦切除术+皮瓣成形术 适用于藏毛窦非急性感染期。

4. 骶尾部藏毛窦切除术+游离植皮术 适用于藏毛窦非急性感染期，对于伤口较大，无法一次性缝合者，可选用游离植皮术。在单侧臀部选取适合创面大小的中厚皮后间断缝合并加压包扎。游离皮片成活需3~5天时间，术后3~5天拆除伤口敷料后观察皮片成活情况。

七、预防与调护

经常保持骶尾部清洁卫生，避免骶尾部异物刺激。

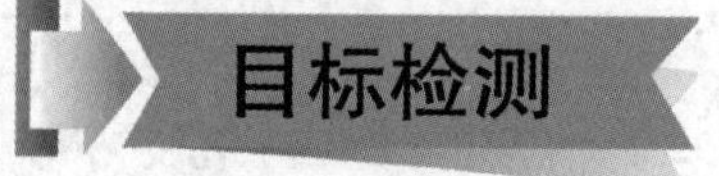

参考答案

单选题

1. 缺血性结肠炎系由于肠系膜血管闭塞或狭窄引起局限性肠壁梗死或相对缺血所致，下列哪项检查对诊断本病有关键作用（　　）

A. 血常规　　B. 便常规

C. 纤维结肠镜　　D. 腹部平片

E.DSA 肠系膜动脉造影

2. 关于肠易激综合征临床体征，不正确的是（　　）

A. 一般无明显体征　　B. 直肠指检可感肛门痉挛、张力较高

C. 可在相应部位有轻压痛　　D. 部分患者可及腹部包块

E. 可及腊肠样肠管

3. 下列哪项提示出血停止（　　）

A. 黑便变成暗红色，肠鸣音亢进

B. 经补充血容量，周围循环衰竭的表现未改善

C. 血红蛋白继续下降

D. 补液充足的情况下，血尿素氮持续升高

E. 黑便转变为黄色，大便逐渐成形

4. 关于缺血性结肠炎，叙述错误的是（　　）。

A. 多发生于老年患者

B. 早期黏膜及黏膜下层高度充血、水肿及出血，黏膜坏死，可见影细胞和影腺窝结构

C. 黏膜下明显淋巴细胞性血管炎

D. 可有均匀片状假膜形成

E. 患者可发生肠穿孔和肠梗阻

5. 以下关于骶尾部藏毛窦的临床表现，说法错误的是（　　）

A. 静止期可见皮肤不规则小孔　　B. 急性期有急性脓肿炎症表现

C. 多数反复发作窦道或瘘管　　D. 慢性期容易脱落毛发

E. 内藏毛发是其特点，但不是唯一标准

（李赟文　余剑波　郭金彦　胡荟婕）

书网融合……

本章小结

第十三章　肛门周围皮肤病

学习目标

1.通过本章学习，重点把握肛门周围皮肤病的概念、种类及证型。

2.学会运用所学知识，辨证论治肛门周围皮肤病。

3.培养良好的人际沟通能力，体现“大医精诚”的良好品德。

情境导入

情境描述　患者，男，26岁，3天前出现肛门瘙痒不适，在当地予抗过敏治疗，疗效欠佳。皮疹逐渐蔓延至会阴、外阴等处，瘙痒难忍，现症：肛周皮肤潮红，散在丘疱疹伴抓痕，皮损中央可见小片糜烂面，渗液明显，剧烈瘙痒，口干口苦，心烦失眠，大便干燥，小便黄量少，舌质红苔黄腻，脉数。

讨论　1.该案例是什么病？证型是什么？

2.该如何辨证论治？

第一节　肛门瘙痒症

一、概述

原发性肛门瘙痒症（pruritus ani，PA）指肛门周围皮肤无原发性皮肤损害而仅有瘙痒症状的一种皮肤病。由于搔抓出现各种继发皮肤变化，如抓痕、血痂、皮肤肥厚以及苔藓样改变，并可蔓延至会阴、阴囊或阴唇。原发性肛门瘙痒症约占全部肛门瘙痒症的45%，此病好发于中年以上，男多于女，属于中医“痒风”“谷道痒”的范畴，现称为“肛痒风”。

二、病因病理

（一）中医病因病机

中医认为肛门瘙痒症的病因与风邪最为密切，同时湿、热、虫、血虚等均可引起本病。

1. 外感风邪　外感风邪，或风热相聚，风湿夹热，留滞于营卫之间，腠理皮肤之中，结而不散，则发痒出疹，而成瘙痒之症。

2. 血虚生风　血虚不能充养皮肤腠理，生风生燥则痒。

3. 六淫外袭　腠理不固，风寒或风热之邪客于皮肤，致使经络受阻，皮肤作痒。

4. 湿热下注　饮食不当，过食辛辣甘肥，积湿生热，下注肛门，阻塞肛周、皮肤、经络，产生瘙痒。

（二）西医病因病理及临床分型

1. 病因　目前认为肛门瘙痒症可能与下列因素有关系。

（1）粪便　当粪便沾污肛门周围皮肤时，局部受到刺激可引起瘙痒。

（2）食品　某些食品可以引起肛门部不适，也可引起瘙痒，如辛辣食品或某些调味剂，但是不能解释全部的病变。

（3）药物和某些化学物质　许多药品可引起急性肛门瘙痒，最常见的是奎尼丁，秋水仙碱。某些植物、动物的化学成分常可促发肛门瘙痒，如毒常春藤、毒橡树、漆树及生漆、某些人造纤维织物、某些海产品。

（4）解剖及生理因素　解剖、生理等特定因素可致本病。肥胖的人容易肛门瘙痒，可能是肥胖形体的臀沟形成持续的湿渍环境，局部清洁难以维持。肛门括约肌张力低下时可有黏膜脱垂并有粪便渗漏污染肛周而导致瘙痒。

（5）精神因素　肛门瘙痒常常在精神紧张或焦虑状态下发病。肛门瘙痒严重者，也可致焦虑不安、睡眠欠佳等精神症状。

2. 病理　初期局部皮肤发红，光亮，有时干燥，有时潮湿，肛门皮肤皱褶肿胀变平，褶间纵沟变为平坦。病变只累及肛门部分皮肤或肛周，其累及的范围不等。慢性期因纤维组织增生而皮肤变厚，表面粗糙不平，呈黄白色及水肿状态，弹性降低，褶间呈现裂口。因瘙痒手抓，常有抓痕，表皮脱落后，有时出血，也可出现糜烂和臭味分泌物。本病组织学改变似化学性皮炎的变化，可见到上皮细胞水肿、毛囊过度角化、皮脂腺萎缩、血管和淋巴管扩张，但神经末梢没有变化（图13-1）。

本病病理过程：上皮细胞水肿，肛门皮肤皱襞肿胀变平→纤维组织增生、皮脂腺萎缩→皮肤变厚、表面粗糙不平，弹性降低→表皮脱落，可见出血、糜烂和臭味分泌物。

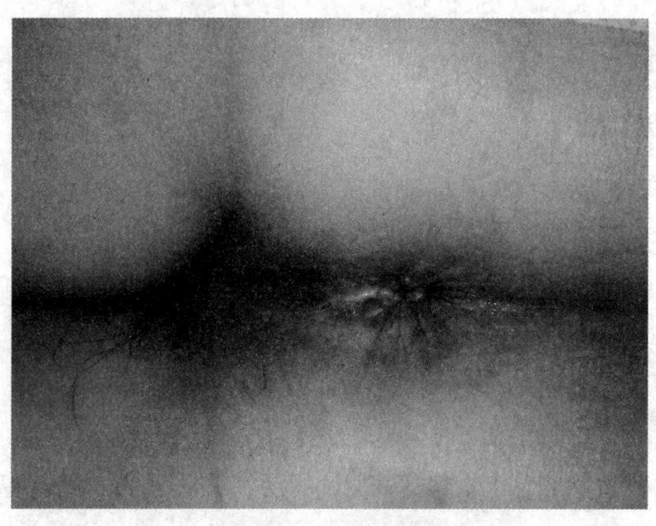

图13-1 肛门瘙痒症

3.临床分型 按其病情可分为急性、慢性两种类型。

（1）急性肛门瘙痒症 急性发作，有渗出、结痂、糜烂，瘙痒剧烈。

（2）慢性肛门瘙痒症 一般又可分为三度。

Ⅰ度：肛门皮肤无明显水肿和增厚，仅有轻度抓痕、渗血。

Ⅱ度：肛门皮肤水肿、增厚明显。

Ⅲ度：肛门皮肤色素脱失呈苔藓样变。

三、临床表现

以肛周局限性皮肤瘙痒为主症。初起肛周瘙痒较轻，肛周皮肤无明显变化，略为红赤，多为阵发性。如长期不愈，则瘙痒较剧烈，持续时间较长，尤以夜间为甚，潮湿环境加剧。过度的搔抓或机械性刺激，可出现皮肤出血、糜烂、刺痛，以致皮肤增生粗糙，肛门皱襞加深，伴色素沉着或脱失，重者发生感染，病变可向会阴、阴囊或阴唇及臀部皮肤扩展，长期可引起神经衰弱、消瘦、精神不振、失眠、食欲不振等症状。

四、辅助检查

为排除其他病变，应做较详细的全身性检查，如粪便检查有无发酵、腐败和肠寄生虫，尿检查有无糖尿，皮肤变态反应试验，检查皮肤对食物和真菌有无敏感反应。

五、诊断与鉴别诊断

（一）诊断依据

1.病史 有长期、顽固的肛周瘙痒病史。

2. 局部检查 初起肛周无原发性皮损病变，长期发作可见肛门多处皮肤变厚、抓痕、糜烂、出血、皲裂、肛门皱襞粗大，皮肤苔藓样变，皮肤光泽与弹性消失。

3. 排除其他病变 瘙痒是一种自觉症状，因个人的感觉及精神因素的影响而不同，因此患者的反应往往有所夸大或缩小，诊断时需全面询问病史，并行相关的检查。

（二）鉴别诊断

原发性肛门瘙痒症的鉴别诊断见表13-1。

表13-1 原发性肛门瘙痒症的鉴别诊断

疾病	瘙痒部位	体征
肛门瘙痒症（原发性）	肛周及会阴	慢性病程，干性抓痕
继发性瘙痒	肛门	痔疮、肛瘘等肛肠病引起
肛门湿疹	肛周	有急性发作史，渗出倾向
肛门皮炎	肛周	有原发扁平丘疹皮损
老年性瘙痒症	全身及会阴	皮肤干燥，湿疹样变
冬季瘙痒症	躯干、小腿	皮肤受凉时发作
内分泌性瘙痒	全身瘙痒	糖尿病、甲亢等
神经性瘙痒	全身或肛门	自觉症状与客观体征不相符

六、治疗

（一）治疗原则

治疗引起肛门瘙痒的有关疾病，去除病因，避免和减少局部刺激，区别不同病变，合理施治。

（二）非手术治疗

1. 内治

（1）辨证论治

1）血虚生风证

证候：肛门部不分昼夜奇痒，或痒如虫行蚁走，局部皮肤干燥无光泽及弹性，皲裂如蛛网延至前阴。伴有面色苍白，唇白舌淡，或心悸失眠，五心烦热，脉细数。

治法：养血润燥，祛风止痒。

方药：四物消风饮或当归饮子加减。

2）湿热阻滞证

证候：肛门瘙痒、渗出、潮湿，被衣裤摩擦痒痛更剧，甚至局部破溃，常伴面色潮红，心烦易怒，胁肋不舒，口苦咽干，舌红苔黄腻，脉弦数。

治法：清热利湿。

方药：革薢渗湿汤、龙胆泻肝汤、二妙散加减。

3）风胜挟湿证

证候：肛门顽固瘙痒，时如虫爬，湿润，夏季易发或症状加重，皮肤增厚，常有抓痕，渗出，可伴有身重困倦，腹胀食少，苔白，脉濡缓。

治法：祛风渗湿。

方药：革薢渗湿汤加减。

（2）西医治疗

1）抗组胺药物治疗　可酌情选用抗组胺药物。如苯海拉明、氯苯那敏（扑尔敏）、硫代硫酸钠、非那根等，或静脉注射10%葡萄糖酸钙10ml。

2）性激素治疗　更年期或老年患者可适当使用性激素，如男性患者可用丙酸睾丸酮25mg，肌内注射，每周2次，或服甲基睾丸酮5mg，每日2次；女性可服用己烯雌酚0.5mg，每日2次，或用黄体酮10mg，肌内注射，每日1次，维生素A及复合维生素E等也可应用。

3）抗生素治疗　如患者合并细菌感染则可酌情选用抗生素。

2.外治

（1）熏洗法　可用止痒熏洗汤。方药：苦参、蛇床子、地肤子、白鲜皮、川椒、黄柏，加水2000ml，煎汤先熏后洗患处，每日2次，主治各类肛门瘙痒症。

（2）擦药敷药法　九华粉洗剂，每日4~5次，用毛笔蘸药涂抹患处。适用于风热、湿热证。湿毒膏，涂敷局部，每日2~3次，适用于血虚风热证。具有收湿止痒之功。

3.非药物治疗

（1）饮食疗法　禁食刺激性食物和特异性蛋白质食物，如烟、酒、辣椒、芥末、鱼、虾、蟹等。

（2）针灸疗法　①选肾俞、长强，承山、太溪等穴，大便秘结，腹胀者配气海、脾俞；心烦低热，夜不能眠者配神门、曲池。采用强刺激手法，每日1次，10天为一疗程，有消炎止痒作用。②用梅花针点刺肛周皮肤，每日1次。

4.物理疗法　可行紫外线、红外线局部照射，皮下输氧，矿泉浴等。

5.穴位治疗

（1）穴位注射　选择长强穴作穴位注射，有良好的止痒作用。注射药物：丹参注射液2ml与维生素B_2注射液50mg混合液。操作方法：将两药混合液抽取备用，选准穴位，然后消毒穴位及周围，将注射针垂直刺入长强穴4cm左右，待患者有明显酸胀感觉时缓缓注入药液，注射完毕去除注射针，按压片刻即可，每周2次，6次为1个疗程。

（2）穴位埋线　穴位埋线简单易行，止痒止痛效果良好，且疗效持久。穴位选择：长强穴。药物准备："3号"或"4号"铬制羊肠线2.5cm，酒精浸泡30分钟。操作方法：患者取膝胸位或侧卧位，取好穴位，局部消毒，长强穴部位皮肤作局部麻醉，然后将装有4号肠线的穿刺针在长强穴紧靠尾骨前面，刺入4cm左右，待局部有明显的酸胀感时即可推入羊肠线，退出穿刺针，羊肠线即被埋于长强穴中，针眼处覆盖小块敷料即可，治疗完成。

（3）局部封闭　用氢化可的松、地塞米松或泼尼松龙等药物作局部封闭。

（三）手术治疗

1.肛门瘙痒症皮肤注射术

适应证：原发性肛门瘙痒症。

禁忌证：局部有炎症时。

操作要点：①肛周皮肤消毒后，以利布合剂在距肛缘1cm处肛周皮肤瘙痒区皮内、皮下，均匀、点状注射3~4圈或局部浸润注射，使注射后皮肤呈皮丘状隆起并呈蓝色，总量可达20~30ml。②术后用干纱布压盖针眼，防止出血及药液外漏，覆盖无菌敷料，包扎固定。

2.肛周神经末梢切断并瘙痒皮肤切除术

适应证：原发性肛门瘙痒症，用保守疗法治疗无效者。

禁忌证：①严重的心、肝、肾疾患及肺结核活动期、糖尿病、高血压病患者。②血液系统疾病引起的凝血功能障碍。③伴有腹泻或瘢痕体质。

操作要点：①常规消毒孔巾，待麻醉生效肛门松弛后消毒肛内。②用手术刀在肛门两侧各作一弧形切口，向肛门方向做较为充分的皮下潜形分离，将感觉神经末梢完全切断，复位皮片并戳孔引流（必要时），用丝线间断缝合。③或将瘙痒皮肤、肛缘皱襞及肛管移行皮肤，分成4~5个区域，行放射状切除，使切口呈纺锤状或椭圆形，检查创面无活动性出血点，九华膏纱条敷盖切口，纱布包扎，胶布加压固定，术毕。

3.肛门瘙痒症皮肤切除术

适应证：顽固性肛门瘙痒，无明显皮损，保守治疗无效者。

禁忌证：同肛周神经末梢切断并瘙痒皮肤切除术。

操作要点：①肛周及肛管常规消毒，选择患者自觉最痒处皮肤作为切除区，如右前、右后、左前、左后位分别做4个梭形切口，各切除区之间留足正常皮肤桥，切口上自肛管皮肤下至瘙痒终末皮肤，切除深度以不损伤括约肌层为度，切除皮瓣使呈枇杷叶形或丁香叶形。②经切口用剪刀从各保留的皮肤与皮下组织之间作钝性分离，断离皮下神经。③充分结扎止血、填止血粉棉球加压包扎固定。

4.肛门瘙痒症皮肤切除缝合术

适应证：较小范围、两侧对称的原发性肛门瘙痒症。

禁忌证：同肛门瘙痒症皮肤切除术。

操作要点：①肛周常规消毒，在肛周两侧距肛缘1.0cm各作半月形切口，将瘙痒皮肤包括在切口内，然后将两切口内的半月形瘙痒皮肤切除，保留皮下组织。②用剪刀经切口游离创口外侧皮肤与皮下组织，以减少缝合时的张力，并在前后和内侧皮下剪断末梢神经。③充分止血后，冲洗伤口，用4号丝线间断缝合两侧切口。凡士林纱布敷盖切口，无菌纱布包扎，胶布固定。

5. 肛门瘙痒症皮下隧道游离术

适应证：同肛门瘙痒症皮肤切除术。

禁忌证：同肛周神经末梢切断并瘙痒皮肤切除术。

操作要点：①肛周常规消毒，分别在肛缘6、12点距肛门1.5cm处作皮肤切口，用弯血管钳从12点切口进入皮下，绕肛周作钝性分离，从6点切口穿出，作一隧道。②张开弯钳，边退钳边作皮下组织分离，分离范围视瘙痒区域而定。③用同样方法在对侧皮肤作分离。术后填塞油纱条引流，敷料加压包扎。

6. 皮肤切除和皮片移植术

适应证：同肛门瘙痒症皮肤切除术。

禁忌证：同肛门瘙痒症皮肤切除术。

操作要点：①在肛门一侧沿肛门缘切开皮肤，皮肤由括约肌分离，并将病变皮肤完全切除，成一弯形伤口。在伤口外侧正常皮肤上开一与伤口形状相似的弯形切口，做一带蒂的全层皮片，皮片底位于后方。②游离皮片并牵向内侧，移植于伤口，皮片边缘与伤口边缘间断缝合，皮片下放橡胶片引流。然后缝合取皮片的伤口。外用纱布压迫，无菌敷料包扎固定。③对侧的瘙痒病变2~3月后以同法处理。

七、预防与调护

（1）养成良好的卫生习惯，保持肛门局部清洁，避免刺激。

（2）药物过敏者，立即停药。

（3）对衣物过敏者，应及时更换。

（4）清淡饮食。

第二节　肛周尖锐湿疣

一、概述

肛周皮肤与肛管尖锐湿疣是一种由人类乳头瘤病毒引起，发生于肛门及肛周皮肤黏膜的疣状赘生物，俗称臊疣。好发于皮肤及黏膜交界处，常见于外生殖器及肛门周围等处。此病主要通过性接触传染，发病年龄以16~30岁为多见，女性多于男性。一旦感染，潜伏期为3个月至1年不等。中医称为“肛门臊疣”。

二、病因病理

（一）中医病因病机

中医认为多是由于房事不洁或间接接触污秽之物品，湿热淫毒从外侵入外阴皮肤黏膜，导致肝经郁热，气血不和，湿热毒邪搏结而成疣。

（二）西医病因病理及临床分型

1. 病因 本病由人类乳头瘤病毒（human papillomavirus，HPV）感染致病，且与患者自身免疫功能低下有关。当机体的免疫功能较差时，一旦局部擦伤，或其他外伤处接触到尖锐湿疣病毒，或与患有生殖器尖锐湿疣的患者性交，或与病损肌肤直接接触，尖锐湿疣病毒进入性器官黏膜或皮肤，停留在局部，引起病变。

人类乳头瘤病毒是一种乳头多瘤空泡病毒，属DNA病毒，病毒颗粒直径50~55um，人类为其唯一宿主，主要感染上皮细胞，在温暖潮湿的环境中易生存增殖，故男女两性的外生殖器是易感染的部位。病毒进入皮肤或黏膜后，仅停留在感染区域的局部皮肤或黏膜中，引发病变，尚未证实有病毒血症的存在。

2. 病理 尖锐湿疣形态学上为纤维表皮瘤，由皮肤乳头层发生，生长在皮肤和黏膜表面，初起在肛门皮肤出现乳头状小瘤，质软而脆，黄白色，以后分支增长。呈圆形、梨形和菜花形。有单发，有多发，侵犯大块皮肤，围绕肛门，可蔓延会阴、阴囊、阴茎包皮、阴唇和阴道。巨形者可侵入肛管、直肠下段、直肠后间隙、肛提肌和膀胱。病理组织检查，可见棘层高度肥厚，呈乳头瘤样增生，钉突延长，有大量细胞呈分裂相，上皮细胞出现空泡。电镜下可见嗜碱性粒细胞的细胞核中有病毒颗粒。尖锐湿疣一般增长迅速，有癌变倾向。

本病的病理过程：表皮棘层上皮细胞群变性、坏死→部分病变的棘细胞间浆液渗出→表皮各层及真皮浅层有不同程度的乳头状增生。

3. 临床分型 根据其病情可分为早期、中期、晚期3种类型。

（1）早期　为淡红色针头大的小丘疹。

（2）中期　呈乳头状、菜花状或蕈样疣状物，数量增多。

（3）晚期　疣状物间有脓液、渗液、出血、恶臭，甚至癌变。

三、临床表现

尖锐湿疣好发于肛管黏膜与皮肤交界处、肛缘、肛周及外阴部。初发时为微小淡红色、暗红色或浅灰色乳头状隆起，质软而脆，逐渐增至米粒大小，增大增多，孤立或融合成小片，或瓦片重叠。根部常有蒂，表面凹凸不平、柔软湿润，呈乳头样、蕈样或菜花样突起，表面易于糜烂，触之易出血，渗出恶臭、混浊浆液。

四、辅助检查

1.病理组织学检查 病理切片可见角化不良及凹空细胞，或电镜下可见嗜碱性粒细胞的细胞核中有病毒颗粒。

2.核酸杂交技术检测 核酸杂交可检出HPV-DNA相关序列，PCR检测可见特异性HPV-DNA扩增区带。

3.聚合酶链反应（polymerase chain reaction，PCR）检测 PCR使标本中病毒DNA扩增。此法敏感性及特异性均很高，可在细胞中检测到病毒的DNA分子。根据病史、典型临床表现及局部视诊所见，结合醋酸白试验，可作出初步诊断。不典型者可做病理检查。

五、诊断与鉴别诊断

（一）诊断

1.病史 患者多有不洁性生活史或间接感染史，少数尖锐湿疣患者是通过接触污染的用具感染，新生儿亦可通过产道被感染。

2.专科检查

（1）视诊 初起为淡红色、暗红色或污灰色柔软的小丘疹，以后逐渐增大，融合或重叠生长，根部有明显的蒂，表面凹凸不平，质地柔软湿润，呈乳头状。菜花状或鸡冠状。也有表现为大的斑块，表面呈皮肤色、粉红色或污秽色。

（2）醋酸白试验 将5%的冰醋酸涂在患处，3分钟后疣体变白，即可诊断。但需注意的是醋酸白试验并不是特异试验，且假阳性较常见。

（二）鉴别诊断

尖锐湿疣与肛管上皮癌及扁平湿疣的鉴别，尖锐湿疣与寻常疣的鉴别见表13-2、表13-3。

表13-2 尖锐湿疣与肛管上皮癌及扁平湿疣的鉴别

	尖锐湿疣	肛管上皮癌	扁平湿疣
病因	人类乳头瘤病毒感染		梅毒螺旋体感染
特点	表面有棘刺样颗粒，常有蒂	多见于中年以上。质坚硬易出血，有恶臭	疣面小颗粒状、疣基底宽，无蒂
颜色	色暗红或淡灰色		灰黄色
病位	好发于肛周及生殖器		好发肛周
病史	有不洁性生活		有梅毒病史

表13-3 尖锐湿疣与寻常疣的鉴别

疾病	相同点	不同点	确诊手段
尖锐湿疣	均为病毒引起，形态相似	局部潮湿，角化轻	病理检查
寻常疣		局部干硬粗糙，角化重	

六、治疗

（一）治疗原则

原则上应避免再接触，保持局部清洁干燥。治疗上应采取内外治疗相结合的措施。内治重在抗病毒、增强免疫力以治本；外治重在根除疣体并消除潜伏期疣和亚临床症状。

（二）非手术治疗

1.内治

（1）辨证论治

1）湿热下注证

证候：肛门潮湿不适，疣表面糜烂有渗液，并有臭味，疣基底潮红，舌红苔黄腻，脉濡数。

治法：清热利湿。

方药：革薢渗湿汤加减。

2）风热邪毒证

证候：肛门痒痛，乳头暗红，疣底潮红，或乳头间隙糜烂，因继发感染而有脓性分泌物，恶臭，舌红苔黄、脉数。

治法：疏风清热解毒。

方药：疏风解毒汤加减。

3）肝虚血燥证

证候：肛门干涩，疣面浅灰色，常伴有两胁闷胀，耳鸣目涩，或肢麻筋急，舌淡，脉数。

治法：养肝和血。

方药：补肝汤加减。

4）肝肾阴虚证

证候：肛门及其周围干涩不适，疣色浅灰或淡黄干瘪，大者如卵。常伴有头晕目眩和健忘失眠，口咽干燥，腰膝酸软，五心烦热，男子遗精，女子月经量少色淡，舌红少苔，脉数。

治法：滋肝补肾，

方药：杞菊地黄丸加减。

5）气滞血瘀证

证候：肛周疣物丛生，时痛时痒，或有刺痛。常伴有烦躁易怒，胸胁胀满。妇女月经闭止，痛经或经色紫暗有块，乳房胀痛等，舌暗红或舌有瘀斑，脉涩。

治法：补气活血。

方药：逍遥散合桃红四物汤加减。

（2）西医治疗　病毒灵0.2g，口服，每日3次，连服10~30日。全身用药可使一些难治的疣消退，适合于反复发作的疣。

2. 外治

（1）熏洗法　①马齿苋60g，大青叶30g，明矾20g，土茯苓60g，板蓝根60g，水煎，先熏后洗，每天2~3次。②鲜马齿苋30g，苍术10g，蜂房10g，白芷10g，陈皮12g，细辛3g，蛇床子15g，苦参20g。加水1500ml，煎汤洗涤患处，每日2~3次，用于分泌物较多的湿热证肛门疣赘患者。③蛇床子10g，皂矾20g，苍术10g，生薏苡仁15g，黄柏12g，雄黄10g，百部15g。煎汤熏洗患处，每日2次，用于局部瘙痒，肝郁血虚患者。

（2）外涂法　①对初发较小的疣可用腐蚀剂外涂。取鸦胆子去壳取仁，捣烂后直接敷在疣赘表面，注意要保护好周围皮肤，每日换药1次，直至疣赘脱落。②局部外用药：常用的有疣敌液、20%足叶草酯、0.5%足叶草素、0.1%酞丁胺、5%氟尿嘧啶软膏、30%~50%三氯醋酸溶液等。局部用药刺激大，易引起红肿糜烂疼痛，治疗后复发率高。

3. 其他治疗

（1）重组干扰素　100~300万单位，肌内注射，每日1次或隔日1次，14~21次为一疗程；聚肌胞2mg，肌内注射，每日1次，10~20日为1个疗程；胸腺肽5mg，肌内注射，隔日1次，10次为1个疗程。

（2）局部注射药　目前临床上常用的有干扰素制剂、争光霉素及5-氟尿嘧啶等，直接注射到疣基底部，间隔2~3周1次。其作用主要是抗病毒和免疫调节。

（3）免疫疗法　用自体疫苗0.5ml皮下注射，每周1次，连续6次，适用于广泛大片湿疣，长期治疗无效和复发者。

（4）针灸疗法　①针刺疗法：局部消毒，用2寸银针自疣体顶端作正中垂直进针，直达疣体根部，快速捻转20次，同时提插行“泻针”手法，出针后放血2~3滴，再于疣底平行皮面沿疣体短轴进针，施同样手法，2周1次。②艾灸疗法：将疣赘表面清洗干净，点燃艾条，直接熏灸其组织，每次20分钟，以能忍受为度，达到直接破坏增生组织的目的。再灸时刮去表面坏死组织，隔日一灸。

（5）推疣法　适用于明显高出皮面，疣赘小，数量少的患者。方法：用棉花棒或刮匙与疣赘基底皮肤成30°，向前推之，可将疣赘推除，然后压迫止血，包扎固定，每日换药，至愈。

（6）结扎疗法　对单个疣赘，其基底较小也可用结扎疗法，数日后疣赘可自行脱落，外用玉红膏，促使伤口愈合。

（7）理疗　以液氮或二氧化碳干冰治疗。

（三）手术治疗

1. 肛门尖锐湿疣烧灼切除术

适应证：肛门尖锐湿疣。

禁忌证：①严重的心、肝、肾疾病及肺结核活动期、糖尿病、高血压患者。②血液系统疾病引起的凝血功能不全。③伴有腹泻与瘢痕体质。

操作要点：①常规消毒铺巾，待麻醉成功后，用二氧化碳激光或高频电刀将疣体逐个气化或烧灼切除，创面敷以烧伤油纱布，包扎固定。②疣体较大时在疣基底部，用手术刀或高频电刀向皮肤深层切割至真皮层，疣切除后烧灼创面。外用烧伤油纱布敷贴，盖以敷料，包扎固定，术毕将组织送病理检查。

2. 肛门尖锐湿疣切除术

适应证：局限性肛门尖锐湿疣。

禁忌证：同肛门尖锐湿疣烧灼切除术。

操作要点：①视疣体生长范围设计切除范围。密集簇生者，可行放射状梭形切除。散发者可行点状切除。切除深度达皮肤浅层即可。②术中电凝止血，梭形切除的创面，可用丝线作间断缝合。无菌纱布压迫创口，外用敷料包扎固定。术后组织送病理检查。

3. 肛门尖锐湿疣切除带蒂移行植皮术

适应证：广泛性肛门尖锐湿疣。

禁忌证：同肛门尖锐湿疣切除术。

操作要点：①手术刀紧贴皮下，按病灶范围行片状切除皮层。②在创面外侧正常皮肤上做与创面相似的带蒂皮瓣。③用止血钳钝性游离带蒂皮瓣，移植于创面。适当分离皮瓣外侧缘皮层与皮下组织，为缝合减张做准备。④用丝线间断缝合创口，固定皮瓣。皮瓣与底部缝合固定数针以防皮瓣移动，并在皮瓣表面作引流小切口数个。⑤同法切除另一侧湿疣。创口以九华膏纱布覆盖，外用敷料包扎固定。组织送病理检查。

七、预防与调护

（1）大力宣传卫生知识，使人们了解此病的危害性及传播途径。

（2）加强法治教育，制止性乱行为。

（3）加强浴池、泳池、宾馆等公共场所的卫生管理，以免间接接触感染。

（4）疾病期间避免性生活。

（5）孕妇更应避免接触本病患者，以免感染胎儿。

（6）平时养成良好的卫生习惯，保持会阴部清洁。

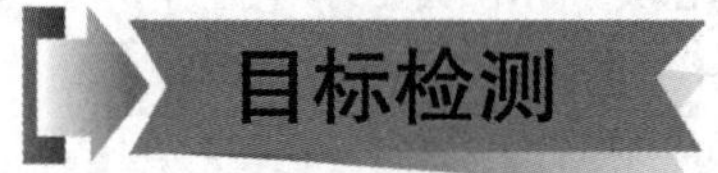

参考答案

单选题

1.肛门直肠周围脓肿破溃后每多形成（　　）

A.肛裂　　B.肛瘘

C.肛周湿疹　　D.结缔组织外痔

E.肛乳头肥大

2.肛门湿疹，肛周皮肤潮红、水疱、糜烂、流液、边界弥漫、剧烈瘙痒，伴胸闷纳呆，大便干结，小便黄赤，舌苔黄腻，脉滑数。可用下列哪方（　　）

A.四物消风散　　B.革薢渗湿汤

C.除湿胃苓汤　　D.三仁汤

E.甘露消毒丹

3.肛周化脓性汗腺炎，中医辨证为实热型，方选（　　）

A.仙方活命饮　　B.透脓散

C.龙胆泻肝汤　　D.清肝饮

E.大黄牡丹汤

4.在外阴及肛周发生略高出皮面的疣体，表现扁平潮湿，界限清楚，此属（　　）

A.尖锐湿疣　　B.扁平湿疣

C.硬下疳　　D.横痃

E.杨梅结节

5.患者，女，23岁。患尖锐湿疣，外生殖器及肛门出现疣状赘生物，色灰，质柔软，表面秽浊潮湿，触之易出血，恶臭，小便色黄、不畅，舌苔黄腻，脉弦数。治拟利湿化浊，清热解毒。应首选（　　）

A.黄连解毒汤　　B.萆薢化毒汤

C.龙胆泻肝汤　　D.知柏地黄丸

E.土茯苓合剂

（刘珊珊　童　瑶　林云斌）

书网融合……

本章小结

附录：肛肠科疾病常用方剂

一画

一贯煎（《柳州医话》）

【组成】北沙参、麦冬、当归身均10g。生地黄30g，枸杞子12g，川楝子5g。

【用法】水煎，去滓，温服。

【功效】滋阴疏肝。

【主治】肝肾阴虚，血燥气郁。

一号脱管钉（《中西医结合治疗肛肠外科疾病》）

【组成】白降丹6g，红粉9g，朱砂4.5g，黄连9g，生石膏18g。蟾酥1.5g，血竭9g。

【制法】将上药混合研成细末，加入80%粳米面及20%胶粉制成的胶着剂中，药粉与胶着剂比例为5：1，调匀制成长1.5~5cm、火柴棒般粗的钉状物，备用。

【用法】以药钉插入瘘管内，每日行2次，直至长出新肉。

【功效】化腐生肌，消炎镇痛。

【主治】肛瘘。

二画

二陈汤（《太平惠民和剂局方》）

【组成】陈皮、半夏均15g，茯苓9g，甘草5g。

【用法】水煎服。

【功效】燥湿化痰，理气和中。

【主治】疮疡，痰浊凝结证。

二妙丸（散）(《丹溪心法》)

【组成】黄柏（炒）、苍术（米泔浸炒）各等分。

【制法】上二味共研细末。

【用法】每服3~5g，亦可作汤剂水煎服。

【功效】清热燥湿。

【主治】湿热下注之肛门湿疹等。

二号脱管钉（《中西医结合治疗肛肠外科疾病》）

【组成】红粉3g，乳香（炙）、没药（炙）均9g。雄黄3g，黄柏、奴夫卡因各6g。

【制法】同一号脱管钉。

【用法】以药钉插入瘘管内，日行2次，直到新肉生长。

【功效】化腐，拔毒提脓，生肌，镇痛。

【主治】肛脱管治疗后管壁脱落，伤口有污秽及坏死组织时。

十灰丸（《十药神书》）

【组成】大蓟、小蓟、荷叶、侧柏叶、茅根、茜根、山栀、大黄、牡丹皮、棕榈皮。

【制法】上药各烧灰存性，研极细末，加入藕汁或萝卜汁磨京墨适量为丸。

【用法】每服9g。亦可作汤剂水煎服。

【功效】凉血止血。

【主治】血热妄行之痔疮出血。

十全大补汤（《医学发明》）

【组成】党参、白术、茯苓、炙甘草、当归、川芎、熟地黄、白芍、黄芪、肉桂。

【用法】水煎服或炼蜜为丸。

【功效】益气补血。

【主治】疮疡气血虚弱，溃疡脓液清稀，经久难愈者。

八二丹（《外伤科学》）

【组成】熟石膏8份，升丹2份。

【制法】共研细末。

【用法】掺于疮口上，或用药线药插入疮中，外用膏药或油膏盖贴。

【功效】提脓祛腐。

【主治】肛周痈疽溃后腐肉难脱、脓水不净者。

八珍汤（《正体类要》）

【组成】人参、白术、茯苓、甘草、当归、白芍、地黄、川芎。

【制法】上药为粗末。

【用法】每服10g，水煎。

【功效】补益气血，健脾止泻。

【主治】脾胃虚弱，呕吐泄泻不止者。

九一丹（《医宗金鉴》）

【组成】熟石膏9份，升丹1份。

【制法】共研细末。

【用法】擦于疮口上，也可以用药线蘸药插入疮口或瘘管。

【功效】提脓祛腐。

【主治】溃疡、瘘管流脓未尽者。

九华膏（《中医外科学》）

【组成】滑石600g，月石90g，龙骨120g。川贝、冰片、朱砂（亦可用银朱）均18g。

【制法】共研细末，在凡士林下调匀，成20%的软膏，冬季可适当加入香油。

【用法】外用。

【功效】消肿止痛，生肌润肤。

【主治】内、外痔发炎，及内痔术后。

七三丹（《中医外科学》）

【组成】熟石膏21g，升丹9g。

【制法】共研细末。

【用法】擦于疮口上，或用药线蘸药插入疮中，外用膏药或油膏盖贴。

【功效】提脓祛腐。

【主治】肛周痈疽，溃后腐肉极难脱落，脓水不净者。

三画

三黄片（经验方）

【组成】大黄、黄连、黄柏。

【制法】共为细末，压片。

【用法】每服4片，每日3次。

【功效】泻火解毒，清热通便。

【主治】疮疡阳证，便秘。

三黄洗剂（《中医外科学》）

【组成】大黄、黄柏、黄芩、苦参各等分。

【制法】研细末，以上药10~15g加入蒸馏水100ml、医用碳酸1ml，摇匀。

【用法】以棉签蘸药搽患处。

【功效】清热解毒，燥湿止痒。

【主治】急性皮肤病及疮疗红肿伴有出水者。

三妙丸（《医学正传》）

【组成】黄柏（炒）、苍术（米泪浸炒）、川牛膝均相同量。

【制法】上二味共研细末，面糊为丸如梧桐子大。

【用法】每服3~5g，盐汤下。

【功效】清热燥湿。

【主治】湿热下注之肛门湿疹等。

三品一条枪（《外科正宗》）

【组成】白砒45g，明矾60g，明雄黄7.2g，乳香3.6g。

【制法】将砒、矾二种药物研成细末，入小罐内，煅至青烟尽白烟起，片时，约上下通红，住火，放置一宿，取出研末，约可得净末30g；再加雄黄、乳香二药，共研细末，厚糊调稠，条如线，阴干备用。

【用法】将药条插入患处。

【功效】腐蚀。

【主治】痔疮、肛瘘等。

大补元煎（《景岳全书》）

【组成】人参、炒山药、熟地黄、杜仲、枸杞子、当归、山茱萸、炙甘草。

【功效】益气补肾。

【用法】水煎服。

【主治】虚性便秘。创面久不愈。

大承气汤（《伤寒论》）

【组成】大黄12g，厚朴15g，枳实12g，芒硝9g。

【用法】水煎服。

【功效】下热结。

【主治】阳明腑实证，病满燥实俱在者。

大黄牡丹汤（《金匮要略》）

【组成】大黄18g，牡丹9g，桃仁12g，冬瓜子30g，芒硝9g。

【用法】水煎服。

【功效】泻热破淤，散结消肿。

【主治】肠痈初起，少腹肿痞。

千捶膏（经验方）

【组成】蓖麻子肉150g，嫩松香粉300g，轻粉30g，广丹60g，银朱60g，茶油40g。

【制法】先将蓖麻子肉入石臼中捣烂，再缓入松香末，打匀后再缓入轻粉、铅丹、银朱，最后加入茶油，捣数千捶成膏。

【用法】隔水炖烊，摊于纸上，盖贴患处。

【功效】消肿止痛，提脓祛腐。

【主治】肛周痈疽阳证。

四画

五五丹（《医宗金鉴》）

【组成】熟石膏、红升丹保持相同份。

【制法】各研极细末，和匀。

【用法】掺于疮口中，或用药线蘸药插入，外盖膏药或油膏，每日换药1~2次。

【功效】提脓祛腐。

【主治】肛周痈疽溃后腐肉难脱、脓水不净者。

五仁丸（《世医得效方》）

【组成】桃仁，杏仁，柏子仁，郁李仁，松子仁，陈皮。

【用法】炼蜜为丸。

【功效】通便润肠。

【主治】津枯肠燥之大便艰难，以及年老或产后血虚便秘。

五味消毒饮（《医宗金鉴》）

【组成】金银花20g，野菊花、蒲公英、紫花地丁、紫背天葵子各15g。

【用法】水煎，加酒一二匙和服。

【功效】清热解毒，消散疔疮。

【主治】火毒结聚之疮疖。

五倍子汤（《疡科选粹》）

【组成】五倍子、朴硝、桑寄生、莲房、荆芥各30g。

【用法】煎汤熏洗患处。

【功效】消肿止痛，收效止血。

【主治】痔疮、脱肛、肛瘘等。

五倍子散（《医宗金鉴》）

【组成】五倍子、车前草、轻粉、冰片。

【制法】取五倍子大者，敲一小孔，用阴干车前草揉碎填塞于五倍子内，用纸塞孔，湿纸包煨，片时许取出待冷；去纸，碾为细末，每3g加轻粉0.9g、冰片0.15g，共研极细末。

【用法】洗患处后用此药于痔上，即睡勿动，其肿痛即除。

【功效】收敛止血。

【主治】痔疮肿痛、出血。

六一散（《伤寒直格》）

【组成】甘草30g，滑石180g。

【制法】上药为末。

【用法】每服9g。

【功效】祛暑利湿。

【主治】感受暑湿泄泻。

六味地黄丸（汤）（《小儿药证直快》）

【组成】熟地240g，山萸肉、干山药各120g，丹皮、白茯苓、泽泻各90g。

【制法】上药为末，糊丸如梧桐子大。

【用法】每服9g，淡盐汤送下；亦可酌量为汤剂煎服。

【功效】滋补肝肾。

【主治】用于长期便血、溃脓、泄泻而致阴虚火旺。症见口燥咽干、舌红少苔、脉细数、腰膝酸软、头目眩晕、耳鸣耳聋、盗汗遗精、骨蒸潮热、手足心热。

六磨汤（《世医得效方》）

【组成】槟榔、沉香、木香、乌药、大黄、枳壳保持等分。

【制法】以上六味用水磨取汁75ml，和匀。

【用法】温服。

【功效】行气导滞。

【主治】气滞腹胀，大便不畅。

止血散（经验方）

【组成】赤石脂、寒水石、炉甘石各90g，煅石膏45g，珍珠粉、制象皮各30g，冰片9g，熊胆0.6g。

【制法】共研极细末。

【用法】作用于创面。

【功效】止血止痛，清热燥湿，生肌长皮。

【主治】各种创伤出血，肛肠疾病术后出血等。

止痛如神汤（《医宗金鉴》）

【组成】秦艽、桃仁、皂角仁各3g，苍术、防风各2g，黄柏1.5g，当归尾、泽泻各1g，槟榔0.5g，熟大黄3g。

【用法】水煎服。

【功效】清热、利湿、消肿止痛。

【主治】痔瘘肿胀疼痛等。

少腹逐瘀汤（《医林改错》）

【组成】小茴香（炒）1.5g，干姜（炒）、延胡索各3g，当归9g，川芎、官桂各3g，没药3g，赤芍6g，蒲黄9g，五灵脂6g。

【用法】水煎服。

【功效】活血祛瘀，温经止痛。

【主治】少腹血积块，疼痛或不痛，或痛而无积块，或少腹胀满等。

化痔丸（经验方）

【组成】全龟、何首乌、地榆、槐花炭、侧柏炭、黄芩、枳壳。

【制法】炼蜜为丸。

【用法】每服6g，每日2~3次。

【功效】润肠，止血，补虚。

【主治】用于大便干燥、内痔出血、大便滴血和贫血引起的头昏、四肢无力等。

丹栀逍遥丸（《内科摘要》）

【组成】丹皮、栀子、柴胡、当归、白术、白芍、茯苓、甘草、生姜、薄荷。

【制法】上药为粗末做丸。

【用法】每用6~9g。

【功效】疏肝健脾，和血泻火。

【主治】肝脾血虚，化火生热。症见烦躁易怒，头痛目涩，少腹作痛，或少腹坠胀、小便涩痛。

乌梅丸（《伤寒论》）

【组成】乌梅300g，细辛、制附子、桂枝、人参、黄柏各180g，干姜300g，黄连480g，当归、川椒（炒）各120g。

【制法】先将乌梅醋浸一夜，去核，蒸熟捣烂，余药为末，和蜜为丸如梧桐子大。

【用法】每次服10~20丸，日服3次。

【功效】温脏安蛔。

【主治】蛔厥及泻痢。

五画

玉女煎（《景岳全书》）

【组成】生石膏15g，熟地黄9g，麦冬6g，知母、牛膝各5g。

【用法】水煎服，温服或冷服，每日2次。

【功效】清胃滋阴。

【主治】胃热阴虚，症见烦热干渴，头痛，牙龈出血，牙齿动摇，大便时干，舌红苔黄，脉洪或滑，按之有虚象。

甘麦大枣汤（《金匮要略》）

【组成】甘草9g，小麦9~15g，大枣5~7枚。

【用法】水煎服。

【功效】养心安神，和中缓急，补脾气。

【主治】肛门神经官能症，症见精神恍惚，悲伤欲哭，睡眠不安，甚则言行失常，哈欠频作，舌红少苔。

龙胆泻肝汤（丸）（《医方集解》）

【组成】龙胆草6g，黄芩、栀子、生地黄各9g，当归3g，生甘草6g，泽泻12g，柴胡6g，木通、车前子各9g。

【用法】水煎服，每日2次。亦可制成丸药。

【功效】泻肝胆实火，清下焦湿热。

【主治】肛门湿疹，急性皮炎等。

右归丸（《景岳全书》）

【组成】熟地黄240g，山药（炒）、枸杞（微炒）、鹿角胶（炒）、菟丝子（制）、杜仲（姜汁炒）各120g，山萸（微炒）、当归各90g，肉桂60~120g，制附子60~180g。

【制法】先将熟地黄蒸烂做膏，加其他药炼蜜为丸，每丸约重15g。

【用法】早、晚空腹时各服1丸，淡盐汤送下。亦可按原方用量比例酌情增减，水煎服。

【功效】温补肾阳，填精补血。

【主治】肾阳不足，命门火衰，症见久病气衰神疲，畏寒肢冷；或大便不臭，甚则完谷不化之肛肠疾病。

四黄膏（经验方）

【组成】黄连、黄芩、土大黄、黄柏、芙蓉叶、泽兰叶各30g。

【制法】上药共研细末，另用麻油500g，入锅加温，加入黄蜡125g熔化，离火再加入，上述药末调和成膏。

【用法】用纱布块涂药一层，贴肿块上，胶布固定。

【功效】清热解毒，消肿。

【主治】一切肿毒。

四君子汤（《太平惠民和剂局方》）

【组成】人参（去芦）10g，白术、茯苓（去皮）均9g，甘草（炙）6g。

【用法】水煎服。

【功效】益气健脾。

【主治】脾胃气虚之虚性便秘，伴见面色白，语声低微，四肢无力，食少，便溏，舌淡，脉细缓。

四磨汤

【组成】人参3g，槟榔9g，沉香3g，天台乌药9g。

【用法】水煎服。

【功效】行气降逆，宽胸散结。

【主治】七情所伤，肝气郁结，症见大便不畅，伴胸膈烦闷，气急，心下满，不思饮食，苔白，脉弦或紧。

四逆散（《伤寒论》）

【组成】甘草（炙）、枳实（破，水渍炙干）、柴胡、白芍各6g。

【用法】水煎服。

【功效】透邪解郁，疏肝理脾。

【主治】少阳病，四逆之证；或咳，或悸，或小便不利，或腹中痛，或泄利下重。也可用于慢性非特异性结肠炎、肠易激综合征等证属肝脾不调者。

四神丸（《证治准绳》）

【组成】肉豆蔻60g，补骨脂120g，五味子60g，吴茱萸（浸炒）30g。

【制法】研为末，生姜240g，红枣100枚，煮熟取枣肉，和末为丸如梧桐子大。

【用法】每服6~9g，每日1~2次，空腹或饭前温开水服下。

【功效】温补脾肾，润肠止泻。

【主治】脾肾虚寒之久泻痢，症见腰酸肢冷、神疲乏力、不思饮食、五更泻等。

四物汤（《太平惠民和剂局方》）

【组成】熟地黄、当归身、白芍、川芎。

【用法】水煎服。

【功效】补血调血。

【主治】疮疡血虚之证。

四物消风饮（《外科证治全书》）

【组成】生地黄20g，当归身、赤芍各10g，荆芥、薄荷、蝉蜕各8g，柴胡、川芎、黄芩、甘草各6g。

【用法】水煎服，每日2次。

【功效】养血活血，散风止痒。

【主治】肛门湿疹、肛门瘙痒症、神经性皮炎等。

生肌钉（《中西医结合治疗肛肠外科疾病》）

【组成】麝香、白蔹各3g，穿山甲6g；儿茶、白及、白芷各3g，朱砂、轻粉、象牙各1.5g。

【制法】同一号脱管钉。

【用法】详见肛瘘的脱管疗法。

【功效】消炎，止痛，生肌收敛。

【主治】肛瘘脱管疗法后管壁脱落，创面干净，无坏死组织者。

生肌散（《中国痔瘘学》）

【组成】制炉甘石15g，钟乳石9g，滑石30g，琥珀9g。朱砂3g，冰片0.3g。

【制法】将药研为极细末。

【用法】接于疮口中，外盖膏药或药膏。

【功效】生肌收口。

【主治】痈疽后脓水将尽者。

生肌玉红膏（《外科正宗》）

【组成】当归60g，白芷15g，白蜡60g，轻粉12g，甘草36g，紫草6g，血竭12g，麻油500g。

【制法】先将当归、白芷、紫草、甘草四味入油内浸3日，大勺内慢火熬微枯，滤清，复入勺内煎滚，入血竭化尽，次入白蜡，微火化开。用茶盅4个，预炖水中，将膏分作4份，倾入盅内，候片时下研细轻粉，每盅3g，搅匀。

【用法】外用，敷贴患处。

【功效】活血祛腐，解毒镇痛，润肤生肌。

【主治】脓肿溃后脓水将尽，肛门术后创面肉芽生长缓慢者。

生脉散（《太平惠民和剂局方》）

【组成】人参10g，麦冬15g，五味子6g。

【用法】每剂煎3次，一天服完。

【功效】益气生津，敛阴止汗。

【主治】气阴不足，症见多汗、口渴、体倦、气短懒言、咽干舌燥、苔薄少津、脉虚弱。

仙方活命饮（《校注妇人良方》）

【组成】穿山甲、白芷、天花粉、皂角刺（炒）、当归尾、甘草、赤芍、乳香、没药、防风、贝母各3g，陈皮、金银花各9g。

【用法】水煎服，或水、酒各半煎服，每日2次。

【功效】清热解毒，消肿溃坚，活血止痛。

【主治】痈疡肿毒初起。

失笑散（《太平惠民和剂局方》）

【组成】五灵脂（酒研，淘去沙土）、蒲黄各等分。

【用法】共为细末，每服6g，用黄酒或醋冲服。也可做汤剂，水煎服。

【功效】活血祛瘀，散结止痛。

【主治】瘀血停滞，症见心腹剧痛，或产后恶露不行，或月经不调，少腹急痛，舌暗红或舌边尖有瘀点、瘀斑，脉弦紧。

白玉膏（经验方）

【组成】熟石膏9份，制炉甘石1份。

【制法】熟石膏研粉，加入制炉甘石粉和匀，以麻油少许调成膏，再加入凡士林使成70%的软膏。

【用法】外用，敷贴患处。

【功效】润肤生肌收敛。

【主治】溃疡腐肉已尽，疮口不敛者。

白及散（经验方）

【组成】白及、蔗糖。

【制法】共为细末。

【用法】外敷创面。

【主治】术后创面。

白降丹（《医宗金鉴》）

【组成】朱砂、雄黄各6g，水银30g，硼砂15g，火硝、食盐、白矾、皂矾各45g。

【制法】以升华法制成。

【用法】撒疮面，或纳入窦道内，或以水调涂疮头上，两天换药1次，一般用1~2次腐肉即可脱净。

【功效】腐蚀，平胬。

【主治】疮疡腐肉难去，或已成漏管，或肿疡成脓不能自溃，以及赘疣等。

白头翁汤（《伤寒论》）

【组成】白头翁15g，黄柏12g，黄连4~6g，秦皮12g。

【用法】水煎，分2次温服。亦可浓煎为100ml，分2次保留灌肠。

【功效】清热解毒，凉血止痢。

【主治】热型痢疾，症见腹痛，里急后重，肛门灼热，泻下脓血，赤多白少，渴欲饮水，舌红苔黄，脉弦数。

半硫丸（《太平惠民和剂局方》）

【组成】半夏、硫黄、姜汁。

【用法】制成丸剂，每服3.5g，日服1~2次，温开水送服。

【功效】温肾通便。

【主治】年老体弱、肾阳不足的虚冷性便秘；对肾阳虚的泄泻亦可使大便转为正常。

六画

芍药汤（《保命集》）

【组成】芍药15~20g，当归9g，黄连5~9g，槟榔、木香、甘草（炒）均5g，大黄、黄芩各9g，官桂2~5g。

【用法】共为粗末，每次10g，水煎服。

【功效】调和气血，清热解毒。

【主治】湿热痢。

地榆丸（《证治准绳》）

【组成】地榆、黄连、木香、乌梅、当归、阿胶。

【制法】共研细末，炼蜜为丸。

【用法】每服9g，吞服或水煎服。

【功效】养血止血，行气止痢。

【主治】泻痢或血痢经久不愈。

百合固金汤（《医方集解》）

【组成】生地黄6g，熟地黄9g，麦冬4.5g，百合、白芍（炒）、当归、贝母、生甘草各3g，玄参、桔梗各2.4g。

【用法】水煎服。

【功效】养阴清热，润肺化爽。

【主治】肺肾阴虚，咳嗽痰多，咽喉燥痛，手足心热，骨蒸盗汗，舌红少苔，脉细数。

托里消毒散（《医宗金鉴》）

【组成】人参、川芎、当归、白芍、白术、金银花、茯苓、白芷、皂角刺、甘草、桔梗、黄芪。

【用法】水煎服。

【功效】益气养血，托毒消肿。

【主治】气虚不能托毒外出而见疮形平塌、难溃难腐、身热神倦者。

当归龙荟丸（《宣明论方》）

【组成】当归30g，龙胆草15g，栀子、黄连、黄芩、黄柏各30g，大黄、芦荟各15g，青黛15g，木香5g，麝香1.5g。

【制法】上为末，水泛为丸。

【用法】每次口服6g，每日2次。

【功效】清泻肝胆实火。

【主治】肝胆实火，症见头晕目眩，神志不宁，谵语发狂，或大便秘结，小便赤涩。

当归四逆汤（《伤寒论》）

【组成】当归12g，桂枝（去皮）9g，芍药12g，细辛3g，炙甘草6g，木通6g，大枣9枚。

【用法】水煎服。

【功效】温经散寒，养血通脉。

【主治】阳气不足且血虚，外受寒邪，症见手足厥寒，舌淡苔白，脉细欲绝或沉细者；寒入经络，腰、股、腿、足疼痛者。

安宫牛黄丸（《温病条辨》）

【组成】牛黄、郁金、犀角、黄连、黄芩、山栀、朱砂、雄黄各30，冰片、麝香各7.5g，珍珠15g，金箔衣。

【制法】将牛黄、犀角、冰片、麝香研细；朱砂、雄黄分别水飞或粉碎成极细粉，其余黄连等四味粉碎成细粉，与上粉末配研、过筛、混匀。加适量蜂蜜与水制成水蜜丸，阴干。或加适量炼蜜制成大蜜丸。

【用法】每服1丸，每日1次。

【功效】清热解毒，开窍豁痰。

【主治】温热病，邪热内陷心包，痰热闭塞心窍。高热烦躁、神昏谵语以及中风昏迷、小儿惊厥、惊痫等邪热内闭者。舌质红、脉数有力。

冲和膏（《外科正宗》）

【组成】炒紫荆皮150g，炒独活90g，炒赤芍60g，白芷30g，石菖蒲45g。

【制法】上药研极细末。

【用法】用葱汤、热酒调敷患处。

【功效】疏风消肿，活血祛寒、散结。

【主治】肛周脓肿阴阳不和、冷热相凝者。

（冲和油膏：用凡士林8/10、冲和散2/10调和成膏。用法：摊纱布上，敷患处）。

红升丹（《医宗金鉴》）

【组成】朱砂、雄黄各15g，水银、白矾各30g，火硝120g，皂矾18g。

【制法】以升华方法炼制成丹，研为极细粉，装入瓷瓶，密封备用。

【用法】以药粉少许撒于疮口上，亦可用药捻蘸药少许放入疮口内，以膏药覆盖。

【功效】拔毒祛腐，生肌长肉。

【主治】一切疮疡溃后疮口坚硬、肉暗紫黑者。

红油膏（经验方）

【组成】凡士林300g，九一丹30g，东丹（广丹）4.5g。

【制法】先将凡士林烊化，然后徐徐将两丹调入，和匀成膏。

【用法】将药膏均匀涂纱布上，敷贴患处。

【功效】化腐生肌。

【主治】溃疡不敏，以及烫伤、创伤等创面较大者。

阳和解凝膏（《外科全生集》）

【组成】鲜牛子根叶梗1.5kg，鲜白风仙梗120g，川芎120g，川附、桂枝、大黄、当归、川乌、官桂、肉桂、草乌、地龙、僵蚕、赤芍、白芷、白薇、白及、乳香、没药均60g，续断、防风、荆芥、五灵脂、木香、香橼、陈皮各30g，苏合油120g，麝香30g，菜油5kg。

【制法】白风仙梗熬枯去渣，次日除乳香、没药、麝香、苏合油外，余药俱入锅煎枯，去渣滤净，秤准分量，每取500g油加黄丹（烘透）210g，熬至滴水成珠，以不黏指为度，撤下锅来，将乳香、没药、麝香、苏合油加入搅和。半月后可用。

【用法】加热烊化，摊布上，贴患处。

【功效】温经和阳，行气和血，祛风散寒，化痰通络。

【主治】疮疡阴证、结核性脓肿等。

阳和汤（《外科全生集》）

【组成】熟地黄30g，肉桂（去皮，研粉）3g，麻黄2g，鹿角胶9g，白芥子6g，姜炭2g，生甘草3g。

【用法】水煎服。

【功效】温阳补血，散寒通滞。

【主治】痈疽阴证，其人营血本虚，寒凝痰结，患处漫肿无头，酸痛无热，皮色不变，如结核性脓肿、肠结核等。

七画

连理汤（《症因脉治》）

【组成】人参、干姜、甘草、白术、黄连各9g。

【用法】水煎服。

【功效】益气健脾，平调寒热。

【主治】脾胃虚寒，症见呕吐酸水，脉迟弦者。

含砒枯痔钉（经验方）

【组成】白砒1份，明矾2份。

【制法】将白砒1份、明矾2份压碎混合均匀，盛于瓦罐内，放在火上烧炼，经2~3小时，等到黑烟消失出现白烟时即可灭火，停止烧炼，放凉取出即呈雪白色的含有砒、矾的粉末，取粉末8g，加入朱砂2g、雄黄4g、没药1g，研成细粉；取糯米粉16g，用水煮成厚糊，混合上药，调稠，搓成药钉，阴干灭菌备用。

【用法】插入痔核内。

【功效】枯痔。

【主治】各型内痔。

含砒三黄枯痔钉（经验方）

【组成】白砒1份，明矾2份。

【制法】将上药压碎混合均匀，盛于玻璃平底圆锥烧瓶中，加盖设有通气管之橡皮塞后，置石棉网上，在酒精灯上加热，可见到在瓶壁上有雪白色的粉末状结晶附着，直至瓶底的砒矾混合物不再升华为止。刮下瓶壁上的粉末状结晶，收储备用。取粉末状结晶0.lg，加入经过100目铜筛筛过之三黄散细末200g，混匀，用适量白及上清液调稠，搓成药钉，阴干灭菌用。

【用法】插入核内。

【功效】枯痔。

【主治】内痔。

补中益气汤（《脾胃论》）

【组成】黄芪15~20g，甘草5g，人参、当归各10g，陈皮6g，升麻3g，柴胡3g，白术10g。

【用法】炼蜜为丸或水煎服。

【功效】补中益气，升阳举陷。

【主治】气虚下陷所致的脱肛、久泻久痢、便血、失禁等。

附子理中汤（《三因极一病证方论》）

【组成】大附子（炮，去皮、脐）、人参、干姜（炮）、甘草（炙）、白术各等分。

【用法】上药散。每服12g，用水225ml，煎取160ml，去滓，不拘时服。

【功效】温补脾肾。

【主治】肛肠病证属脾肾阳虚者。

八画

青黛散（《杂病源流犀烛》）

【组成】黄连、黄柏各9g，牙硝、青黛、朱砂各1.8g，雄黄、牛黄、硼砂各0.9g，冰片0.3g。

【用法】制成散剂外用。

【功效】祛湿止痒。

【主治】肛门湿疹、肛门瘙痒症。

青黛膏（《中医护理学》）

【组成】青黛散75g，凡士林300g。

【用法】茄药涂或将药膏涂于炒布上贴患处。

【功效】祛湿止痒。

【主治】肛门湿疹、肛门瘙痒症。

青蒿鳖甲汤（《温病条辨》）

【组成】青黛散6g，鳖甲15g，生地黄12g，知母6g，牡丹皮9g。

【用法】水煎服。

【功效】养阴透热。

【主治】温病后期阴液已伤，邪留阴分。症见夜热早凉，热退无汗，舌红少苔，脉细（弦）数。

青麟丸（《邵氏经验良方》）

【组成】大黄、鲜侧柏叶、绿豆芽、黄豆芽、槐枝、桑叶、桃叶、柳叶、车前、鲜茴香、陈皮、荷叶、银花、苏叶、冬术、艾叶、半夏、厚朴、黄芩、香附、砂仁、甘草、泽泻、猪苓、牛乳、梨汁、姜汁、童便、陈酒。

【用法】水研细末，炼蜜为丸，每日早、晚各服15~30g。

【功用】通腑缓下。

【主治】大便不通，尤其适用于老年人。

苦参汤（《疡科心得集》）

【组成】苦参60g，蛇床子30g，白芷15g，银花30g，菊花60g，黄柏、地肤子各15g，大菖蒲9g。

【用法】水煎熏洗患处。

【功效】祛风除湿，杀虫止痒。

【主治】肛门潮湿、瘙痒。

拔毒膏（《中药制剂手册》）

【组成】白蔹、苍术、连翘、黄芩、白芷、木鳖子、穿山甲、赤芍药、栀子、大黄、蓖麻子、金银花、生地黄、当归、黄柏、黄连、蜈蚣、乳香、没药、血竭、儿茶、轻粉、樟脑、红升丹、麻油。

【制法】制成膏药。

【用法】温热化开，贴患处。

【功效】消肿止痛。

【主治】痈疽肿痛，已溃未溃，疼痛不止。

肾气丸（《金匮要略》）

【组成】干地黄240g，山药120g，山茱萸120g，泽泻90g，茯苓90g，牡丹皮90g，桂枝30g，附子30g。

【用法】混合细末，炼蜜为丸，每丸重15g，早、晚各服1丸，开水送下。或水煎服，用量按原方比例酌情增减。

【功效】温补肾阳。

【主治】肾阳不足，症见腰痛膝软，下半身常有冷痛，少腹拘急，小便不利，或小便反多，舌淡而胖，苔薄白不燥，尺脉沉细。

知柏地黄汤（《症因脉治》）

【组成】熟地黄24g，山萸肉、山药各12g，泽泻、牡丹皮、白茯苓各9g，知母、黄柏各6g。

【用法】水煎服。

【功效】滋阴降火。

【主治】阴虚火旺所致的骨蒸劳热，虚烦盗汗，腰脊酸痛，两足心热，脉左尺细数。

金黄散（《医宗金鉴》）

【组成】大黄、黄柏、姜黄、白芷各2500g，南星、陈皮、苍术、厚朴、甘草各1000g。天花粉5000g。

【制法】共研细末。

【用法】可用葱汁、酒、油、蜜、菊花露、银花露、丝瓜叶捣汁等调敷。

【功效】清热除湿，散瘀化痰，止痛消肿。

【主治】疮疡阳证。

（金黄膏：凡士林8/10，金黄散2/10，调匀成膏。用法：纱布摊敷患处。功效、主治同金黄散。）

金铃子散（《素问病机气宜保命集》）

【组成】金铃子、玄胡各30g。

【用法】原方上药共为末，每服9g，酒或开水送下；亦可水煎服，用量按原方比例加减。

【功效】疏肝泄热，行气止痛。

【主治】肝气郁滞、气郁化火所致的大便不通，伴胸腹胁肋疼痛或痛经，受热则痛增，舌红苔黄，脉弦或数。

参苓白术散（《太平惠民和剂局方》）

【组成】莲子肉、薏苡仁、缩砂仁、桔梗各500g，白扁豆750g，白茯苓、人参、甘草、白术、山药各1000g。

【制法】上药为细末。

【用法】每服6g、枣汤调服；若煎汤服，按原方比例酌减。

【功效】益气健脾，渗湿止泻，理气化。

【主治】慢性胃肠炎、腹泻、阴部疱疹、黄水疮等。

九画

珍珠散（《外科正宗》）

【组成】青缸花1.5g，珍珠3g（以新白者为好，入豆腐内煮数滚，研极细无声时可用），轻粉30g。

【制法】上药共研极细，如飞面，入罐备用。

【功效】生肌长皮。

【主治】用于肛周脓肿术后疮面皮肤不长者，可促进上皮生长。

枯痔钉（经验方）

【组成】砒石、明矾、朱砂、雄黄、没药。

【制法】第一步：取砒石0.3g，明矾0.6g（提碎），混合均匀后置瓦壶内，四面用炭火烘，火力须猛，烧2~3小时（黑烟消逝，白烟出现即可），将瓦壶离火，待冷却后即可得雪白的明矾与砒的化合物。第二步：①明矾与砒的化合物4份，朱砂1份，雄黄2份，没药半份：②米饭（干米计算）8份（煮成糊状）。把①项的四种成分先混合，捣碎，研成均匀粉末，并取出一成，与②项的米糊混合调匀，如太干可和开水，至能搓成铁钉状的药锭，经过阴干或烘干即可使用。

【用法】在距齿线上0.3~0.5cm处，沿肠壁纵轴成25°~35° 方向旋转插入黏膜下痔核中心，深约1cm。插钉多少按痔核大小而定，每痔1次插4~6根，间距0.3~0.5cm，应使钉外露1mm，以保持固定和防止插口出血。

【功效】腐蚀痔核。

【主治】内痔。

枯痔散（经验方）

【组成】白砒30g，明矾60g，雄黄、硼砂各6g，硫黄3g。

【制法】先将前四味药研细末放入砂罐内，罐口用皮纸封闭，在纸中央剪一圆孔（直径1cm），然后将罐放置炭火上，用武火烧，待全部药物熔化后，由纸孔放入硫黄（必须放入罐中央，以免燃烧起火），此时改用文火，直到烘干为止（时间不受限制）。用竹筷试之是否已干，然后将罐离火，待冷取出，置阴凉处或冰箱内退火1周左右，取出研细末，装入有色瓶中备用。用时加入适量麝香、冰片或牛胆汁。

【用法】将药粉掺涂患处。

【功效】腐蚀、枯脱痔核。

【主治】内痔。

枳实导滞丸（《内外伤辨惑论》）

【组成】大黄30g，枳实、神曲各15g，茯苓、黄芩、黄连、白术各9g，泽泻6g。

【制法】水泛为丸。

【用法】每服6~9g，温开水送下，每日2次。

【功效】消导化积，清热祛湿。

【主治】湿热积滞证，症见腹胀满，下痢泄泻，或大便秘结，小便短赤，舌苔黄腻，脉沉实。

胃苓汤（《丹溪心法》）

【组成】苍术、厚朴、陈皮、甘草、生姜、大枣、官桂、白术、泽泻、茯苓、猪苓。

【用法】水煎服。

【功效】祛湿和胃。

【主治】夏秋之间脾胃伤冷，水谷不分，泄泻不止。

咬头膏（经验方）

【组成】铜绿、松香、乳香、没药、生木鳖、蓖麻子（去尖）、杏仁各30g，巴豆6g，白砒0.3g。

【制法】制成膏，为丸如绿豆大。

【用法】每次1粒，放于膏药上，贴于疮疡中心。

【功效】腐蚀。

【主治】肛门直肠周围脓肿。

香连丸（《太平惠民和剂局方》）

【组成】木香146g，黄连600g（用吴茱萸300g炒）。

【制法】上药为细末，醋糊为丸如梧桐子大。

【用法】每次服20丸。

【功效】清热祛湿，行气止痢。

【主治】湿热泻痢，胸膈痞闷，腹胀肠鸣，或下痢赤白，腹痛，里急后重。

复方荆芥洗药（经验方）

【组成】荆芥、防风各10~15g，透骨草、苏木、车前草各15~30g，生川乌、生草乌各9g，双花、苦参各12g，痛重加川椒9g。

【用法】上药水煎至1000ml，入盆内趁热熏洗患处。每日2~3次，每次半小时左右。

【功效】消炎止痛，活血消肿。

【主治】痔肿痛急性发作者。

疯油膏（经验方）

【组成】轻粉4.5g，广丹3g，飞朱砂3g。

【制法】上药研细末，先以麻油120g煎微滚，入黄蜡30g再煎，以无黄沫为度，取起离火，再将药末渐渐投入，调和成膏。

【用法】涂擦患处，或加热烘疗法则疗效更好。

【功效】润燥，杀虫，止痒。

【主治】肛门慢性湿疹。

祛毒汤（《外科大成》）

【组成】瓦松、马齿苋、生甘草各15，川文蛤、川椒、苍术、防风、葱白、枳壳、侧柏叶各9g，朴硝30g。

【用法】煎水熏洗。

【功效】清热解毒，消肿止痛。

【主治】肛门肿痛。

活血散瘀汤（《外科正宗》）

【组成】当归尾、赤芍、大黄、川芎、苏木、枳壳、防风、连翘、天花粉、皂角刺、红花、黄芩。

【用法】水煎服。

【功效】活血散瘀，消肿止痛。

【主治】肛门重坠，红肿疼痛，血栓性外痔，嵌顿性内痔，肛周脓肿，肛瘘等。

济川煎（《景岳全书》）

【组成】当归9~15g。牛膝6g，肉苁蓉（酒洗去成）6~9g，泽泻4.5g，升麻1.5~3g，枳壳3g。

【用法】水煎，睡前服。

【功效】温肾益精，润肠通便。

【主治】老年肾虚。大便秘结，小便清长，头目眩晕，腰膝酸软。

除湿胃苓汤（《医宗金鉴》）

【组成】苍术、厚朴、陈皮、猪苓、泽泻、赤茯苓、白术、滑石各9，山栀、防风各6g，木通4g，肉桂3g，甘草3g，灯心1g。

【用法】水煎服。

【功效】健脾除湿，利水消肿。

【主治】肛门湿疹，皮炎，直肠炎。

十画

真人养脏汤（《太平惠民和剂局方》）

【组成】人参、当归、白术、肉豆蔻、肉桂、炙甘草、白芍、木香、诃子、罂粟壳。

【用法】水煎服。

【功效】涩肠固脱，温补脾肾。

【主治】大便滑脱不禁，腹痛喜温喜按，或下痢赤白，或便脓血，日夜无度、里急后重，脐腹疼痛，食少。

桃红四物汤（《医宗金鉴》）

【组成】熟地黄（或干地黄）15g，当归12g，白芍药（炒）10g，川芎8g，桃仁6g，红花4g。

【用法】水煎服，日服3次。

【功效】养血，活血，逐瘀。

【主治】大肠肿瘤，腹痛腹胀者。

柴胡疏肝散（《景岳全书》）

【组成】陈皮（醋）、柴胡各6g，川芎、香附、枳壳（炒）、芍药各4.5g，甘草（炙）1.5g。

【用法】水一盅半，煎八分，食前服。

【功效】疏肝行气，和血止痛。

【主治】肝郁血滞之疼痛。

脏连丸（《外科正宗》）

【组成】黄连（净末）240g，公猪大肠尽头一段长约35cm。

【制法】用温汤将猪大肠洗净，将黄连末灌入肠内，两端用线扎紧。用黄酒750ml，砂锅内煮，煮至酒将干为宜，取起肠物，共捣如泥，药烂再晒一时许，复持丸如梧桐子大。

【用法】每服70丸，空心温酒送下。

【功效】清肠化痔。

【主治】痔疮便血，脱出。

凉血地黄汤（《外科正宗》）

【组成】川芎、当归、白芍、甘草、生地黄、白术、茯苓、黄连、地榆、人参、山栀、天花粉各1.5g。

【用法】水二盅，煎八分，食前服。

【功效】凉血止血。

【主治】内痔出血，大便干燥。

消风散（《外科正宗》）

【组成】木通、苍术、苦参、知母、荆芥、防风、当归、胡麻仁各9g，牛蒡子15g，蝉蜕、生甘草均6g，煅石膏30g，生地黄12g。

【用法】水煎服。

【功效】疏风消肿，清热除湿。

【主治】肛门湿疹、瘙痒。

消痔散（经验方）

【组成】煅田螺30g，煅咸橄榄核30g，冰片1.5g。

【制法】共研细末和匀。

【用法】用油调敷患处。

【功效】消痔退肿止痛。

【主治】内痔脱出、直肠脱垂。

（消痔膏：用凡士林8/10，消痔散2/10，调匀成膏。用法：搽患处，纱布盖敷患处。）

消痔散（《疡科大全》）

【组成】儿茶1.5g，黄连、寒水石均2g，硼砂0.3g，赤石脂2g，炉甘石3g，熊胆0.6g，甘草1g，冰片0.15g。

【制法】共研细末和匀。

【用法】清茶调或油调外敷。

【功效】消痔退肿止痛。

【主治】内痔脱出，直肠脱垂。

润肠汤（经验方）

【组成】生地黄、郁李仁、肉苁蓉、白芍各15g，黄芩、当归、杏仁各10g，火麻仁20g，胖大海12g。

【用法】水煎服。

【功效】润肠通便，滋阴清热。

【主治】肛肠病手术前后大便秘结属阴虚肠燥者。

润肠汤（《兰室秘藏》）

【组成】生地黄、甘草、大黄（炒）、熟地黄、当归、升麻、桃仁、火麻仁各30g，红花10g。

【制法】研为细末，炼蜜为丸。

【用法】每服6g，每日3次。

【功效】润肠通便。

【主治】血虚肠燥，大便秘涩。

透脓散（《外科正宗》）

【组成】当归、生黄芪、炒山甲、川芎、皂角刺。

【用法】水煎服。

【功效】透脓托毒。

【主治】痈疽诸毒已成，不易外溃者。

十一画

理中汤（《伤寒论》）

【组成】人参、干姜、炙甘草、白术各9g。

【用法】水煎服。

【功效】温中祛寒，补气健脾。

【主治】脾胃虚寒、寒湿内侵所致的呕吐、泄泻、大便清稀、脘腹冷痛。

黄连膏（《医宗金鉴》）

【组成】黄连、黄柏、姜黄各9g，生地黄30g，当归尾15g，紫草45g，黄蜡120g，麻油360g。

【制法】上述诸药除黄蜡外放入麻油中浸泡24小时，熬至药枯，过滤去渣，加入黄蜡，熔化后收贮备用。

【用法】涂患处。

【功效】润燥，清热解毒，消肿止痛。

【主治】各种阳性疮疡，痔疮肿痛。

黄连解毒汤（《外台秘要》引崔氏方）

【组成】黄连3~9g，黄芩、黄柏各6g，栀子9g。

【用法】水煎服。

【功效】泻火解毒。

【主治】一切实热火毒，三焦热盛之证。

黄芪汤（《医宗金鉴》）

【组成】黄芪、熟地黄各9g。牡蛎、炒白术、麦冬各6g，茯苓、防风各3g，炙甘草1g，浮小麦30g。

【用法】水煎服。

【功效】补益气血，养阴生津。

【主治】气血两虚之便秘、直肠脱垂等。

黄土汤（《金匮要略》）

【组成】甘草、干地黄、白术、炮附子、阿胶、黄芩各9g，灶心黄土30g。

【用法】先将灶心黄土水煎取汤，再煎余药，分温二服。

【功效】温阳健脾，养血止血。

【主治】大便下血，血色晦暗，四肢不温，面色萎黄。

萆薢渗湿汤（《疡科心得集》）

【组成】萆薢、薏苡仁各30g，黄柏12g，赤茯苓、丹皮、泽泻各15g，滑石30g，通草6g。

【用法】水煎服。

【功效】清热利湿。

【主治】丹毒及湿疹等。

麻子仁丸（《伤寒论》）

【组成】麻子仁、大黄（去皮）各500g，杏仁（去皮尖）、白芍、炒枳实、厚朴（炙）各250g。

【用法】上六味炼蜜为丸如梧桐子大。每服9g，日服3次。

【功效】润肠泄热，行气通便。

【主治】肠胃燥热，大便秘结。

痔疮宁栓

【组成】每粒含消炎痛粉75mg，颠茄30mg，特灵0.1g，冰片30mg，红古豆醇酯5mg。

【用法】便后或换药时将药栓塞入肛门内。

【功效】消炎止痛。

【主治】直肠炎、内痔发炎和痔疮术后患者。

十二画

葛根黄芩黄连汤（《伤寒论》）

【组成】葛根25g，甘草6g，黄芩、黄连各9g。

【用法】水煎服。

【功效】解表清热。

【主治】外感表证未解，热邪入里。症见身热下利，肛门有灼热感，胸脘烦热，口干。喘而汗出，舌红苔黄，脉数。

硝矾洗剂（经验方）

【组成】芒硝25g，硼砂15g，明矾10g。

【制法】上药研细末，备用。

【用法】用50g（1剂）放入盆内，用开水500~700ml冲化，趁热先熏，待温后（以不烫手为度）坐入盆内洗浴20分钟左右。

【功效】消肿止痛，收敛止血，祛湿止痒，祛腐生肌，抑菌杀虫。

【主治】痔瘘发炎肿痛、便血，肛门瘙痒、湿疹，及肛门术后创面坐浴。

湿疹膏（《肛门直肠病学》）

【组成】甘草、石膏各100g，滑石粉50g，黄柏100g。

【制法】共研细末，制成20%油膏。

【用法】敷患处。

【功效】祛湿清热。

【主治】肛门湿疹。

痛泻要方（《丹溪心法》）

【组成】白术90g，白芍、防风各60g，陈皮15g。

【用法】水煎服。

【功效】泻肝补脾。

【主治】肠鸣腹痛，大便泄泻，泻后仍腹痛，即肝旺脾虚所致的腹痛泄泻。

滋阴除湿汤（《外科正宗》）

【组成】川芎、当归、白芍、熟地黄、柴胡、黄芩、陈皮、贝母、知母、地骨皮、泽泻、甘草、生姜。

【用法】水煎服。

【功效】滋阴除湿，养血润燥。

【主治】结核性肛周脓肿，湿毒伤阴、术后久不收口者。

十三画

槐花散（《普济本事方》）

【组成】槐花、侧柏叶各12g，荆芥穗、枳壳各6g。

【用法】水煎服。

【功效】清肠止血，疏风下气。

【主治】痔疮出血色鲜红者。

槐角丸（《太平惠民和剂局方》）

【组成】槐角500g，地榆、当归、防风、黄芩、炒枳壳各250g。

【制法】共研细末，炼蜜为丸。

【用法】每服9g，吞服或水煎服。

【功效】清肠止血，疏风利气。

【主治】肠风下血、痔疮、脱肛属风邪热毒或湿热者。

锡类散（《金匮翼》）

【组成】牛黄0.06g，冰片、珍珠各0.09g，人指甲（男病用女，女病用男）0.15g，象牙屑（焙）0.9g，青黛（去灰脚，净）1.8g，壁钱（焙）20个。

【制法】共为极细末。

【用法】保留灌肠。

【功效】消炎解毒，祛腐生新。

【主治】直肠、乙状结肠的慢性溃疡。

十四画

膈下逐瘀汤（《医林改错》）

【组成】桃仁（研如泥）、当归、红花、五灵脂（炒）、甘草各9g，川芎、赤芍、丹皮、乌药各6g，延胡索、香附各3g、枳壳5g。

【用法】水煎服。

【功效】活血祛瘀，行气止痛。

【主治】大肠肿瘤。腹部痞块疼痛，痛处不移。

【主治】肠风脏毒下血。便前出血，或便后出血，或便中带血，血色鲜红或晦暗。

十五画

增液汤（《温病条辨》）

【组成】玄参30g，麦冬、细生地黄各24g。

【用法】水煎服。

【功效】滋阴清热，润燥通便。

【主治】津液不足，大便秘结。

十六画以上

灌肠一号方（经验方）

【组成】青黛20g，黄柏、白头翁、地榆炭各30g，米壳15g，青皮、陈皮各20g。

【用法】上药加水1500ml，煎至500ml，每次取50~100ml，用纱布过滤后经肛门注入肠内，每日1~2次。

【功效】清热祛湿。

【主治】溃疡性结肠炎属湿热内蕴型。

灌肠二号方（经验方）

【组成】党参、黄芪各30g，青黛20g，白及、吴茱萸各30g。

【用法】上药加水1500ml，煎至500ml，每次取50~100ml，用纱布过滤后经肛门注入肠内，每日1~2次。

【功效】健脾益肾，益气。

【主治】溃疡性结肠炎属脾肾两虚证。

藿香正气散（《太平惠民和剂局方》）

【组成】大腹皮、白芷、紫苏、茯苓各30，半夏曲、白术、陈皮（姜汁炙）、厚朴、苦桔梗均60g，藿香90g，炙甘草75g。

【用法】共为细末，每服6g，或水煎服。

【功效】解表化湿，理气和中。

【主治】外感风寒，内伤湿滞，症见恶寒发热，头痛，胸膈满闷，腹痛，呕吐，泄泻，舌苔白腻，脉紧。

（宋理萍　罗清华　胡荟婕）

参考文献

[1] 何永恒，凌光烈.中医肛肠科学［M］.北京：清华大学出版社，2012.

[2] 陆金根.中西医结合肛肠病学［M］.北京：中国中医药出版社，2009.

[3] 陈红风.中医外科学［M］.北京：中国中医药出版社，2021.

[4] 姜蕾.中医外科学［M］.西安：西安交通大学出版社，2021.